Kohlhammer | *Pflege*

Wissen und Praxis

Die Autorin:

Dr. Marianne Brieskorn-Zinke arbeitet als Professorin
für Gesundheitswissenschaft an der Evangelischen Fachhochschule
Darmstadt, Fachbereich Pflege- und Gesundheitswissenschaft.

Marianne Brieskorn-Zinke

Gesundheitsförderung in der Pflege

Ein Lehr- und Lernbuch zur Gesundheit

2., vollständig überarbeitete
und erweiterte Auflage

Verlag W. Kohlhammer

2., vollständig überarbeitete und erweiterte Auflage 2004

Alle Rechte vorbehalten
© 1996/2004 W. Kohlhammer GmbH Stuttgart
Umschlag: Gestaltungskonzept Peter Horlacher
Gesamtherstellung:
W. Kohlhammer Druckerei GmbH + Co. Stuttgart
Printed in Germany

ISBN 3-17-017888-1

Einführung zur 2. Auflage

Acht Jahre liegen zwischen der ersten und der zweiten Auflage dieses Buches. Während dieser Zeit hat sich in der Professionalisierung der Pflege vieles getan und auch das Thema „Gesundheitsförderung in der Pflege" ist mittlerweile in der Professionalisierungsdebatte zentral geworden. Gleichzeitig taucht daneben aber auch vermehrt das Thema „Public Health in der Pflege" auf. Ich möchte einleitend diese Entwicklungen kurz skizzieren.

Der Wandel im Pflegeverständnis wurde angeregt durch internationale gesundheitspolitische Deklarationen und durch internationale Pflegekonferenzen als professionelle Antworten auf die Deklarationen „Gesundheit für Alle" – „Gesundheit 21". Im Jahre 2000 haben die Gesundheitsminister der Mitgliedsstaaten der Europäischen Region der Weltgesundheitsorganisation (WHO) eine offizielle Stellungnahme zur Bedeutung von Pflegenden und Hebammen für die gesundheitliche Entwicklung in der Europäischen Region verabschiedet (vgl. Anhang). Darin wird deutlich, dass heute das Spektrum der Pflege weit über medizinorientierte Krankenpflege hinausgeht. Diese inhaltliche Ausweitung umfasst viele unterschiedliche Bereiche, richtet sich vor allem aber auf neue gesundheitsbezogene Wertmaßstäbe in der Patientenversorgung. So hat Public Health auch offiziell Einzug gehalten in die Pflege.

Public Health ist allerdings ein relativ weites theoretisches und praktisches Arbeitsfeld, dessen Aufgaben sich zum einen auf die Verbesserung des Gesundheitszustands von Bevölkerungsgruppen richten, zum anderen auf Fragen des Zustands und der Optimierung des Gesundheitswesens. Entsprechend dieser Aufgabenvielfalt arbeitet Public Health interdisziplinär und es stellt sich bis heute die Frage, wo Pflege bzw. die Pflegewissenschaft zugeordnet wird.

Dieses Buch behandelt einen praktischen Teil der Public Health-bezogenen Arbeit in der Pflege – die Gesundheitsförderung. Und auch aus diesem inzwischen sehr vielfältigen Bereich greift das Buch nur Aspekte heraus, die sich mehrheitlich auf Gesundheitsbildung beziehen. Es geht darum, mit neuen Erkenntnissen, mit neuen Methoden und mit neuem Engagement Gesundheit zu lernen und zu lehren, so weit das prinzipiell überhaupt möglich ist.

In dieser Neuauflage habe ich den Spagat versucht, das alte Buch in seinen Grundsätzen zu belassen und trotzdem neue Inhalte einzuflechten. Denn es war dieses „alte Buch", das gerade in den letzten Jahren bei den Pflegenden auf großes Interesse gestoßen ist. Um aber darüber hinaus die Chance wahrzunehmen, in dieser Neuauflage auch neue Entwicklungen und neue Erkenntnisse einzuarbeiten, mussten an verschiedenen Stellen Umgestaltungen vorgenommen werden. Dies hat einerseits an manchen Stellen zu gewissen inhaltlichen Doppelungen geführt und andererseits zu manchen Theorie-Praxis-Brüchen. In der Regel ist das Buch sehr auf die Praxis der Gesundheitsförderung in der Pflege orientiert und auf eine reflexive Auseinandersetzung mit Gesundheitsfragen. An unterschiedlichen Stellen werden aber auch immer wieder die neueren epidemiologischen, gesundheitspolitischen und konzeptionellen Grundlagen der allgemeinen Debatte zur Gesundheitsförderung eingearbeitet. Dies ist notwendig geworden, um im interdisziplinären Wettbewerb pflegerische Arbeit in der Gesundheitsförderung auch konzeptionell besser als bisher begründen zu können.

Zu den wesentlichen Änderungen dieser Neuauflage ist anzumerken, dass ich das erste Kapitel als Orientierungskapitel für „Einsteiger" weitgehend belassen habe. Im Kapitel 1.2 wurde aktuelle Literatur eingebaut und ein kleiner Abschnitt zu den Gesundheitsressourcen der pflegerischen Arbeit hinzugefügt. Der Leser/die Leserin bekommt dadurch zu Anfang eine Vorstellung davon, wie sehr gesundheitsorientiertes Denken die Sichtweise über Pflege beeinflussen kann.

Im zweiten Kapitel sind einerseits neue gesundheitspolitische Entwicklungen mit aufgenommen worden, wie in Kapitel 2.4 „Gesundheit 21", andererseits werden neue gesetzliche und institutionelle Strukturen vorgestellt inklusive der Internetadressen (Kapitel 2.6). So können sich die Leser/Leserinnen über diese neuen Institutionen und Medien immer wieder selbst einen schnellen Zugang über die laufenden Entwicklungen in der Gesundheitsförderung verschaffen.

Das Kapitel 3 „Public Health und Gesundheitswissenschaften" ist relativ komplett überarbeitet worden, um hier vor allem auch neue Datengrundlagen und neue weiterführende Literatur darzustellen. In den letzten zehn Jahren gab es in diesen Bereichen gerade auch in Deutschland eine nahezu galoppierende Entwicklung, da vom Bund Public-Health-Forschungsverbünde finanziert wurden und werden und parallel dazu viele neue Studiengänge an Fachhochschulen und Universitäten entstanden sind. Beides hat zu einer Flut neuer Veröffentlichungen beigetragen, die ich allerdings nur in einigen ausgewählten Bereichen einarbeiten konnte.

Die Kapitel 4 und 5 sind vor dem Hintergrund meiner eigenen Weiterentwicklungen zum Thema Gesundheitsförderung in der Pflege und den entsprechenden Veröffentlichungen dazu völlig neu konzipiert worden. Im Vordergrund steht dabei die salutogenetische Perspektive in der Gesundheitsförderung und ihre konzeptionellen Grundlagen. Auch Kapitel 6 hat entsprechend dieser konzeptionellen Weiterentwicklungen eine neue Überschrift erhalten, ist aber in Inhalt und Aufbau weitgehend gleich geblieben. Das trifft auch für die Kapitel 7 und 8 zu, die als Praxisteil eigentlich die Essenz des Buches ausmachen. Hinzugefügt habe ich nur ein weiteres Gesundheitsthema, das als altes und neues Thema der Gesundheitsbildung in diesem Zusammenhang nicht fehlen sollte. Es geht um den „Dauerbrenner" in der Gesundheitsbildung, um die gesundheitsbezogene Auseinandersetzung mit Genussmitteln, im Alltag häufig kurz als Suchtprävention bezeichnet.

Auf ein Stichwortverzeichnis wurde in diesem Buch bewusst verzichtet, da viele Begriffe in der Gesundheitsförderung überlappend verwendet werden. Das ausführliche und sehr detaillierte Inhaltsverzeichnis und die zusätzlichen Randhinweise in den einzelnen Kapiteln mögen den Leserinnen und Lesern eine gute Orientierung geben.

Einführung zur 1. Auflage

Gesundheitsförderung in der Pflege – dieser Titel könnte als Angriff auf die gesamte bisherige Arbeit in der Krankenpflege und Altenpflege missverstanden werden. War die Arbeit der Pflegenden nicht schon immer auf die bestmögliche Wiederherstellung der Gesundheit von Patienten ausgerichtet? Es gab zwar in der pflegerischen Arbeit immer unterschiedliche Wege zur Gesundheit, aber das Ziel, die Erreichung der bestmöglichen Gesundheit, war nie umstritten.

Gesundheitsförderung in der Pflege

Bis heute wird allerdings in pflegerischen Zusammenhängen von Krankenpflege und von Krankenschwestern bzw. Krankenpflegern gesprochen. Das hängt mit den Aufgaben der Pflegenden zusammen, die sich auf kranke und hilfsbedürftige Menschen beziehen. Vielleicht liegt eine Begründung auch darin, dass die Pflege im Dienste der Medizin die Gesundheit aus den Augen verloren hat.

So tauchte in den letzten Jahren an unterschiedlichen Stellen immer wieder der Begriff Gesundheitspflege auf, der schon von Florence NIGHTINGALE vor hundert Jahren im engen Zusammenhang mit Krankenpflege genannt wurde. Dieser Begriff Gesundheitspflege verweist auf das Anliegen, nicht nur die Kranken pflegen, sondern darüber hinaus auch einen eigenständigen professionellen Beitrag zur Gesundheit leisten zu wollen. Das vorliegende Buch „Gesundheitsförderung in der Pflege" ist in diesen Zusammenhang zu stellen.

Gesundheitspflege

Die erneute Betonung der Gesundheit in der Pflege ist eine Reaktion auf die Entwicklungsprozesse der medizinischen Versorgung im Verlauf des 20. Jahrhunderts, die auch die pflegerische Versorgung weitgehend bestimmt haben und auch heute noch bestimmen. Diese Entwicklungsprozesse sind hervorgerufen worden durch eine einseitige Betonung der naturwissenschaftlichen Krankheitsforschung und der daraus abgeleiteten naturwissenschaftlich orientierten Krankheitsbehandlung. Durch technische Innovationen in der Medizin wurden immer weitere Diagnose- und Behandlungsmöglichkeiten erschlossen, die zu einer enormen Ausweitung medizinischer Dienstleistungen geführt haben.

Entwicklung der medizinischen Versorgung im 20. Jahrhundert

Wesentliche Punkte dieser Entwicklung sind:

- Das Gesundheitssystem in Deutschland ist mehrheitlich ein Krankheitssystem und nur sehr geringfügig ein Gesundheitssystem. Die Identifikation und die Beherrschung von Krankheiten stehen im Vordergrund der Bemühungen dieses Systems und nicht die Bekämpfung von Gesundheitsgefahren und die Förderung von Gesundheit.
- Die Krankenpflege ist ganz in diesem Sinn in Theorie, Ausbildung und Praxis vor allem auf Krankheiten konzentriert und nicht auf Gesundheit. Sie ist weitgehend ein medizin- und arztorientierter Beruf.
- Höhepunkt dieser Entwicklung ist einerseits eine technik- und krankheitsorientierte Spezialisierung der Krankenpflege und andererseits eine wachsende Demotivation und ein relativ hoher Krankenstand bei den Pflegenden selbst.

Neue Wege in der Pflege

Diese Situation ist in den letzten Jahren in der Krankenpflege gründlich analysiert und beklagt worden. Dies hat den Umbruch traditioneller Pflegevorstellungen bewirkt und den Aufbruch zu neuen Wegen in der Pflege ermöglicht. Diese neuen Wege sind gekennzeichnet durch die Entwicklung eigener konzeptioneller und aufgabenorientierter Pflegemodelle, die sich von der naturwissenschaftlichen Medizin abgrenzen, indem sie die psychosozialen Dimensionen von Krankheit und die daraus ableitbaren interaktiven pflegerischen Aufgabenbereiche betonen.

Die Ideen und Konzepte der Gesundheitsförderung, die Thema dieses Buches sind, gehen diese neuen Wege, wenn sie auch ihre Impulse eher aus anderen Richtungen erhalten haben. Gesundheitsförderung wird zunächst als ein gesundheitspolitischer Aufruf der Weltgesundheitsorganisation (WHO) zu einer gemeinsamen Umorientierung im Gesundheitswesen vorgestellt. Die Strategien und Aktivitäten der Gesundheitsförderung nach der Konzeption der WHO richten sich an allen Möglichkeiten aus, durch die die Gesundheit des Menschen in der gegenwärtigen Welt umfassend sichergestellt und gefördert werden kann. Sie zielen auf alle Berufsgruppen, die direkt oder indirekt im Gesundheitswesen arbeiten.

Bisher steht die Pflege den Konzepten der Gesundheitsförderung noch nicht sehr nahe. Die neu entstehende Pflegewissenschaft bezieht ihre Leitideen aus pflegeinternen Diskussionen, Analysen und Erkenntnissen. In diesem Prozess der Identitätsfindung ist der Blick über die eigenen Grenzen hinaus noch schwierig.

Inhalt und Ziele des Buches

Mit diesem Buch sollen Ideen und Konzepte der Gesundheitsförderung so vorgestellt werden, dass die Zusammenhänge mit der Pflege deutlicher werden. Es geht auf der theoretischen Ebene um eine Annäherung der Gesundheitswissenschaften an die Pflegewissenschaft, um die Gemeinsamkeiten beider Wissenschaften deutlich zu machen. Auf der praktischen Ebene steht die Einübung gesundheitsorientierten Denkens und Handelns im Pflegealltag im Vordergrund.

Die Kapitel sind so aufgebaut, dass theoretische Überlegungen immer auf die Praxis bezogen werden und umgekehrt die Anwendungsbeispiele Teil einer theoriegeleiteten Methode sind. Theorie bedeutet in diesem Zusammenhang konzeptionelle Reflexion, damit das Handeln für mehr Gesundheit einen Grund und eine Zielrichtung bekommt. Damit wird der Versuch unternommen, die beklagte Konzeptionslosigkeit in der Gesundheitsbildung (vgl. HAUG 1991, S. 13 ff.) so weit wie möglich aufzuheben und die wechselseitige Beeinflussung von Denken und Handeln in Sachen Gesundheit bewusst zu machen.

Einleitende Hinweise

Zur Autorin

Seit über 25 Jahren arbeite ich als Gymnastiklehrerin praktisch gesundheitsbildend mit Menschen unterschiedlicher Altersgruppen. Dazu bin ich als Medizinsoziologin seit vielen Jahren in der Aus-, Fort- und Weiterbildung in der Krankenpflege und in der Sozialarbeit engagiert. Hier war die Auseinandersetzung mit der Gesundheitsförderung zunächst nur eines von vielen medizinsoziologischen Themengebieten meiner Arbeit. Heute ist Gesundheitsförderung zu meinem Hauptanliegen geworden. Gesundheitsförderung ist für mich ein Denk- und Handlungsansatz, der ganz konkrete Veränderungen zu mehr Menschlichkeit im Umgang mit Gesundheit und Krankheit ermöglicht und der als „Basisphilosophie" für Veränderungen im Gesundheitswesen von vielen unterschiedlichen Menschen und Berufsgruppen akzeptiert wird. Zudem arbeiten in unserem Gesundheitswesen auch zunehmend Menschen mit unterschiedlichen Wertvorstellungen und unterschiedlichen religiösen und politischen Orientierungen zusammen. Das Gesundheitsmotiv kann hier sowohl im privaten als auch im professionellen und im gesellschaftlichen Bereich vielleicht als die „letzte integrative soziale Klammer" (Göpel 1994, S. 11) angesehen werden. Mit einer differenzierten Sichtweise dieses Gesundheitsthemas, das in den letzten Jahren weit über das Gesundheitswesen hinaus aktuell geworden ist, könnte sich für alle Menschen die gemeinsame Hoffnung auf eine menschenfreundlichere Zukunftsentwicklung verbinden.

Mit dem Ansatz „Gesundheitsförderung" habe ich in meinen Seminaren und in der Weiterbildung in der Krankenpflege reichhaltige und gute Erfahrungen gesammelt, die in diesem Buch geordnet und weiterentwickelt wurden. Ich möchte dazu ermutigen, die Ideen und Strategien der Gesundheitsförderung in die Neuordnung der Pflege mit aufzunehmen. Sie weisen gangbare Wege in eine gesündere Zukunft, ermöglichen Akzentuierungen in der professionellen Pflegepraxis und zeigen Wege auf zu der notwendigen interdisziplinären Zusammenarbeit aller Gesundheitsberufe.

Im ersten Kapitel wird die oben angesprochene Auseinandersetzung zwischen Krankenpflege und/oder Gesundheitspflege nochmals aufgenommen, d. h., es wird die Bedeutung von Krankheit und Gesundheit im Pflegealltag diskutiert. Im zweiten Kapitel werden die Grundsätze und Ziele der Gesundheitsförderung vorgestellt. Dabei geht es um die gesundheitspolitische Einbettung des Konzepts der Gesundheitsförderung. Das dritte Kapitel befasst sich mit ausgewählten Bereichen der Gesundheitswissenschaften, aus denen wir Hilfen zum Verstehen und Lösen von Gesundheitsproblemen bekommen können. In diesem Kapitel werden einige theoretische Grundlagen der Gesundheitsförderung erarbeitet, die im Kapitel 4 zu einem Mehrebenen-Handlungsansatz der Gesundheitsförderung zusammengefasst werden.

Aufteilung der Kapitel

Kapitel 5 bezieht die bisher erarbeiteten Perspektiven wieder auf die Pflege und stellt sie in den Zusammenhang spezieller Aufgaben in der stationären und ambulanten Patientenversorgung. Die nachfolgenden drei Kapitel zeigen Ausschnitte aus der Praxis der Gesundheitsförderung, wie sie in alten und neuen Aufgabengebieten der Krankenpflege Anwendung finden können. Darin geht es zunächst um eine Einführung in die Praxis einer salutogenetisch orientierten Gesundheitsbildung mit der Konzentration auf einzelne strategische und methodische Arbeitsschritte. Im Anschluss werde ich an vier ausgesuchten Gesundheitsthemen – Ernährung, Bewegung, Rhythmus, Genuss und Risiko – diese Arbeitsschritte demonstrieren und damit konkrete Möglichkeiten zum Lernen und Lehren von Gesundheit aufzeigen.

Den Abschluss bildet das Thema „Berührung und Heilung", in dem es nochmals konkret um die großen Chancen und Möglichkeiten der Pflegenden geht, Gesundheitsprozesse zu beeinflussen, wenn sie die Berührungs- und Beziehungsdimensionen des Berufes ernst nehmen.

Konzeption des Buches

Das Buch ist vorwiegend als „Lehr- und Lernbuch zur Gesundheit" gestaltet. Wir können nur in den Bereichen bildend, unterstützend und fördernd mit Patienten umgehen, in denen wir selbst Erfahrung gesammelt bzw. uns selbst gebildet haben. So gibt es in allen Kapiteln Anwendungsbeispiele und Übungsaufgaben. Sie haben viel mit Selbstreflexion zu tun und mit dem Bezug zu eigenen Erfahrungen. Die meisten Übungsbeispiele können allein ausgeführt werden, andere sind auch im Zusammenwirken mit Arbeitsgruppen als Arbeitshilfe gedacht. Darüber hinaus steht der Aspekt des Austausches von Erfahrungen im Vordergrund, eine Lernmöglichkeit, mit der ich im Rahmen der Gesundheitsbildung sehr gute Erfahrungen gemacht habe. Es gibt auch eine Reihe von Übungsbeispielen, die sich direkt auf den Umgang mit Patienten beziehen. Diese unterschiedlichen Bezüge der Übungsbeispiele sind sehr bewusst gewählt, um an ihnen die Vielschichtigkeit von Prozessen der Gesundheitsbildung zu verdeutlichen. Die Übungsbeispiele sind ein Kern des Buches, und es wäre schade, wenn sie nur überlesen würden, denn über Gesund-Sein lässt sich viel reden, lesen und schreiben, aber tun muss man es selber, jeder für sich. Erst dieses eigene, erfahrungsbezogene Lernen wird uns in die Lage versetzen, uns auch für die Gesundheit der Patienten stark zu machen.

Obwohl die einzelnen Kapitel in einem konzeptionellen Zusammenhang stehen, kann man das Buch ausschnittsweise lesen bzw. mit ihm arbeiten. Ich schlage jedoch vor, die ersten beiden Kapitel vorweg zu studieren, um zu sehen, in welchen Zusammenhang Gesundheitsförderung gestellt wird und welche Aspekte der Konzeption besonders wichtig sind.

Abschließend möchte ich noch auf Besonderheiten des Sprachgebrauchs verweisen. Es geht in diesem Buch um Menschen, um Männer und um Frauen. Um umständliche Doppelnennungen zu vermeiden und mir auch die ständige Suche nach geschlechtsneutralen Benennungen zu erleichtern, habe ich mich zu folgender Vereinfachung entschieden. Die Pflegenden werden in der weiblichen Form benannt, die zu Pflegenden in der männlichen Form. Selbstverständlich gibt es auch Pfleger – und hoffentlich bald immer mehr – und nicht nur Patienten, sondern auch Patientinnen – leider viel zu viele.

Ich danke Monika Kreckel, Krankenschwester und Pflegedienstleitung, Dr. Christiane Rieth, Krankenschwester und Diplompsychologin, und Margret Flieder, Krankenschwester und Diplompädagogin, für ihre vielen unterstützenden und anregenden Diskussionen und Tipps während der Erstellung dieses Buches. Ich danke aber auch dem Institut für Weiterbildung in der Krankenpflege im Bildungswerk der DAG e. V. in Darmstadt. Die Mitarbeiter dieses Instituts haben mich bei der Entwicklung von Gesundheitsförderungskonzepten durch stete Ermutigung und durch ihre Rückmeldungen als Pflegeexperten unterstützt, und sie haben die Umsetzung der Inhalte in ihren Lehrgängen schon vor einigen Jahren zu einem Schwerpunkt der Weiterentwicklung in der Pflege gemacht.

Darmstadt, im November 1995   Marianne BRIESKORN-ZINKE

Inhaltsverzeichnis

1 Pflege zwischen Krankheit und Gesundheit

1.1 Krankenpflege und Gesundheitspflege als gleichwertige Handlungsfelder der Pflegenden

In den ethischen Grundsätzen für die Krankenpflege werden die Aufgaben der Krankenpflege wie folgt festgelegt:

Aufgaben der Kranken-
pflege

„Gesundheit fördern,
Krankheit verhüten,
Gesundheit wiederherstellen,
Leiden lindern" (DBfK 2000, Präambel).

Zwei Aufgabenbereiche greifen die Gesundheit auf, zwei die Bereiche der Krankheit, wenn Leiden als ein Teil von Krankheit verstanden wird. Krankenpflege bewegt sich in ihren Aufgabenbereichen zwischen den Polen Krankheit und Gesundheit, ist also beiden verpflichtet.

> **Übung:**
> Überlegen Sie, welche Ihrer alltäglichen Tätigkeitsbereiche auf Station eher mit Krankheit und welche eher mit Gesundheit zu tun haben.

Tätigkeiten, die sich auf Krankheit beziehen, sind beispielsweise die Pflege von Wunden, die Verabreichung von Medikamenten, die Überwachung und Kontrolle von Körperfunktionen etc. Tätigkeiten, die eher zur Gesundheitspflege zählen, sind Körperpflege, Mundpflege, Mobilisation, Ernährungshilfen, Hilfen zur Orientierung, Information und Aufklärung.

Die Dimensionen Krankheit und Gesundheit sind im praktischen Handeln der Krankenpflege nicht leicht voneinander zu trennen. Trotzdem gibt es unterschiedliche Akzente. Wenn ein Patient gewaschen wird, dann erfolgt dies, weil er krank ist und es selbst nicht kann. Wenn ein Patient unterstützt wird, sich selbst zu waschen, dann wird auch dies getan, weil er krank ist. Zugleich aber besteht die Absicht, seine gesunden Funktionen zu erhalten bzw. zu aktivieren.

Krankheit und Gesundheit
in der Krankenpflege

Die vier oben genannten Aufgabenbereiche können nicht nur nach Krankenpflege und Gesundheitspflege, sondern auch nach Tätigkeitsbereichen unterschieden werden, die eher kurativ, d. h. auf Heilung bezogen sind, und nach solchen, die eher präventiv, d. h. auf die Verhinderung von Krankheiten gerichtet sind (Prävention: lateinisch: venire = kommen; prä = vor, voraus; präventiv = jemandem oder etwas zuvorkommen, im medizinischen Sinne der Krankheit zuvorkommen). Die Auf-

Unterscheidung nach
Tätigkeitsbereichen

gabenbereiche „Gesundheit fördern" und „Krankheit verhüten" sind eindeutig präventiv orientiert, während die beiden Aufgabenbereiche „Gesundheit wiederherstellen" und „Leiden lindern" auf den Umgang mit der Krankheit gerichtet sind, indem Pflegende unterstützend und begleitend tätig sind.

> **Übung:**
> Überlegen Sie, bei welchen Pflegetätigkeiten Sie den Patienten im Sinne der Krankheitsbewältigung unterstützen und bei welchen Tätigkeiten Sie im Sinne der Prävention arbeiten. Notieren Sie Ihre Überlegungen und diskutieren Sie diese mit Kollegen.

Situation in der Krankenpflege

In der Berufsrealität der Krankenpflege wird vorwiegend im Bereich der Krankheitsbewältigung gearbeitet. Für präventives Handeln, wie zum Beispiel der Gesundheitserziehung, der Gesundheitsberatung und anderen Bereichen der Gesundheitsförderung, gibt es oft nur wenig Raum und auch kaum Voraussetzungen. Die Situation ist folgendermaßen charakterisiert:

- Die Menschen in stationären Einrichtungen sind in der Regel schon krank; im traditionellen Sinne sollte Prävention ja vor allem beim Gesunden ansetzen.
- Die gesamte medizinische Organisation ist auf das Kurieren der Krankheiten konzentriert und nicht auf die Gesundheitsförderung des Patienten und seiner Umgebung.
- Die Arbeitsbelastung im Pflegebereich hat durch die demographische Entwicklung (mehr hilfsbedürftige Patienten) bei gleichzeitig verkürzter Verweildauer zugenommen und Pflegende können sich nur noch auf das „Notwendigste" konzentrieren.
- Es fehlt in der Pflege an Kenntnissen über die Bedingungen und Möglichkeiten von Gesundheit, denn in der Pflegeausbildung spielen die Gesundheitswissenschaften bisher noch eine untergeordnete Rolle.

Wenn in der Pflege präventiv gehandelt wird, steht dieses Handeln in sehr engem medizinischen Kontext. Es geht dann um das Verhindern von Folgeerkrankungen, wie prophylaktische Pflegemaßnahmen zur Verhinderung von Dekubitus, Thrombose, Pneumonie usw. oder um Hygiene im Sinne der Keimfreiheit. Diese Vorsorge (Prophylaxe kommt aus dem Griechischen und heißt „vorsorglich wachen") vor weiteren Krankheiten ist ein zentrales Anliegen in der alltäglichen Krankenpflege. Sie ist allerdings streng somatisch und krankheitsorientiert und hat in der Regel wenig mit aktivem Handeln für die Gesundheit zu tun. Prophylaxe im pflegerischen Aufgabenbereich bezieht sich auf das Verhüten von Schlimmerem bei krankheitsbedingter Immobilität.

Krankheitsorientierung und Krankheitsbewältigung im Mittelpunkt

Krankheitsorientierung und Krankheitsbewältigung dominieren das Denken und Handeln in der Pflege. Gesundheitsorientierung und Gesundheitsförderung sind bisher noch nachrangig. Beispielhaft sollen hier die Ergebnisse einer Untersuchung des Kuratoriums Deutsche Altershilfe in Köln zitiert werden, das zehn Pflegefachschriften auf ihre Inhalte hin analysiert hat. 1600 Beiträge aus 15 Jahren wurden im Hinblick auf beliebte und auf unbeliebte Themen ausgewertet. Das Fazit lautet: „Diese Hitliste macht Trends in der Pflege sichtbar. Auf der einen Seite gibt es die ‚Schreckenstrias' Sterben, Dekubitus, Inkontinenz; auf der anderen

Seite wird nicht oder zu wenig über Kleidung, Sexualität und Schlaf nachgedacht. Warum ist das so? Ist das, was in ‚gesunden' Zeiten so viel Spaß und Lebensfreude macht, kein Thema in der Pflege" (BENNER-WENIG 1993, S. 21)?

Der Mangel an gesundheitsrelevantem Wissen wird auch an anderer Stelle von Claudia BISCHOFF beklagt, die in einem Aufsatz die zukünftigen Möglichkeiten der Pflege in der Gesundheitsförderung thematisiert: „Wer kann schon über eine gesunde Lebensweise richtig informieren und kompetent beraten? Wer weiß über sämtliche Hilfsmöglichkeiten im gesundheitlichen und sozialen Bereich Bescheid? Wer kennt alle infrage kommenden Berufe und kann sie bei Bedarf hinzuziehen? Wer weiß über Gesundheitsbedürfnisse und -probleme von Bevölkerungsgruppen, über gruppen- und schichtspezifische Normen im Gesundheitsbereich Bescheid und kann angepasst darauf reagieren" (BISCHOFF 1993, S. 42)? In Ausbildung und Praxis werden die Pflegenden bisher derart von Krankheiten in Anspruch genommen, dass sie ihren Blick auf Gesundheit fast verloren haben.

Bisher wurde die praktische und theoretische Berufsorientierung in der Krankenpflege behandelt. Pflegende arbeiten aber nicht nur als Professionelle, sondern bringen in jedes berufliche Tun auch ihre Persönlichkeit mit ein. Die Persönlichkeit der Einzelnen mit ihren Gefühlen und Lebensvorstellungen spielt gerade in der Krankenpflege eine herausragende Rolle, da die Pflege hilfsbedürftiger Menschen ja immer auch Beziehung ist. In diese Beziehung fließt nicht nur fachliches Können, sondern ebenso das Selbstverständnis bzw. das Selbstideal der Pflegenden mit ein, wie immer sich diese durch Sozialisation und Lebenserfahrung entwickelt haben. So stellt sich hier auch die wichtige Frage, wie die Pflegeperson selbst zu den Themen Krankheit und Gesundheit steht. Welche Bilder dieser Lebenszustände trägt sie in sich? Wodurch sind sie geprägt?

Gesundheitsrelevantes Wissen des Pflegepersonals

> **Übung:**
> Nehmen Sie einen Bleistift und zwei Blätter. Auf das eine Blatt notieren Sie die Überschrift Krankheit, auf das andere Blatt die Überschrift Gesundheit. Lehnen Sie sich einen Moment zurück und schließen Sie die Augen. Welche Assoziationen kommen Ihnen zu den beiden Begriffen? Notieren Sie alle. Wie steht es um die Anzahl der jeweiligen Assoziationen? Zu welchem Begriff ist Ihnen mehr eingefallen?

In der Regel besteht mehr Wissen über Krankheiten als über Gesundheiten. Ob mit Patienten oder untereinander, häufiger werden Krankheitserfahrungen miteinander ausgetauscht als Gesundheitserfahrungen. Man redet über Stress, über Schmerzen oder über Streit und Ärger, der im Magen liegt. Wird auch über Freuden oder Lust geprochen?

> **Übung:**
> In der nächsten Übung werden wir uns nochmals speziell auf unsere Bilder von Gesundheit konzentrieren. Nehmen Sie ein großes Blatt Papier und Buntstifte. Malen Sie ein Bild zum Thema Gesundheit. Abstrakte Begriffe wie Wohlergehen sollten Sie an Beispielen konkret werden lassen. Dabei kommt es nicht auf Ihre Zeichenkünste an, sondern allein auf Ihre persönlichen Bilder und Farben von Gesundheit.

> **Übung:**
> Wenn Sie die letzten beiden Übungen in Arbeitsgruppen ausgeführt
> haben, dann heften Sie die gemalten Bilder mit den Assoziationen
> zusammen und machen sie für die ganze Gruppe offensichtlich. Mit
> der Gruppe können Sie die Unterschiede und die Übereinstimmungen
> der Assoziationen und Bilder besprechen, wobei es allerdings nicht zu
> einer Legitimitätsdiskussion für einzelne Ansichten kommen sollte.
> Im Zentrum steht die Vielfältigkeit von persönlichen Gesundheitsauf-
> fassungen, die in der Diskussion kennengelernt werden sollen. In klei-
> nen Gruppen kann gefragt werden, wodurch die Bilder geprägt wor-
> den sind: durch Kindheit, Beruf, durch die Werbung, durch Träume
> und Sehnsüchte, Krankheitserfahrungen oder durch die momentane
> Lebenssituation?

Festgehalten werden kann, dass sich Krankenpflege auf Menschen bezieht, die sich zwischen Krankheit und Gesundheit bewegen, d. h., dass
Patienten nie nur krank sind, sondern immer auch noch gesund. Das
heißt aber auch, dass sie sich nie ganz gesund fühlen, sondern auch
krank sind. Gesundheit und Krankheit sind dynamische Größen ohne
scharfe Trennlinien. So wie es verschiedene Ausprägungen von Krankheit, d. h. verschiedene Krankheitsbilder gibt, so gibt es auch verschiedene Ausprägungen und Abstufungen von Gesundheit, d. h. Gesundheitsbilder, sowohl bei den Patienten als auch bei den Pflegenden. Krankheits-
und Gesundheitsbilder bestimmen das Handeln in der Pflege.

Gesundheit in der
weiterentwickelten Pflege

In der theoretischen Weiterentwicklung der Pflege spielt die Hinwendung zur Gesundheit eine wesentliche Rolle. Krankenpflege zeigt in ihrer
neuen Professionalisierung eine eindeutige Entwicklung hin „zur kurativen und präventiven Pflege" (JUCHLI 1991, S. 18). Die entsprechenden
Veränderungsprozesse zeigen sich nach JUCHLI an folgenden Stellen:

●   „In der Offenheit und Bewusstheit für eine ganzheitliche Betrach-
    tungsweise und Integration der gesamten Lebenswelt;
●   in Modellen gesundheitsorientierter Humanökologie, die auf den Be-
    reichen der klassischen Diätetik aufbauen;
●   in der Rückbesinnung auf die primäre Gesundheitsversorgung: prä-
    ventive Maßnahmen unterstützen die heutige Gesundheits- und
    Krankenpflege;
●   in einem klaren Selbstbewusstsein und Selbstverständnis der Pflegen-
    den: Reflexion und Forschung nehmen an Bedeutung zu" (JUCHLI
    1991, S. 18).

Allgemeines, übergeordnetes Pflegeziel moderner Pflegemodelle ist, zur
größtmöglichen Gesundheit des einzelnen Patienten und seiner Umgebung beizutragen. Die Akzente liegen hier sowohl auf dem einzelnen Patienten als auch auf der Umgebung, was sowohl bedeutungsvolle Personen und Umfelder des Patienten meint wie auch die spezifische Situation
der Pflegehandlung.

Mit dieser Zielsetzung wird deutlich, dass die Krankenpflege als Profession
auch den gesellschaftlichen Auftrag hat, die Gesundheit aller Menschen
zu fördern. Während die Medizin ihren Schwerpunkt auf die Heilung
von Krankheiten gerichtet hat, richtet die Pflege heute ihren Schwerpunkt
wieder neu auf die Gesundung und auf die Gesundheit der ihr anver-

trauten Personen. Das heißt, dass Prävention und Gesundheitsförderung zentrale und selbstverständliche Aufgabengebiete der Krankenpflege sind.

1.2 Gesundheitsbildung – Zur Entwicklung gesundheitlicher Kompetenz

Gesundheitspflege beinhaltet Selbstpflege, d. h., dass die Maximen des Handelns mit dem Patienten stets auch auf die Pflegeperson selbst zu beziehen sind. Frank Weidner betont diesen Zusammenhang als Ergebnis einer empirischen Studie zu diesem Thema: „Der gesellschaftliche Anspruch an die Pflegeberufe, Patienten stärker zu gesundheitsfördernedem Verhalten zu veranlassen, muss mit der Förderung der Gesundheit der Pflegepraktiker in Übereinstimmung gebracht werden. Das Konzept einer professionellen gesundheitsfördernden Pflegepraxis muss demnach einer Personal- und Patientenorientierung Rechnung tragen" (WEIDNER 1995, S. 335).

Gesundheitliche Selbstbildung

Gesundheitsbildung zielt also in diesem Zusammenhang auch auf gesundheitliche Selbstbildung. Demnach ist die Suche nach mehr Gesundheitsorientierung in der Pflege auch eine direkte Aufforderung nach mehr Gesundheitsbewusstsein der Pflegenden für sich selbst. Pflegende brauchen mehr Gesundheitswissen und auch mehr Gesundheitsgewissen. Gesundheitswissen zielt auf die Formen, die Bedingungen und die Möglichkeiten für Gesundheit. Gesundheitsgewissen meint das eigene Gesundheitsbewusstsein.

1.2.1 Formen von Gesundheit

An den Übungsbeispielen wurde deutlich, wie unterschiedlich sich Gesundheit individuell zeigen kann, und wie und wodurch Menschen ihr Gesundsein ausdrücken. Es gibt Unterscheidungen nach körperlichen, seelischen und sozialen Ausdrucksformen von Gesundheit. Es gibt aber auch Unterscheidungen nach Zustand und Prozess oder nach Befindlichkeit und Handlungsform.

Übung:
 Unterscheiden Sie die folgenden Gesundheitsdefinitionen danach, ob sie Gesundheit eher körperlich oder eher seelisch ausdrücken, und auch danach, ob sie Gesundheit als einen Zustand oder eher als eine Fähigkeit beschreiben:

● In einem gesunden Körper lebt ein gesunder Geist (antikes Gesundheitsideal).

- Gesund vom germanischen „swend(i)a" bzw. „(ga)sunda", was soviel bedeutet wie stark, kräftig, geschwind.
- Unter Gesundheit verstehen wir einen Zustand des vollkommenen körperlichen, seelischen und geistigen Wohlbefindens und nicht nur das Freisein von Krankheit und Gebrechen (Weltgesundheitsorganisation 1948).
- Unter Gesundheit verstehen wir nicht das Freisein von Beeinträchtigung und Nöten, sondern die Kraft, mit ihnen zu leben (STAEHELIN, Philosoph, 1970).
- Gesundheit eines Biosystems ist seine Fähigkeit, Störungen zu beseitigen oder zu kompensieren (SCHÄFER, Biologe, 1988).
- Gesundheit ist ein Weg, der sich bildet, indem man ihn geht (SCHIPPERGES, Medizinhistoriker, 1982).
- Gesundheit ist eine Kompetenz oder Befähigung zur Problemlösung und Gefühlsregulierung, durch die ein positives Selbstbild, ein positives seelisches und somatisches Befinden erhalten oder wiederhergestellt wird (BADURA, Medizinsoziologe, 1993).
- Gesundheit ist die Fähigkeit, lieben und arbeiten zu können (FREUD, Psychoanalytiker).
- Als Gesundheit gilt das geordnete Zusammenspiel normaler Funktionsabläufe und des normalen Stoffwechsels (Schulmedizinisches Paradigma).
- Gesundheit ist der Zustand optimaler Leistungsfähigkeit des Individuums für die wirksame Erfüllung der Rollen und Aufgaben, für die es sozialisiert worden ist (PARSONS, Soziologe, 1967).

Überlegen Sie, welche der genannten Gesundheitsdefinitionen Ihrer eigenen Ansicht am nächsten kommen und begründen Sie warum.

1.2.2 Bedingungen für Gesundheit

Das Wissen um die Bedingungen für Gesundheit zielt auf die Voraussetzungen, die gegeben sein sollten, damit sich Menschen in einer Gesellschaft gesund entfalten können. Diese Voraussetzungen sehen für Kinder und Jugendliche anders aus als für alte Menschen und sind für Männer zum Teil anders als für Frauen. Neben alters- und geschlechtsspezifischen Unterschieden existieren auch sozialgruppenspezifische Unterschiede. Es gibt aber auch grundlegende Bedingungen von Gesundheit, die für alle Menschen gültig sind, wie Frieden, ein stabiles Öko-System, Wohnung, Ernährung, Bildung und soziales Gleichgewicht.

Soziales Gleichgewicht

Soziales Gleichgewicht scheint in Gesellschaften sogar ein Schlüsselkonzept zu mehr Gesundheit zu sein. Richard WILKINSON zeigt in seinem bahnbrechenden Buch „Kranke Gesellschaften" auf, dass es nicht die Ausgaben für das Gesundheitswesen sind und auch nicht die allgemeinen Armutsbelastungen, die Gesundheit und Lebenserwartung bestimmen, sondern dass es das Ausmaß sozialer Gleichheit in einer Gesellschaft ist, das als herausragender Indikator für steigende Lebenserwartung und höhere Lebensqualität gilt. Er belegt diese These anhand detaillierter Daten und integriert in seiner Argumentation sozioökonomische und psychosoziale Erklärungsansätze (vgl. WILKINSON 2001).

Auch in der Arbeitswissenschaft sucht man seit einigen Jahren nach Schutzfaktoren, die in einer Arbeitstätigkeit bzw. in einer Arbeitsumgebung dazu führen können, dass Menschen mit bestimmten, häufig nicht vermeidbaren Belastungen der Arbeitswelt gesundheitsförderlich umgehen können. In der Zusammenstellung zeigen diese Ergebnisse vier Bereiche auf, in denen gesundmachende Faktoren deutlich wurden:

Faktoren aus der Arbeitswissenschaft

● intellektuell anspruchsvolle Arbeit,
● Handlungsspielräume für eigene Prioritäten,
● positiv bewertete soziale Beziehungen und
● sinnstiftende Wir-Gefühle (vgl. BADURA 1993).

1.2.3 Chancen für Gesundheit

Die Chancen für mehr Gesundheit tragen Gesellschaften, Berufs- und Altersgruppen und Individuen in sich wie die Risiken zur Krankheit. In den letzten Jahren ist die Risikoperspektive allerdings so dominant geworden, dass der Blick auf die Chancen zu mehr Gesundheit immer mehr in den Hintergrund getreten ist. In den Gesundheitswissenschaften werden diese Chancen als Ressourcen beschrieben. Es gibt persönliche, materielle, soziale und kulturelle Ressourcen, die häufig brachliegen, und die es neu zu entdecken und zu beleben gilt. Ressourcen prägen das persönliche und gruppenspezifische Bewältigungsverhalten, mit dem Risiken abgewehrt oder bewältigt werden.

Die unterschiedliche Verteilung von Ressourcen für mehr Gesundheit hat viel zu tun mit der unterschiedlichen Chancengleichheit zur Selbstverwirklichung in einer Gesellschaft. Hieraus erklärt sich auch der Zusammenhang von sozialer und gesundheitlicher Ungleichheit: Mehr gesundheitliche Belastungen stehen im Wechselverhältnis mit weniger persönlichen Bewältigungsressourcen. Dieses Ungleichgewicht wird wiederum häufig von der medizinischen gesundheitlichen Versorgung noch verstärkt (vgl. MIELCK/HELMERT 1998). Insofern ist das Bemühen um soziale Gerechtigkeit auch gerade vonseiten der Gesundheitsprofessionen eine wichtige Voraussetzung dafür, dass die Chancen zu mehr Gesundheit sich für alle Menschen eröffnen.

Ressourcen unterschiedlich verteilt

Kenntnisse über die Formen, die Bedingungen und die Chancen von Gesundheit werden als Wissen für Gesundheitsbildung vorausgesetzt und in den Gesundheitswissenschaften erforscht und zusammengetragen. Gesundheitsbildung beinhaltet aber nicht nur Wissen über Gesundheit, sondern vor allem auch eigenes Gesundheitsbewusstsein, das als Gesundheitsgewissen bezeichnet wird. Um für die Gesundheit anderer Menschen sorgen zu können, muss eine Person auch gelernt haben, sich um die eigene Gesundheit zu sorgen und bewusst für sie zu handeln.

Mangel an Gesundheitsbewusstsein bei den Pflegenden

Übung:
Reflektieren Sie Ihr persönliches Gesundheitsverhalten. Was tun Sie in den verschiedenen Bereichen mit dem Bewusstsein, sich gesund zu verhalten? Notieren Sie einige Ihrer gesunden Lebensgewohnheiten, z. B. bei der Körperpflege, im Bereich von Bewegung, Ernährung, Arbeit, Freizeit und Umwelt. Überlegen Sie, in welchem der Bereiche Sie mit Ihrem Gesundheitsverhalten zufrieden sind und in welchem Bereich Sie gerne aktiver sein möchten.

Ein Kennzeichen des Krankenpflegeberufes heute scheint die Tatsache zu sein, dass viele Pflegende selbst eine angegriffene Gesundheit haben (vgl. DAK-BGW Gesundheitsreport 2000). Ob Rücken- und Nackenschmerzen, Allergien, Infektionen oder psychisches „Ausgelaugtsein" – der Gesundheitszustand des Krankenpflegepersonals wird vielfach beklagt. Das hat sowohl persönliche als auch professionelle Auswirkungen, wie es von Weidner aufgrund seiner Analyse empirischer Untersuchungen beschrieben wird: „Gesundheitsgefährdungen stellen einen wesentlichen, i.d.R. stark beschränkenden Handlungsfaktor in der Pflege dar" (WEIDNER 1995, S. 141). Die Häufung bestimmter Krankheitssymptome legt nahe, dass es berufsspezifische Belastungen sind, die hier eine wesentliche Rolle spielen. Das zeigen auch neuere vergleichende Arbeitsbelastungsstudien auf. Bei Pflegenden scheint es mehr Beschwerden zu geben als in der Normalbevölkerung (vgl. HERSCHBACH 1991) und Pflegende leiden auch mehr unter den Arbeitsbedingungen im Krankenhaus als z. B. Ärzte (vgl. TROJAN et al. 2002).

Übung:
Notieren Sie einige Beispiele für die dargestellten Belastungsbereiche und überlegen Sie, welche berufsspezifischen Belastungen Sie persönlich als besonders gesundheitsgefährdend erleben:
● körperliche Belastungen und ihre Auswirkungen,
● psychische Belastungen und ihre Auswirkungen,
● soziale Belastungen und ihre Auswirkungen.

In verschiedenen empirischen Untersuchungen wurde festgestellt, dass es nicht allein die vielbeklagten körperlichen Berufsbelastungen sind, die Beschwerden verursachen, sondern dass die psychosozialen Anforderungen als vergleichbar belastend empfunden werden (vgl. BARTHOLOMEYCZIK 1987; HERSCHBACH 1991; SCHLÜTER 1992; NOLTING et al. 2002; LENZ 2002). Wenn es tatsächlich so ist, dass Krankenpflege bzw. die Bedingungen, unter denen sie ausgeführt wird, selbst krank machen, dann rückt der Bereich Gesundheit auch in dieser Hinsicht für das Pflegepersonal in immer weitere Ferne. Aber es ist auch ein Phänomen des Alltags und der wissenschaftlichen Forschung, dass immer nur dort etwas gefunden wird, wo man sucht. Die Pflegeforschung hat bisher weitaus mehr auf der berufsbezogenen Belastungsseite gesucht und auch gefunden als auf der Seite der gesundheitsbezogenen Chancen und Ressourcen pflegerischer Arbeit.

> **Übung:**
> Suchen Sie in Gruppen nach Möglichkeiten in der pflegerischen Arbeit, die als gesundheitsrelevant gelten; siehe dazu S. 17: Faktoren aus der Arbeitswissenschaft. In dieser Reflexion geht es darum, zunächst einmal aus der Betroffenheit im eigenen Bereich auszusteigen und die Arbeit in der Pflege mit der Arbeit in anderen Berufen zu vergleichen und zwar sehr konkret im Hinblick auf die Chancen zur Gesundheit:
> - Ist pflegerische Arbeit intellektuell anspruchsvolle Arbeit? In welcher Art und Weise?
> - Enthält pflegerische Arbeit Handlungsspielräume? Welche?
> - Ermöglicht pflegerische Arbeit sinnstiftende Wir-Gefühle? In welcher Art und Weise?
> - Enthält pflegerische Arbeit die Möglichkeit des Wissenserwerbs über gesundheitliche Zusammenhänge? An welchen Stellen?

Bei einer solchen Suche nach Gesundheitschancen in der pflegerischen Arbeit wird in der Regel deutlich, dass die pflegerischen Berufe durchaus auch Seiten haben, die die Gesundheit der Mitarbeiter erhalten und fördern können.

Gesundheitschancen in der Pflege

Es ist unverzichtbar, Gesundheitsbildung, Gesundheitschancen und Gesundheitspflege auch als Selbstpflege des Personals zu thematisieren und darin die gesundheitsgefährdenden Belastungen ins Verhältnis zu setzen zu den Chancen und Möglichkeiten, die sich aus diesem Beruf für die Gesundheit ergeben.

2 Grundlagen der Gesundheitsförderung

2.1 Begriffliche Klärung

Mittlerweile tauchen zum Thema „Aktivitäten für mehr Gesundheit" viele unterschiedliche Begriffe auf wie Gesundheitserziehung, Gesundheitsberatung, Gesundheitsbildung, Prävention und Gesundheitsförderung. Diese Begriffe bedürfen einer Klärung, damit das Handeln für „mehr Gesundheit" in Zukunft besser zuzuordnen ist. Klaus HURREL-MANN und Ulrich LAASER haben als Herausgeber des Buches „Gesundheitswissenschaften, Handbuch für Lehre, Forschung und Praxis" (1993) begriffliche Akzentuierungen vorgenommen, die an der Praxis der bisherigen Gesundheitsarbeit orientiert sind und die auch für die weitere Argumentation in diesem Buch handlungsleitend sein werden.

Definitionen:

„**Gesundheitserziehung** und **Gesundheitsbildung** bezeichnen vorzugsweise die Aktivitäten, die vor allem in Familien und in Erziehungs- und Bildungseinrichtungen ablaufen, um über Wissensvermittlung und pädagogische Kontakte Einstellungen, Kompetenzen und Fertigkeiten zu vermitteln, die der Selbstentfaltung dienen und das gesundheitsbewusste Verhalten eines Menschen fördern.

Gesundheitsberatung und **Gesundheitsaufklärung** umfassen – teilweise überlappend – alle Aktivitäten im öffentlichen Raum, die sich an Einzelpersonen oder an ein breites Publikum mit dem Ziel richten, über Informationsvermittlung und Entscheidungshilfen Einstellungen zu verändern und Verhaltensweisen zu beeinflussen.

Prävention ist durch die medizinische Begrifflichkeit der Weltgesundheitsorganisation von Primär-, Sekundär- und Tertiärprävention noch am eindeutigsten definiert (vgl. Kapitel 3.2). Darüber hinaus wird der Präventionsbegriff vielfach auf den Teilaspekt der Präventionsmedizin eingeengt und so der Gesundheitsförderung gegenübergestellt.

Gesundheitsförderung bezeichnet zusammenfassend die vorbeugenden, präventiven Zugänge zu allen Aktivitäten und Maßnahmen, die die Lebensqualität von Menschen beeinflussen, wobei hygienische, medizinische, psychische, psychiatrische, kulturelle, soziale und ökologische Aspekte vertreten sein können und verhältnisbezogene ebenso wie verhaltensbezogene Dimensionen berücksichtigt werden. Vielfach wird dieser Begriff weitergehend gebraucht: nicht nur Schutz vor Risiko und Krankheit, also Bewahrung von Gesundheit, sondern Verbesserung und Steigerung von nie ganz vollkommener Gesundheit. In diesem Sinne greift Gesundheitsförderung auch über den klassischen Begriff der Primärprävention hinaus" (Laaser et al. 1993, S. 176 ff., Hervorhebungen durch die Verfasserin).

2.2 Konzeption der Gesundheitsförderung der Weltgesundheitsorganisation (WHO)

Diese Konzeption bestimmt die gesundheitspolitischen Voraussetzungen der Gesundheitsförderung auf internationalem Niveau. Sie stellt auch die Basisphilosophie dieses Buches dar. Die oben genannten Begriffe Gesundheitserziehung, Gesundheitsbildung, Gesundheitsberatung und Gesundheitsaufklärung treten dabei zunächst in den Hintergrund, werden dann aber in den Praxisteilen des Buches wieder aufgenommen. Wichtig ist, dass Gesundheitsförderung hier als Rahmenkonzept für alle Bemühungen um Gesundheit begriffen wird, während Gesundheitserziehung, -bildung, -beratung, -aufklärung etc. eher auf die Methoden der Gesundheitsförderung verweisen.

Die Weltgesundheitsorganisation ist eine Sonderorganisation der Vereinten Nationen, die sich politisch mit internationalen Gesundheitsfragen befasst. Sie wurde 1948 gegründet und teilt sich weltweit organisatorisch in sechs Regionalbüros auf. Gemeinsames Ziel der Arbeit aller Regionalbüros ist die Verwirklichung des Programms „Gesundheit für alle". Dieses Programm geht zurück auf einen Beschluss der Weltgesundheitsversammlung aus dem Jahre 1977, in dem festgestellt wird, dass alle Menschen der Welt bis zum Jahr 2000 ein Gesundheitsniveau erreichen sollen, das es ihnen ermöglicht, ein sozial und wirtschaftlich produktives Leben zu führen. Dieser Grundgedanke wurde seither Leitgedanke aller weiteren Strategieentwicklungen der WHO. | WHO und ihre Regionalbüros

1981 wurde „Gesundheit für alle" als globale Strategie beschlossen und ist seither die Überschrift über ein detailliertes Arbeitsprogramm zur Veränderung der Weltgesundheitspolitik. Aus der Erkenntnis heraus, dass der weitere Ausbau des stationären Krankenwesens und die weitere ausschließliche Konzentration auf eine immer perfektere Krankheitsbehandlung den Gesundheitsproblemen der Zeit nicht gerecht werden, wurde zu einer Umorientierung im Gesundheitswesen aller Länder aufgerufen. Im Vordergrund stand und steht die Konzentration auf „gemeinschaftliche Gesundheitssicherung". Heute dagegen wird eher von „öffentlicher Gesundheitspflege" oder „primärer Gesundheitsversorgung" gesprochen. Sie zielt auf dezentrale, gemeindenahe Gesundheitsberatung und Behandlung sowie auf bedürfnisorientierte, alltagsnahe und „niederschwellige" Angebote der Gesundheitspflege und der Gesundheitssicherung. Es geht um eine Qualitätsverbesserung in der Gesundheitsversorgung in akzeptabler und auch finanziell erschwinglicher Weise und unter bewusster Betonung der Eigenverantwortung. | Regionalprogramm „Gesundheit für alle"

Das Europäische Regionalbüro der WHO definierte drei Hauptaktivitätsbereiche: Gesundheitsförderung, präventive Gesundheitserziehung und unterstützende Gesundheitserziehung. | Aktivitätsbereiche

„Gefordert werden

- neue Leitbilder und ein positives Gesundheitskonzept,
- innovative pädagogische Methoden und Technologien,

- Gemeinschaftsaktionen und Laienbeteiligung,
- multisektorales und multidisziplinäres Vorgehen,
- die Entwicklung neuer Strategien auf verschiedenen Aktionsebenen (z. B. Regierungs-, Gesetzgebungs-, Berufs-, Gemeinschaftsebene),
- die Berücksichtigung der sozialen Umweltfaktoren, die menschliche Gesundheitsentscheidungen beeinflussen" (FRANZKOWIAK/SABO 1993, S. 22).

Das europäische Regionalprogramm befasst sich in diesem Sinne mit den Problemen der Industriegesellschaft. „Der Akzent wird auf die Förderung gesünderer Lebensweisen sowie auf gesundheitsbezogenen Umweltschutz gelegt, des Weiteren auf die Neuausrichtung der Gesundheitsversorgungssysteme unter Zugrundelegung des Konzepts einer gemeinschaftlichen Gesundheitssicherung im Gemeinderahmen" (WHO 1985, Vorwort).

Ottawa-Charta   In Zusammenarbeit aller 33 aktiven europäischen Mitgliedsstaaten wurde ein Konzept zur primären Gesundheitsversorgung entwickelt, das Strategien zur Erreichung des oben genannten Ziels aufzeigt. Es wurde als Programm bei der ersten internationalen Konferenz zur Gesundheitsförderung 1986 in Ottawa verabschiedet und als Ottawa-Charta zur Gesundheitsförderung bekannt. „Mit diesem Dokument wird die sozialökologische Wende in der Prävention nicht nur in programmatische Formeln gefasst, sondern auch das Konzept Gesundheitsförderung selbstbewusst als neues Paradigma für die Prävention und Gesundheitsförderung präsentiert" (FRANZKOWIAK/SABO 1993, S. 26).

Die Ottawa-Charta entwickelte die Grundzüge eines umfassenden Verständnisses von Gesundheit: „Gesundheitsförderung zielt auf einen Prozess, allen Menschen ein höheres Maß an Selbstbestimmung über ihre Gesundheit zu ermöglichen und sie damit zur Stärkung ihrer Gesundheit zu befähigen. Um ein umfassendes, körperliches, seelisches und soziales Wohlbefinden zu erlangen, ist es notwendig, dass sowohl Einzelne als auch Gruppen ihre Bedürfnisse befriedigen, ihre Wünsche und Hoffnungen wahrnehmen und verwirklichen sowie ihre Umwelt meistern bzw. verändern können. In diesem Sinne ist die Gesundheit als ein wesentlicher Bestandteil des alltäglichen Lebens zu verstehen und nicht als vorrangiges Lebensziel. Gesundheit steht für ein positives Konzept, das in gleicher Weise die Bedeutung sozialer und individueller Ressourcen für die Gesundheit betont wie die körperlichen Fähigkeiten. Die Verantwortung für Gesundheitsförderung liegt deshalb nicht nur bei dem Gesundheitssektor, sondern bei allen Politikbereichen und zielt über die Entwicklung gesunder Lebensweisen hinaus auf die Förderung von umfassendem Wohlbefinden" (WHO 1993, S. 1).

Übung:
Benennen Sie die wichtigsten Stichworte dieser Sichtweise von Gesundheit. Bringen Sie sie in einen möglichen Zusammenhang mit Ihrer Arbeitssituation.

> **Beispiel: Gesundheit und Alltäglichkeit**
> Gesundheit ist nicht nur etwas für sonntags oder den Urlaub, sondern Gesundheit wird im Berufsalltag oder in der Familie erlebt oder vermisst.

Die WHO betont die soziale Dimension von Gesundheit, in der die gesundheitsgerechte Gestaltung der sozialen und natürlichen Umwelt erreicht werden soll. Sie betont aber auch die persönliche Dimension, in der es darum geht, dass jedem einzelnen Menschen die notwendigen Kompetenzen vermittelt werden müssen, damit er seine persönliche Gesundheit verbessern kann.

Ein weiterer wichtiger Gesichtspunkt betrifft das Aufgabenfeld Gesundheitsförderung, das nicht nur Professionelle abdecken sollten, sondern das als Aufgabenfeld für alle Bürgern betrachtet wird und in dem Selbstorganisation ein gewünschtes Prinzip darstellt. Aufmunterung zu und Unterstützung von Selbstorganisation und Selbstverantwortung im Sinne der Hinführung zur gesundheitlichen Mündigkeit soll von vielen unterschiedlichen Berufsgruppen geleistet werden. „Die Verankerung der Gesundheitsförderung soll über institutionelle Grenzen hinweg angelegt sein und sowohl die frei praktizierenden Ärzte, die Krankenhäuser, die Krankenkassen und den öffentlichen Gesundheitsdienst als auch die Sozialarbeit, die Erwachsenenbildung, die schulische und die Kindergartenerziehung einbeziehen. Es geht um eine gleichberechtigte und konstruktive Arbeitsteilung und Zusammenarbeit auf mehreren Ebenen und über mehrere Berufsgruppen" (LAASER et al. 1993, S. 177).

> **Übung:**
> Berufsgruppen übernehmen Aufgaben in der Gesundheitsförderung. Überlegen Sie an einigen Beispielen, wo diese Aufgaben berufsspezifisch ansetzen können.

2.3 Basisphilosophie der Gesundheitsförderung

Mit einer neuen Sichtweise zum Thema Gesundheit verbinden sich Grundannahmen über die Lebensverhältnisse und Lebensbedürfnisse von Menschen, die weit über schulmedizinisches Denken hinausreichen. Ausgangspunkt ist die Kritik am gegenwärtigen mechanistischen und materialistischen Weltbild, das auch die Medizin bestimmt und das zu einem ausbeuterischen Umgang mit der Natur und sich selbst geführt hat. Seitdem die Medizin zur Naturwissenschaft geworden ist, trennt sie Körper und Seele. Sie betrachtet den Menschen als Körper – wobei im Prinzip ein Körper wie der andere funktioniert – und untersucht die Naturgesetze dieses Körpers. Sie trennt die Menschen voneinander und von ihrer Umgebung, denn als krank oder als gesund wird nur der einzelne

Problem: Trennung von Körper und Seele

Organismus betrachtet, nicht seine Umgebung. „Mit dieser Idee des Menschen als Körper hat die moderne Medizin Natur und Naturgesetze auf Terrains des Menschen entdeckt und entschlüsselt, die man bis dahin für Phänomene des Geistes oder der Seele oder gar der göttlichen Zeugung oder anderer übernatürlicher Kräfte hielt. Zu denken ist in diesem Zusammenhang an die Biochemie der so genannten Geisteskrankheiten, an die Biophysik der Sinnesorgane oder höherer Hirnleistungen, schließlich an die Humangenetik und die Entschlüsselung des lange mythisierten Erbgangs. Gleichwohl bleibt ein Riss im derart geschlossenen Bild und im derart geschlossenen Begriff des Menschen als Naturwesen, als organischer Körper. Wir erkennen uns in dieser Idee des Menschen nicht wieder" (BAIER 1992, S. 39).

> **Übung:**
> Lehnen Sie sich in Ihrem Stuhl zurück, lassen Sie Ihren Atem ruhig fließen und stellen Sie sich die Frage: Bin ich ein Körper? oder: Habe ich einen Körper? Begründen Sie Ihre Antwort. In einer Gruppe sollten Sie die unterschiedlichen Sichtweisen und ihre Begründungen miteinander austauschen.

Wenn der Körper funktioniert, bedeutet dies nicht automatisch, dass sich die Person wohl und gesund fühlt. Menschen sind mehr und anders als nur Naturwesen. Die Trennung von Körper und Seele, die Trennung des Menschen von seinem Nächsten und die Trennung der Menschen von der Natur erscheinen dabei als die wichtigsten Erkenntnishindernisse für eine ganzheitliche Lebensauffassung.

Thesen für ein neues
Menschenbild

Mit den folgenden Thesen soll versucht werden, einige Grundannahmen aufzuzeigen, die von dem oben angesprochenen mechanistischen und materialistischen Bild des Menschen wegführen hin zu einem neuen Menschenbild:

Der Mensch ist eine psychobiologische Einheit:

Der Mensch hat unterschiedliche Seinsweisen, körperliche, gefühlsmäßige, geistige, kulturelle und übersinnliche. Sie sind alle miteinander verbunden und beeinflussen sich wechselseitig. Dieses Zusammenspiel macht die unverwechselbare Persönlichkeit eines Menschen aus. Die rein naturwissenschaftliche Sicht auf die Körperlichkeit des Menschen hat zu einer Entpersonalisierung in Krankheits- und Gesundheitsfragen geführt.

Das Prinzip der Selbstverantwortlichkeit setzt eine neue persönliche Aneignung von Körperlichkeit voraus:

Im modernen Medizinsystem wird der Körper zunehmend Spezialisten überlassen. Die Fähigkeit, den eigenen Körper selbst zu entdecken und körperliche Prozesse empfindend selbst zu beurteilen, ist dabei zunehmend verloren gegangen. Selbstaufmerksamkeit und sensible Körperwahrnehmungen sind aber grundlegende Bedingungen für gesundheitlich mündiges Handeln. Es muss wieder gelernt werden, den Körper nicht nur als Leistungsmaschine zu betrachten und zu behandeln, sondern als das Zuhause der Empfindungen – sich selbst begegnen, entdecken und aufspüren. So können die positiven und die negativen Signale des Körpers angenommen, verstanden und mit ihnen selbstverantwortlich umgegangen werden.

Der Mensch ist im Wesentlichen „ein soziales und liebesbedürftiges Wesen, das einen sinnerfüllten Lebenszusammenhang und eine lebensstützende Umgebung benötigt" (GÖPEL 1994, S. 270):

Im Zuge der Materialisierung von Bedürfnissen ist das Liebes- und Anerkennungsbedürfnis von Menschen zu kurz gekommen. Eine lebensstützende Umgebung meint Lebens- und Arbeitsverhältnisse, die die Menschen nicht weiter vereinzeln, sondern in denen Menschen rücksichtsvoll, zugewandt und kooperativ miteinander umgehen können. Die Menschen brauchen die Möglichkeiten und die Befähigung zur wechselseitigen Unterstützung in allen Lebenslagen.

Gesundheit für alle Menschen kann sich nur im Zusammenhang mit sozial-ökologischem Denken und Handeln entfalten:

Saubere Luft, sauberes Wasser, natürliche Lebensmittel, ökologische Produktionsbedingungen und soziale Gerechtigkeit sind Indikatoren eines ökologischen Wohlstandsmodells, in dem Gesundheit und Lebensqualität für alle Menschen handlungsleitend sind. Ein Fortschritt, der die natürlichen Lebensgrundlagen zerstört, und ein materieller Wohlstand, der seine Kosten auf andere abwälzt, auf die Natur, auf zukünftige Generationen und auf die Dritte Welt, ist verantwortungslos und verschlechtert die Lebenschancen aller Lebewesen.

Krankheit und Gesundheit sind keine sich ausschließenden Gegensätze, sondern Kennzeichen dynamischer Entwicklungsverläufe zwischen Geburt und Tod, zwischen Leben und Sterben:

Hier geht es um eine Reaktivierung des naturphilosophischen Krankheitsverständnisses, in dem Krankheit auch als Teil der biologischen Gesundheit aufgefasst wird und nicht nur als deren Störung. Heilungskräfte bzw. Lebensenergien werden im Sinne der Selbstorganisationsbemühungen eines Organismus im Austausch mit seiner Umgebung akzeptiert. Sie fordern den Patienten als Aktiven in einer Therapie heraus und zwar nicht nur organisch, sondern als Gesamtperson in deren gesamtem Lebenszusammenhang.

| **Übung:** |
| Finden Sie für jede These einige konkrete Beispiele. |

Diese Grundannahmen über das Sein und über das Miteinandersein der Menschen, die von verschiedenen medizinkritischen Gruppen gerade in den siebziger und achtziger Jahren immer wieder in ihrer Bedeutung hervorgehoben wurden, waren mitbestimmend für eine Neubestimmung der gesundheitspolitischen Konzepte für die Industrieländer, die die Weltgesundheitsorganisation seit den siebziger Jahren energisch betreibt. Heute wird von der sozial-ökologischen Wende in der Prävention gesprochen, die durch die Konzeption für Gesundheitsförderung eingeleitet wird.

2.4 Ziele der Programme „Gesundheit für alle" und „Gesundheit 21"

Die Politik der WHO und die oben dargestellte Philosophie der Gesundheitsförderung finden ihren praktischen Niederschlag in den Zielen des Regionalprogramms „Gesundheit für alle", zu denen die Länder der europäischen WHO-Region sich verpflichtet und die sie in den letzten Jahren immer wieder in Einzelheiten überarbeitet und neu abgestimmt haben. Die Ziele haben sich zu einer Beschreibung des wünschenswerten Gesundheitszustands, der zur Gesundheit beitragenden Faktoren, der Gesundheitspolitik und der Handlungsgrundsätze entwickelt. Sie befassen sich mit vier sich wechselseitig bedingenden Themen, die alle 12 Ziele (Abb. 1) betreffen:

Themen des Regional-programms

- „Gewährleistung der Chancengleichheit im Gesundheitsbereich durch Schließung der Kluft im Gesundheitszustand zwischen den Ländern und zwischen Gruppen innerhalb der Länder.
- Das Leben lebenswerter machen, indem man den Menschen dazu verhilft, ihr volles physisches, psychisches und soziales Potenzial zu entfalten und auszuschöpfen.

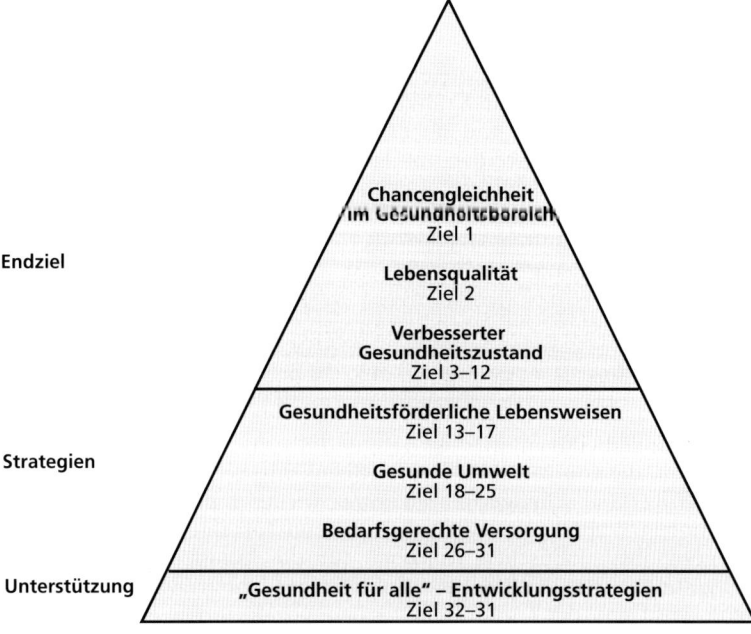

Endziel

Chancengleichheit im Gesundheitsbereich
Ziel 1

Lebensqualität
Ziel 2

Verbesserter Gesundheitszustand
Ziel 3–12

Strategien

Gesundheitsförderliche Lebensweisen
Ziel 13–17

Gesunde Umwelt
Ziel 18–25

Bedarfsgerechte Versorgung
Ziel 26–31

Unterstützung

„Gesundheit für alle" – Entwicklungsstrategien
Ziel 32–31

Abb. 1:
Die Ziele zur „Gesundheit für alle" (modifiziert nach WHO 1991)

- Gesünder leben durch Reduzierung von Krankheit und Behinderung.
- Länger leben durch eine verbesserte Lebenserwartung" (WHO 1991, S. 6).

Die Einzelziele 3 bis 12 zum verbesserten Gesundheitszustand (vgl. Abb. 1) beziehen sich zum einen auf besondere Bevölkerungsgruppen, wie

Bevölkerungsgruppen

- bessere Möglichkeiten für Behinderte,
- Altern in Gesundheit,
- Gesundheit von Kindern und Jugendlichen,
- Gesundheit von Frauen.

Zum anderen betreffen sie spezielle Krankheiten, wie
- chronische Erkrankungen und Herz-Kreislauf-Krankheiten reduzieren,
- Krebs bekämpfen,
- psychische Störungen und Selbstmord reduzieren.

Krankheiten

Bei den Zielen 13 bis 17 (vgl. Abb. 1) geht es um die konkrete Gesundheitsarbeit, ohne die eine Verwirklichung gesundheitsförderlicherer Lebensweisen nicht zu erreichen ist. Diese neue Gesundheitsarbeit stützt sich auf die Prinzipien der Ottawa-Charta, die in Kapitel 2.5 im Einzelnen erläutert werden.

Seit ihrer Einführung im Jahre 1980 hat das Programm „Gesundheit für alle" einen umfassenden Rahmen für gesundheitliche Verbesserungen in der Europäischen Region der WHO geboten. Es ist wichtig zu begreifen, dass es sich dabei „nicht um ein einzelnes abgegrenztes Ziel handelt, sondern im Wesentlichen um eine Charta für soziale Gerechtigkeit, die einen wissenschaftlich validierten Orientierungsrahmen zur Verbesserung der Gesundheit bietet und einen Prozess beschreibt, der zu einer schrittweisen Verbesserung der Gesundheit der Bevölkerung führen wird" (WHO Regionalbüro 1998, S. 10).

Die Ziele sind mittlerweile vor dem Hintergrund der gemeinsamen Erfahrungen der europäischen Mitgliedsstaaten überarbeitet worden und als „Gesundheit 21" vom Regionalbüro neu konzipiert worden (vgl. Anhang). Sie reflektieren die fortbestehenden Gesundheitsprobleme der Region und nehmen Bezug auf die politischen, wirtschaftlichen und sozialen Veränderungen einschließlich der Möglichkeiten, die diese Veränderungen bieten.

Regionalprogramm „Gesundheit 21"

„Diese Ziele sind nicht als Katalog von Anordnungen gedacht, sondern bilden in ihrer Gesamtheit das Wesen der Regionalpolitik. Sie bieten einen Handlungsrahmen für die gesamte Region und Inspiration für Zielvorgaben auf Länder- und Gemeindeebene" (WHO Regionalbüro 1998, S. 11). Dem Regionalbüro geht es darum, Gesundheit zu einer mächtigen politischen Plattform zu machen für eine sozial verantwortliche und nachhaltige Entwicklung in der Region.

2.5 Handlungsstrategien und Aktionsfelder der Gesundheitsförderung

2.5.1 Handlungsstrategien

4 Strategien der Ottawa-Charta

Für aktives gesundheitsförderliches Handeln werden in der Ottawa-Charta vier grundlegende Handlungsstrategien benannt:

1. Voraussetzungen für Gesundheit sichern

Übung:
Welches sind die grundlegenden Bedingungen von Gesundheit?

2. Interessen vertreten

Übung:
An welchen Stellen in Ihrem momentanen Lebenszusammenhang ist Ihre Gesundheit gefährdet? Wie und wo könnten Sie Ihre Interessen für mehr Gesundheit vertreten? Nennen Sie zwei oder drei Beispiele.

3. Befähigen und ermöglichen

Übung:
Wie können Sie im Rahmen Ihres Arbeitszusammenhangs und Ihrer Möglichkeiten Patienten dazu befähigen, selbst Einfluss auf die Entfaltung ihrer Gesundheitsmöglichkeiten zu nehmen. Überlegen Sie sich einige kleine Beispiele.

4. Vermitteln und vernetzen

In dieser Handlungsstrategie ist das Miteinander und das koordinierte Zusammenwirken aller Institutionen und Verbände angesprochen, die zur gesundheitlichen Verbesserung der Menschen beitragen.

Übung:
In welchen Institutionen oder Gruppen außerhalb des Krankenhauses könnten Sie sich eine Zusammenarbeit im Dienste der Gesundheit vorstellen?

2.5.2 Aktionsfelder

Folgende fünf Aktionsfelder benennen die Ansatzpunkte, durch die die genannten Handlungsstrategien miteinander verbunden werden. Diese Aktionsfelder sollen auch das zukünftige Qualifikationsprofil aller im Gesundheitsbereich professionell Tätigen mitbestimmen:

5 Felder zur Verknüpfung der Handlungsstrategien und als Qualifikationsprofil

1. Eine gesundheitsfördernde Gesamtpolitik entwickeln

„Eine Politik der Gesundheitsförderung muss Hindernisse identifizieren, die einer gesundheitsgerechten Gestaltung politischer Entscheidungen und Programme entgegenstehen. Sie muss Möglichkeiten einer Überwindung dieser Hemmnisse und Interessengegensätze bereitstellen. Ziel muss es sein, auch politischen Entscheidungsträgern die gesundheitsgerechtere Entscheidung zur leichteren Entscheidung zu machen" (HILDEBRANDT/ TROJAN 1987, S. 11).

> **Beispiel:**
> Solange durch politische Vorgaben das Autofahren billiger ist (Benzinpreis, steuerliche Absetzbarkeit der gefahrenen Kilometer) als die Nutzung öffentlicher Verkehrsmittel, wird für Arbeitswege mehr als nötig auf das Autofahren zurückgegriffen.

2. Gesundheitsförderliche Lebenswelten schaffen

In diesem Ansatz geht es um die Bedeutung eines sozial-ökologischen Weges zur Gesundheit. „Jede Strategie zur Gesundheitsförderung muss den Schutz der natürlichen und der sozialen Umwelt sowie die Erhaltung der vorhandenen natürlichen Ressourcen mit zu ihrem Thema machen" (HILDEBRANDT/TROJAN 1987, S. 12).

> **Beispiel:**
> Gesunde Ernährung hat nicht nur die Gesundheit des Einzelnen zu thematisieren, sondern z. B. auch die durch falsches Ernährungsverhalten verursachte unökologische Massentierhaltung, die Luft und Wasser verseucht.

3. Gesundheitsbezogene Gemeinschaftsaktionen unterstützen

Es geht bei den Aktivitäten für mehr Gesundheit um die Unterstützung basisdemokratischer Vorgehensweisen. „Die Unterstützung von Nachbarschaften und Gemeinden im Sinne einer vermehrten Selbstbestimmung ist ein zentraler Angelpunkt der Gesundheitsförderung. Selbsthilfe und soziale Unterstützung sowie flexible Möglichkeiten der größeren öffentlichen Teilnahme und Mitbestimmung für Gesundheitsbelange sind dabei zu unterstützen bzw. neu zu entwickeln" (HILDEBRANDT/ TROJAN 1987, S. 12).

Beispiel:
In allen Gemeinden sollen Selbsthilfebüros entstehen, die Anlauf- und Unterstützungsstellen für selbstorganisierte Bürgeraktivitäten sind.

4. Persönliche Kompetenzen entwickeln

Gesundheitsbezogene Bildung für alle Bürger und die Entwicklung ihrer sozialen Fähigkeiten bilden die Voraussetzung für selbstbestimmtes Handeln. „Es gilt dabei, Menschen zu lebenslangem Lernen zu befähigen und ihnen zu helfen, mit den verschiedenen Phasen ihres Lebens sowie eventuellen chronischen Erkrankungen und Behinderungen umgehen zu können" (HILDEBRANDT/TROJAN 1987, S. 12).

Beispiel:
Aufklärungsveranstaltungen und Angebote zur Gesundheitsbildung speziell für ältere Menschen aus sozial unterprivilegierten Schichten, die dem Medizinsystem hilflos gegenüberstehen.

5. Die Gesundheitsdienste neu orientieren

Es soll ein Versorgungssystem entwickelt werden, das sich die Prinzipien der Gesundheitsförderung zu Eigen macht und damit weit über die medizinisch-kurativen Betreuungsleistungen hinausgeht. „Eine solche Neuorientierung von Gesundheitsdiensten erfordert zugleich eine stärkere Aufmerksamkeit für gesundheitsbezogene Forschung wie auch für die notwendigen Veränderungen in der beruflichen Aus- und Weiterbildung. Ziel dieser Bemühungen soll ein Wandel der Einstellungen und der Organisationsformen sein, die eine Orientierung für die Bedürfnisse des Menschen als ganzheitliche Person ermöglichen" (HILDEBRANDT/TROJAN 1987, S. 12).

Übung:
Versuchen Sie, Beispiele dafür zu finden, wie der stationäre und der ambulante Pflegedienst sich verändern müssten, um mehr Bedürfnisorientierung für den Patienten zu ermöglichen.

Im Zentrum der Gesundheitsförderung steht nicht länger die individualisierte Krankheitsvorbeugung im Sinne der Gesundheitserziehung und auch nicht mehr die medizinorientierte Krankheitsfrüherkennung. Im Mittelpunkt aller präventiven Anstrengungen steht die Frage, „wie und mit welchen Mitteln das vorhandene Gesundheitspotenzial von Menschen durch strukturelle und politische Initiativen und durch persönliche Unterstützung gefördert werden kann" (LAASER et al. 1993, S. 177).

Im Zuge der Entwicklung der Strategie „Gesundheit für alle" ist auf WHO-Ebene auch die Rolle der Krankenpflege im Rahmen des Gesundheitswesens diskutiert, erforscht und neu bewertet worden. Von 1976 bis 1985 wurde von elf Mitgliedsstaaten des europäischen Regionalbüros eine groß angelegte internationale Pflegestudie durchgeführt mit dem Ziel, die pflegerische Versorgungspraxis, die Pflegeforschung und die Pflegeausbildung in und zwischen den Mitgliedsstaaten zu verbessern (WHO Regionalbüro 1987). Die Funktion der Pflege innerhalb der Strategie „Gesundheit für alle" wurde im Anschluss an die Pflegestudie von der WHO so formuliert, dass Krankenschwestern und -pfleger zu den „health professionals" gehören, die mit ihrem Wissen und Können einen entscheidenden Beitrag zur Veränderung des Gesundheitswesens leisten können und sollten.

2.6 Strukturen der Gesundheitsförderung in Deutschland

Zu den wichtigsten Strukturen für die Gesundheitsförderung gehören gesetzliche Maßnahmen, die Sicherung der finanziellen Grundlagen sowie vermittelnde und beratende Instanzen und Organisationsstrukturen, z. B. in der Arbeitswelt, im Bildungswesen und auf lokaler Ebene. Einige zentrale Gesetze und einige wichtige Institutionen der Gesundheitsförderung werden nachfolgend aufgeführt:

Die Europäische Union hat im Vertrag von Maastricht (1992) in Artikel 129 Gesundheitspolitik als eigenständiges Handlungsfeld für die EU definiert mit dem Ziel, den Gesundheitsgedanken in die Gesellschaftspolitik zu implementieren. Im Vertrag von Amsterdam, Artikel 152, wurde festgelegt, dass Public Health, die Gesundheit der Bevölkerung in den Mitgliedsstaaten, ein neuer Schwerpunkt der Integration werden sollte. Besondere Anstrengungen wurden vor allem bei denjenigen Aufgaben gelegt, die der Zusammenarbeit der Mitgliedsstaaten in den Bereichen Prävention und Gesundheitsförderung dienen. Neben die Sicherung eines hohen Gesundheitsschutzniveaus wurden auch Aktionsprogramme zur Bekämpfung verschiedener chronischer Erkrankungen und zur Gesundheitsförderung initiiert. Die EU will die Anstrengungen um Gesundheitsförderung und Gesundheitserziehung in den Mitgliedsstaaten verstärken und dabei unterschiedliche Berufsgruppen beteiligen. In diesem Zusammenhang ist auch ein Weiterbildungsprogramm für Pflegende in der EU entstanden mit den inhaltlichen Schwerpunkten „Befähigung zur Gesundheitsförderung" und „Befähigung zur Teilnahme an interdisziplinären Public Health-Programmen" (Informationen dazu *pcn@village.uunet.be*).

Maastricht-Vertrag

Bundesebene

Auf der Bundesebene ist das Bundesministerium für Gesundheit (BMG) für Gesundheitsvorsorge und Prävention zuständig. Angesichts der konkurrierenden Gesetzgebung bleiben Handlungsmöglichkeiten allerdings auf modellhafte Aktivitäten (z. B. Aktionsbündnis Allergieprävention, Gesamtprogramm zur Krebsbekämpfung) und zulässige Rahmengesetzgebung (z. B. im Bereich der Sozialversicherung und der Ausbildung der Heilberufe) beschränkt.

BMG

Bundeszentrale für gesundheitliche Aufklärung

Dem BMG zugeordnet ist die Bundeszentrale für gesundheitliche Aufklärung (BzgA) in Köln. Diese Institution hat Schrittmacherfunktion in der konzeptionellen Gesundheitsförderung und in der Qualitätssicherung und initiiert immer wieder Programme mit großer Reichweite (z. B. „Gib Aids keine Chance", „Kinder stark machen" oder „Essbar", ein Informationsprogramm rund um die Ernährung). Die BzgA stellt reichhaltiges Informationsmaterial zu allen Fragen der Gesundheitsförderung bereit (*www.bzga.de*).

„Runder Tisch"

2001 wurde von der Gesundheitsministerin der „Runde Tisch" installiert, in dem Vertreter aus allen Gesundheitsbereichen – auch der Pflege – ein Arbeitsprogramm zu sechs Themen behandeln sollten. Der runde Tisch zum Thema Prävention hat Empfehlungen herausgegeben, die auf eine breite Stärkung der Prävention und Gesundheitsförderung in Deutschland zielen. Ob daraus demnächst ein Präventionsgesetz entstehen wird, bleibt abzuwarten. Aktuelle Informationen sind über *www.bmgesundheit.de* abrufbar.

Gesundheitsreformgesetz

Anfang 2000 hat der Gesetzgeber im Gesundheitsreformgesetz den Handlungsspielraum der gesetzlichen Krankenkassen hinsichtlich der primären Prävention und der betrieblichen Gesundheitsförderung erweitert (§ 20 Abs. 1 SGB 5). Die Spitzenverbände der Krankenkassen haben zur Umsetzung dieser Gesetzesvorgaben einen gemeinsamen Leitfaden entwickelt, in dem sich viele Grundsätze der Ottawa-Charta wiederfinden und der eine qualitätsorientierte Gesundheitsförderung einleiten soll. Der Leitfaden konzentriert sich auf zwei Ansätze, die geeignet sind, Krankheitsrisiken und Belastungen einzudämmen und Gesundheit zu fördern:

- Interventionen, die mehr auf die Verhältnisse abzielen und durch Strukturbildung Gesundheit fördern (Setting-Ansatz).
- Interventionen, die in erster Linie auf den Menschen und sein Verhalten zielen (individueller Ansatz).

Der Text zur Primärprävention, zur betrieblichen Gesundheitsförderung und zur Förderung der Selbsthilfe kann unter *www.vdak.de/broch.htm* eingesehen und ausgedruckt werden.

Novellierung des Krankenpflegegesetzes

Als ein weiteres wichtiges Gesetz steht die Novellierung des Krankenpflegegesetzes an. In den Vorlagen gibt der Gesetzgeber den Pflegeberufen ein erweitertes Mandat zur Gesundheitsförderung und Beratung. Auch diese Gesetzesvorlage ist über das BMG einzusehen.

Landesebene

Gesundheitsförderung als Querschnittsaufgabe

Die Ländergesundheitspolitik unterstützt Gesundheitsförderung und hat sich schon 1991 zu den Grundsätzen der Ottawa-Charta bekannt. Die einzelnen Bundesländer sind allerdings sehr unterschiedlich aktiv geworden. In einigen Landesgesetzen zum Gesundheitsdienst wurde Gesundheitsförderung inzwischen als Querschnittsaufgabe für die Landespolitik und den öffentlichen Gesundheitsdienst aufgenommen. Viele Länder finanzieren auch eigene Landesvereinigungen für Gesundheit/Gesundheitsförderung, die länderspezifische Programme erarbeiten.

Insgesamt sind die Länder um die Vernetzung der Leistungsanbieter im Bereich Prävention und Gesundheitsförderung bemüht (Landesgesundheitskonferenzen).

> **Übung:**
> Fragen Sie in Ihren jeweiligen Bundesländern nach aktuellen Förderplänen und Aufklärungskampagnen der jeweiligen Landesvereinigungen für Gesundheit.

Kommunen und Gesundheitsämter

Vor Ort haben die Gesundheitsämter die Aufgaben von Prävention und Gesundheitsförderung wahrzunehmen. Sie haben sowohl hoheitliche Funktionen (z. B. Hygienekontrollen) als auch fürsorgliche Funktionen (z. B. Förderung altersgerechten Wohnens, Integration psychisch Kranker). Die Leistungsfähigkeit der Gesundheitsämter in den Bereichen Gesundheitsberichterstattung und Gesundheitsförderung ist sehr unterschiedlich und stark abhängig vom politischen Willen der Kommunen und natürlich auch vom jeweiligen Steueraufkommen.

Gesundheitsämter

> **Übung:**
> Nehmen Sie Kontakt zu Ihrem zuständigen Gesundheitsamt auf und erkundigen Sie sich nach den aktuellen Aktivitäten zur Gesundheitsförderung. Überlegen Sie, wie die Berufsgruppe der Pflegenden in diesen Aktivitäten auch Aufgaben übernehmen könnte.

Die Schaffung von Infrastrukturen auf lokaler Ebene verfolgt auch das Gesunde Städte-Netzwerk. Die Gesunden Städte stellen Gesundheit als Querschnittsaufgabe verstärkt in den Mittelpunkt ihrer Kommunalpolitik. Im Juni 1989 haben auf Anregung der WHO 11 Kommunen das bundesdeutsche Gesunde Städte-Netzwerk zum Informations- und Erfahrungsaustausch gebildet. Heute sind darin knapp 60 Kommunen vernetzt, die sich zur Umsetzung des Programms entschlossen haben. „Gesunde Städte brauchen verknüpfende Strukturen und vermittelnde Personen. Sie sollen den „Brückenschlag" zwischen verschiedenen Institutionen und Sektoren (z. B. Stadtämter, Krankenkassen und Wirtschaft) ebenso erleichtern wie Übersetzungsarbeit leisten zwischen dem formellen Sektor (z. B. Stadtämter) und dem informellen (z. B. Bürgergruppen/Initiativen/Selbsthilfegruppen, einzelnen Bürgern). Weitere Aufgaben sind, der Gesundheit einen Ort zu geben (Gesundheitshäuser) und Gesundheit auf die Tagesordnung vieler Institutionen und der Stadt zu setzen (Gesundheitskonferenzen)" (STENDER 2002, S. 94). Informationen dazu: *Klaus-Peter.Stender@bughamburg.de*.

Gesunde Städte-Netzwerk

Selbsthilfekontaktstellen, Freiwilligenagenturen, Seniorenbüros

Die Stärkung des bürgerliches Engagements ist ein wichtiger Teil der Gesundheitsförderung in der Ottawa-Charta. In Deutschland hat es in den letzten Jahren eine deutliche Ausweitung der Selbsthilfeförderung und des bürgerschaftlichen Engagements gegeben. So sind in vielen Städten und Kreisen Selbsthilfekontaktstellen eingerichtet worden, die als Schar-

Selbsthilfeförderung und bürgerschaftliches Engagement

nier zwischen Bevölkerung und professionellen Institutionen dienen und den Start von Selbsthilfegruppen erleichtern sollen. Größere Städte haben zusätzlich Seniorenbüros und Freiwilligenbüros eingerichtet, die sich alle als umfassendes, differenziertes lokales Beratungs- und Unterstützungsangebot für aktive Bürger verstehen. Kontaktstellen dieser Art sind in der Regel auch Info-Börsen für die Gesundheitslandschaft. Am klarsten hat die Deutsche Arbeitsgemeinschaft Selbsthilfegruppen die Aufgabenbereiche von Selbsthilfekontaktstellen formuliert:

- Information und Aufklärung,
- Beratung und Ermutigung,
- Kontakte und Zugangswege vermitteln,
- technische und organisatorische Unterstützung von Selbsthilfegruppen/-organisationen,
- Öffentlichkeitsarbeit,
- Vernetzung/Kooperation,
- Verankerung der Selbsthilfe in Versorgung und Gemeinwesen,
- Weiterentwicklung des Kontaktstellenprinzips (Riedel 2002, S. 11).

Weitere Informationen über den Stand der Selbsthilfe in Deutschland über *www.nakos.de.*

Arbeitswelt

Arbeitsschutzgesetze

Vorbeugung und Prävention im Betrieb werden nach dem Arbeitsschutzgesetz von 1973 den Betriebsärzten zugewiesen. Seit der Novellierung des Arbeitsschutzgesetzes 1996 beinhaltet Arbeitsschutz auch die Förderung von Gesundheit der Beschäftigten. Darüber hinaus gibt es zahlreiche andere Akteure, die an der Initiierung von Gesundheitsförderung im Betrieb beteiligt sind, wie die Berufsgenossenschaften und die Krankenkassen.

Warum Gesundheitsförderung in Unternehmen?

Neben Gesetzen und Verordnungen gibt es heute eine Vielzahl von Motiven für die Umsetzung von Gesundheitsförderung in Unternehmen. Die Bedeutung des Menschen als wertvollster Produktivfaktor macht seine Gesundheit und sein Wohlbefinden auch unter ökonomischen Gesichtspunkten wichtig. Dabei geht es in der Regel nicht nur um die Verminderung des Krankenstands, sondern auch um Qualitätsverbesserungen in den Arbeitsabläufen, die dann letztlich auch den Mitarbeiter zufriedener machen. Zentrale Frage in der betrieblichen Gesundheitsförderung ist, unter welchen Voraussetzungen Menschen, insbesondere in ihrem Arbeitsleben, ihre Gesundheit leben und erleben können. „Dabei geht es vor allem darum herauszufinden, welches die salutogenen Potenziale sind, aus denen sie Kraft schöpfen, um die Anforderungen ihrer Arbeitssituation ohne physische, psychische, seelische und soziale Beeinträchtigung zu bewältigen" (Henke 2002, S. 86). Häufig verfolgte Strategien sind Mitarbeiterbefragungen, Gesundheitszirkel, betriebliches Vorschlagswesen und Gesundheitsbildung im Betrieb.

Es gibt zudem eine „Initiative neue Qualität der Arbeit (INQA)", die ein Zusammenschluss von Bund, Ländern, Sozialversicherungspartnern, Sozialpartnern und Unternehmen ist und Projekte zur Gesundheitsförderung auch aus dem Pflegebereich fördert (*www.inqa.de*).

Bildungswesen

Die allgemeinbildenden Schulen, die berufliche Bildung und die allgemeine Erwachsenenbildung bergen ein großes Potenzial für Gesundheitsförderung. In Deutschland werden Gesundheitserziehung und Gesundheitsbildung an Schulen nach der Vorstellung der Kultusministerkonferenz als Querschnittsaufgabe mehrerer Fächer verstanden und sollen entsprechend von den Lehrern durchgeführt werden. Es gibt eine Vielzahl von themenspezifischen Programmen, die in der Regel ohne ein schulspezifisches zusammenhängendes Konzept durchgeführt werden. Daneben gibt es ein Deutsches Netzwerk Gesundheitsfördernder Schulen (DNGS), in dem solche Schulen vernetzt sind, die es sich zur Aufgabe gemacht haben, die gesamte Schule als gesundheitsförderlichen Lern- und Arbeitsplatz für Kinder, Jugendliche und Schulpersonal zu gestalten.

Die Gesundheitsbildung Erwachsener wird von einer Vielzahl von Einrichtungen des Bildungs-, Sozial- und Gesundheitswesens angeboten, wie Volkshochschulen, Familienbildungsstätten, Kirchen und Verbänden.

> **Übung:**
> Erfragen Sie an Ihrer örtlichen VHS und der Familienbildungsstätte die aktuellen gesundheitsbezogenen Bildungsangebote. Sammeln Sie diese und versuchen Sie aus den Anboten einen aktuellen Trend in den gesundheitsbezogenen Bildungsangeboten herauszufiltern.

Gesundheitsförderung als Querschnittsaufgabe

3 Public Health und Gesundheitswissenschaften

3.1 Aufgaben und Ziele

Public Health heißt wörtlich übersetzt „öffentliche Gesundheit". Es handelt sich um einen Wissenschaftsbereich, der in den USA eine lange Tradition hat und der mit dieser wörtlichen Übersetzung unbefriedigend gekennzeichnet ist. Auch die oft gewählten Bezeichnungen „Bevölkerungsmedizin" oder „Öffentliches Gesundheitswesen" sind unzureichend, da sie falsche Akzente setzen.

Gegenstandsbereich und Ziel von Public Health
Gegenstandsbereich von Public Health ist die Gesundheit der Bevölkerung. Das allgemeine Ziel von Public Health wird durch eine international weitgehend akzeptierte Definition verdeutlicht:

> **Definition:**
> „**Public Health** is the science and art of preventing disease, prolonging life and promoting health through the organized efforts of society" (HURRELMANN/LAASER 1993, S. VIII). Public Health ist – übersetzt ins Deutsche – die Wissenschaft und die Kunst, Krankheiten zu verhüten, Leben zu verlängern und Gesundheit zu fördern durch die organisierten Anstrengungen der Gesellschaft.

Public Health umfasst also ganz allgemein die Lehre, die Forschung und die Praxis der Förderung, Erhaltung und Wiederherstellung von Gesundheit. Public Health geht dabei weit über eine rein medizinische Sichtweise der Gesundheit hinaus und zielt auf ein interdisziplinäres, arbeitsteiliges Vorgehen, um das Wissen und das Handeln für mehr Gesundheit zu verbessern.

Historie von Public Health
Public Health gehört in Deutschland zu den noch jungen wissenschaftlichen Arbeitsgebieten, obwohl das Aufgabengebiet – also die Gesunderhaltung der Bevolkerung – naturlich auch in Deutschland eine lange Tradition hat. Alfons LABISCH hat vor dem Hintergrund unterschiedlicher Gesundheitsdeutungen diese Entwicklung vom ausgehenden Mittelalter bis heute sehr anschaulich nachgezeichnet (LABISCH 1992). Zu dieser Tradition gehört der Dualismus zwischen Anhängern einer Sichtweise, die Gesundheit vermehrt auf Gesetzmäßigkeiten und Grundsätze in einer Gesellschaft beziehen und solchen, die ihre Hauptaufgabe darin sehen, Gesundheit durch die Behandlung von Krankheiten wiederherzustellen. In der zweiten Hälfte des 19. Jahrhunderts wurde dieser Konflikt politisch und wissenschaftlich sehr offen ausgetragen. Sozialreformerisch engagierte Ärzte und Aktivisten wie Rudolf VIRCHOW oder Salomon NEUMAN kämpften um die Aufhebung von Armut, Not und Elend als Hauptquellen von Krankheiten der damaligen Zeit. Gleichzeitig entwickelte sich die Mikrobiologie, die in Verbindung mit der Epidemiologie die Abhängigkeit der Seuchenentstehung von der Beschaffenheit der

menschlichen Umgebung erforschte. Für diese Gebiete stehen berühmte Namen wie Max VON PETTENKOFER oder auch Robert KOCH. Auf der anderen Seite standen die kurativ eingestellten Individualmediziner, die mit ihren ersten großen Erfolgen in der Behandlung von Krankheiten überzeugen konnten. In diesem Konflikt zwischen Sozialreformern und Individualmedizinern waren Anfang des 20. Jahrhunderts die Sozialreformer für kurze Zeit im Aufwind. In Deutschland forderte Alfred GROTJAHN vehement dazu auf, soziale Hygiene an den Universitäten zu etablieren, um die Einwirkungen der gesellschaftlichen Verhältnisse und des sozialen Milieus auf die Wirkung von Krankheit und Gesundheit zu untersuchen (GROTJAHN 1923). FÜLGRAFF fasst den Kern dessen, was man in den 20er-Jahren „Soziale Medizin" nannte, in Stichworten zusammen: „die Sozialepidemiologie der Tuberkulose, der Geschlechtskrankheiten oder Alkoholismus, die Gewerbehygiene, die Organisation des Gesundheitswesens, die Soziale Pädiatrie und Gynäkologie, Ernährungslehre, Wohnungshygiene oder Versicherungs- und Begutachtungsmedizin" (FÜLGRAFF 1999, S. 635).

Public Health war und ist also ein relativ weites theoretisches und praktisches Arbeitsfeld, dessen Aufgaben sich mit den Verschiebungen des Krankheitspanoramas und mit dem Wissensstand der beteiligten Disziplinen wandeln. Die beiden Haupterkenntnisinteressen richten sich heute zum einen auf den Gesundheitszustand der Bevölkerung, zum anderen auf den Zustand des Gesundheitswesens.

Der Vorstand der Deutschen Gesellschaft für Public Health hat im November 2000 folgende Definition verfasst:

> **Definition:**
> „**Public Health** ist die Wissenschaft und die Praxis der Gesundheitsförderung und der Systemgestaltung im Gesundheitswesen" (Vorstand der Deutschen Gesellschaft für Public Health 2001, S. 5).

Bei aller Vielfältigkeit der Aufgabenbereiche, der Wissenschaften, der kontroversen Standpunkte und der Professionen, die derzeit auf diesem Gebiet arbeiten, hat der Vorstand einen Konsens in folgenden Grundannahmen beschrieben:

Grundannahmen

- „Sozioökonomische Einflüsse sind für die Dauer und die Qualität des Lebens bestimmend.
- Dem Ausbau der Gesundheitsförderung und der Krankheitsprävention gebührt der Vorrang vor der Behandlung, Pflege und Rehabilitation.
- Rationalisierung gebührt der Vorrang vor Rationierung.
- Die Entwicklung von Qualitäts- und Risikomanagement in der Versorgung bildet eine zentrale Herausforderung für alle Betroffenen.
- Es besteht die Notwendigkeit einer europäischen Public Health Community" (Vorstand der Deutschen Gesellschaft für Public Health 2001, S. 6 ff.).

Auf der Ebene von Forschung und Lehre beschreibt Bernhard BADURA die Hauptaufgaben von Public Health/Gesundheitswissenschaften zunächst einmal darin, „zum Verständnis des kulturellen, sozialen und demographischen Wandels beizutragen, insbesondere zum Verständnis der

Aufgaben von Public Health

Konsequenzen dieses Wandels für die Gesundheit der Bevölkerung und die Entstehung und Verbreitung von Krankheit, Behinderung und Mortalität. Eine zweite Aufgabe besteht darin, zum Verständnis unseres Gesundheitswesens beizutragen und zu seiner Anpassung an die sich wandelnden Gesundheitsbedürfnisse der Bevölkerung" (BADURA 1994a, Editorial).

Krankheits- und Gesundheitswissenschaft

Während sich die Medizin als Krankheitswissenschaft in der Regel auf Krankheiten als isolierte Zustände bezieht, wobei Diagnose und Heilung im Vordergrund stehen, sind die Gesundheitswissenschaften auf die Klärung der Voraussetzungen für Gesundheit und Krankheit im sozialen Miteinander gerichtet. Interdisziplinäres Vorgehen zwischen Medizinern, Pflegewissenschaftlern, Psychologen, Soziologen, Pädagogen und Ökonomen – um nur einige wichtige Disziplinen zu nennen – steht als Arbeitsweise im Vordergrund gesundheitswissenschaftlicher Bemühungen.

Einzeldisziplinen der Gesundheitswissenschaften

Nachfolgend werden einige wichtige fachliche Einzeldisziplinen der Gesundheitswissenschaften mit zentralen Forschungs- und Aufgabenschwerpunkten ohne Anspruch auf Vollständigkeit kurz skizziert:

- **Medizin:** Klassifizierungssysteme, Krankheitswissen, Theorie der Risikofaktoren, Strategien der medizinischen Prävention, psychosomatische Zusammenhänge;
- **Gesundheitspsychologie:** Gesundheit auf der Verhaltensebene, subjektive Theorien der Gesundheit, Stress- und Krankheitsbewältigung, soziale Unterstützung, Kommunikationsformen;
- **Gesundheitssoziologie:** strukturelle Bedingungen von Gesundheit, soziale Ungleichheit, Lebensweisen, Werte/Normen im Hinblick auf Gesundheit und Krankheit in einer Gesellschaft, soziale Integration und Gesundheit;
- **Gesundheitspädagogik:** Wirkung pädagogischer Maßnahmen zur Erhaltung der Gesundheit (Erziehung, Bildung, Förderung, Empowerment);
- **Gesundheitsökonomie:** Vergütungssysteme und ihre Bedeutung für Präventions- und Versorgungsleistungen, Kosten und Effizienz von Gesundheitsförderungsmaßnahmen;
- **Sozialarbeit/Sozialpädagogik:** Suchtprävention, Gesundheitsförderung mit sozial benachteiligten Gruppen, Gesundheitsförderung in der außerschulischen Bildungsarbeit speziell mit Kindern und Jugendlichen;
- **Pflegewissenschaft:** ressourcenorientierte Pflegemethoden, Schulungen, Kompetenzförderung im Umgang mit chronischer Krankheit und Behinderung, Pflegeprävention, Gesundheit im Alter;
- **Ernährungswissenschaft:** ernährungsabhängige Erkrankungen, gesundheitsbezogene Ernährungsstrategien;
- **Sportwissenschaft:** das komplexe Beziehungsgefüge zwischen Bewegung und Gesundheit, Bewegungsförderung;
- **Ökologie:** ökologische Umwelt wie Licht, Luft, Wasser, Nahrungsmittel, Möglichkeiten zur Erholung und Entspannung.

Übung:
Versuchen Sie vor dem Hintergrund der oben genannten Stichworte Aussagen zu spezifischen Beiträgen der Einzeldisziplinen von Public Health zu formulieren
- auf der Ebene von Wissenschaft und Forschung;
- auf der Ebene der praktischen Gesundheitsförderung.

Die oben aufgeführten Einzeldisziplinen der Gesundheitswissenschaften haben auch ein unverzichtbares Basiswissen für alle erarbeitet, die in der Gesundheitsförderung zusammenarbeiten. Es geht dabei vor allem um klassisches sozial- und präventivmedizinisches Grundlagenwissen aus Demographie, Epidemiologie und Sozialepidemiologie. Hieraus leiten sich bis heute viele Handlungsgrundlagen für Prävention und Gesundheitsförderung ab. Natürlich ist auch Grundlagenwissen aus dem Bereich der Gesundheitssystemanalyse und der Versorgungsforschung für eine wirksame Gesundheitsförderung unerlässlich. Dieser Bereich bleibt in diesem Buch weitgehend unbehandelt. Verwiesen werden soll hier auf Literatur von KÜHN 1994, ROSENBROCK 1993, SCHWARTZ/BUSSE 1998 und BÖCKEN et al. 2000.

Die moderne Public Health-Forschung hat sehr deutlich werden lassen, dass die dringlichen Gesundheitsprobleme der Bevölkerung mit der klassischen medizinisch-klinischen Krankheitsforschung nicht mehr ausreichend zu lösen sind. Gesundheitsforschung als interdisziplinäre Forschung vertritt eine sozio-psychosomatische Perspektive und richtet damit den Blick auf die somatischen, psychischen, sozialen und ökologischen Bedingungen der Gesunderhaltung und der Vermeidung von Krankheiten. Neben der Forschung enthält das Arbeitsprogramm der Gesundheitswissenschaften aber auch die Entwicklung neuer Modelle und Programme zur Optimierung des gesamten Versorgungsspektrums von der Gesundheitsförderung über Prävention, Therapie, Rehabilitation bis zur Pflege.

Moderne Public Health-Forschung

An dieser Stelle soll auf zwei zentrale Public Health-Publikationen hingewiesen werden, die dem interessierten Leser das Forschungs- und Aufgabengebiet weiter eröffnen:

Publikationen

- Loseblattsammlung: Gesundheit: Strukturen und Handlungsfelder. Herausgegeben von der Bundesvereinigung für Gesundheit e.V., Neuwied, Grundwerk 1999
- Public Health: Gesundheit und Gesundheitswesen. 2. völlig neu bearbeitete und erweiterte auflage. Hrsg. von Schwartz u. a., München 2003.

Zudem gibt das „Public Health Forum", die Zeitschrift der Deutschen Gesellschaft für Public Health e.V. (DGPH) und des Deutschen Verbandes für Gesundheitswissenschaften und Public Health e.V. (DVGPH), aktuelle Einblicke in alle neuen Entwicklungen von Public Health in Forschung, Lehre und Praxis (vgl. z. B. Public Health- Forum 2002, Nr. 36).

Aus den zentralen Erklärungs- und Analyseebenen der Einzelwissenschaften sind inzwischen aber auch wichtige integrative Konzepte entstanden, in denen sowohl personale als auch soziale Bedingungsfaktoren von Krankheit und Gesundheit zusammengeführt worden sind und de-

Integrative Ansätze

ren Kenntnis für die Gesundheitsförderung in der Pflege Voraussetzung sind. Einige solcher integrativen Ansätze, wie z. B. das Konzept der „Salutogenese", das „Stress-Coping-Modell" oder das Konzept „Subjekt und Gesundheit" werden in Kapitel 4 vorgestellt.

3.2 Sozial- und präventivmedizinische Grundlagen

Kurative und präventive Medizin

Wie oben bereits erwähnt lässt sich das Arbeitsfeld der Medizin grob in zwei Bereiche untergliedern, in den kurativen und in den präventiven Bereich. Die Bemühungen der kurativen Medizin sind in der Regel auf die Heilung des einzelnen Menschen gerichtet, während sozial- und präventivmedizinisches Forschen und Handeln sich besonders auf Bevölkerungsgruppen bezieht.

Epidemiologie

In diesen zunächst einmal die Last der Erkrankungen zu erkennen und zu bestimmen, ist Aufgabe der Epidemiologie, die als Basisfach der Sozial- und Präventivmedizin gilt.

Sozialmedizin

Aufgabenbereich der Sozialmedizin ist die Erforschung von Krankheiten im sozialen bzw. gesellschaftlichen Kontext, um Grundlagen für die medizinische Prävention zu erarbeiten. Sie befasst sich vorwiegend mit der Verteilung von Krankheiten in der Bevölkerung, mit überhöhten Krankenständen, mit Berufs- und Erwerbsunfähigkeit, mit dem Wandel des Sterbealters und dem Wandel der Sterbeursachen. Sie untersucht die Gründe für diese Erscheinungen und erarbeitet Methoden und Vorgehensweisen zur Prävention, also der Verhütung von Krankheiten.

Präventivmedizin

Präventivmedizin, auch prophylaktische Medizin oder Vorsorgemedizin genannt, richtet sich auf alle medizinischen und sozialen Anstrengungen, Krankheiten und Unfälle zu verhüten und auf diese Weise für die Gesundheit vorzusorgen. Präventionsschritte können sich dabei auf verschiedene Krankheiten beziehen, aber auch auf unterschiedliche Bevölkerungsgruppen oder Lebensbereiche und nicht zuletzt auf unterschiedliche Vorgehensweisen. In der Präventivmedizin werden begrifflich drei Bereiche der Prävention unterschieden, die sich an der primären Zielsetzung der jeweiligen Strategien und an den jeweiligen Zielgruppen ausrichten:

Bereiche der Prävention

1. Primäre Prävention

> **Definition:**
> Unter **primärer Prävention** werden alle Bemühungen zur Krankheitsverhütung und Gesundheitsvorsorge verstanden zu einem Zeitpunkt, bevor sich Krankheitssymptome zeigen.

Die Bemühungen können sich auf die gesamte Bevölkerung richten oder auf ausgewählte Gruppen mit spezifischen Risiken (z. B. Autofahrer). Neben dem Ausschalten ursächlicher Faktoren, die zu Gesundheitsbeeinträchtigungen führen (Expositionsprophylaxe, z. B. Vermeidung der Aussetzung gegenüber krebserregenden Stoffen), geht es in der primären Prävention auch um die Erhöhung der Widerstandskraft von Individuen gegenüber Gesundheitsgefahren (Dispositionsprophylaxe, z. B. Impfungen, Kochsalzjodierung) und um Veränderung von Umweltfaktoren, die ursächlich oder als Überträger an der Krankheitsentstehung beteiligt sind (z. B. Unfallverhütung).

> **Übung:**
> Suchen Sie weitere Beispiele für primärpräventive Maßnahmen und unterteilen Sie sie in spezifische Maßnahmen, d. h. gegen eine bestimmte Krankheit gerichtete, und in unspezifische Maßnahmen, d. h. in Maßnahmen, durch die die Gesundheit allgemein gestärkt werden soll, ohne dass gezielt bestimmte Erkrankungen verhindert werden.

Abbildung 2 zeigt eine im internationalen Vergleich relativ schlechte Impfrate in Deutschland, die sich besonders in den alten Bundesländern mit zunehmendem Alter weiter verschlechtert.

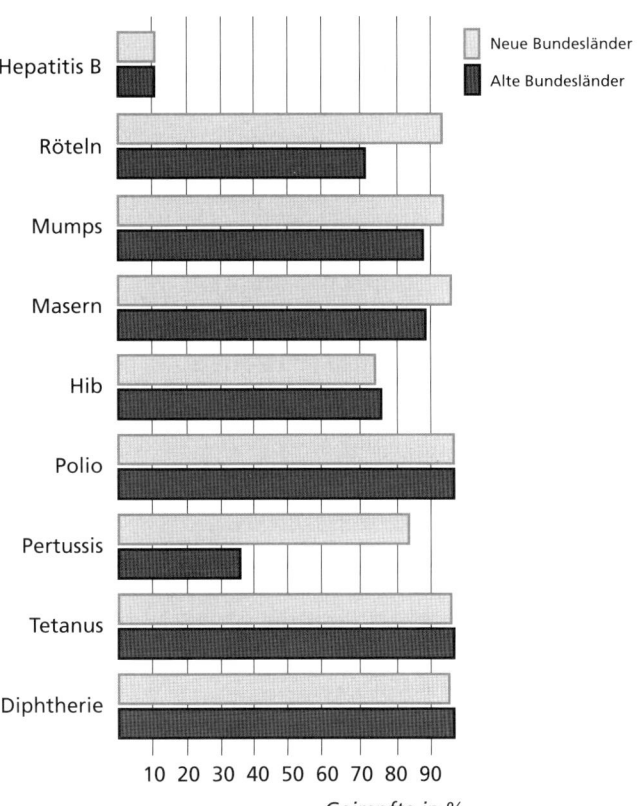

Abb.2:
Impfraten in Deutschland bei den Schuleingangsuntersuchungen (1996–1998)

Tab. 1:
Klassifizierung von Schutz-
impfungen nach den derzeit
gültigen Empfehlungen der
Ständigen Impfkommission
(STIKO) vom Januar 2000

	Definition	Infektionskrankheit
Regelimpfungen für Säuglinge, Kinder und Jugendliche	Impfungen, die jedes Kind nach den Impf-empfehlungen der STIKO routinemäßig erhalten sollte	Diphtherie Tetanus Pertussis Poliomyelitis Hepatitis B Haemophilus influenzae Typ b (Hib) Masern, Mumps, Röteln
Auffrischimpfun-gen im Erwachse-nenalter	Regelmäßige Impfun-gen, die bei Erwachse-nen aufgefrischt (l) bzw. bei fehlender Grundimmunisierung nachgeholt werden sollten (2)	Diphtherie (1) Tetanus (l) Polio (2)
Indikationsimp-fungen	Impfungen bei erhöhter Gefährdung von Perso-nen bzw. bei Angehöri-gen von Risikogruppen	Influenza Pneumokokken-Infek-tion Hepatitis A und B FSME Meningokokken-Infek-tion Polio Masern, Mumps, Röteln Varizellen
Reiseimpfungen	Impfungen gegen Er-krankungen, die in den Subtropen, Tropen bzw. anderen Endemie-gebieten auftreten, wo-bei die von der WHO veröffentlichten Infor-mationen über Gebiete mit besonderen Infek-tionsrisiken zu beach-ten sind	Hepatitis A und B Gelbfieber FSME Polio Typhus Tollwut Meningokokken etc.

Übung:
Kennen Sie Ihren aktuellen Impfstatus? Welche Gründe sprechen möglicherweise für die mangelnde Impfakzeptanz in Deutschland? Diskutieren Sie diese mit ihren Kollegen.

2. Sekundäre Prävention

> **Definition:**
> Unter **Sekundärprävention** wird die Früherkennung von Krankheiten und die nachfolgende präklinische Behandlung verstanden.

Nach dem biomedizinischen Grundsatz – je früher eine Erkrankung erkannt wird, desto größer sind die Chancen einer Heilung – geht es vorrangig um diagnostische Maßnahmen im Sinne von Filteruntersuchungen oder Screenings. Screening bedeutet die Untersuchung großer Bevölkerungsgruppen mit relativ einfachen Methoden, welche die Entdeckung von Personen erlaubt, die eine bestimmte Krankheit haben, ohne davon zu wissen und ohne charakteristische Symptome zu zeigen. Ziel der Filteruntersuchung ist nicht die endgültige Diagnose, sondern das Auffinden von Personen, bei denen der Verdacht groß ist, dass sie an der betreffenden Krankheit leiden (BLOHMKE 1986).

In Deutschland hat der Gesetzgeber das Recht auf Inanspruchnahme von Untersuchungen zur Krankheitsfrüherkennung im Sozialgesetzbuch 5 § 25/26 festgeschrieben. Früherkennungsuntersuchungen, auf die jeder Versicherte Anspruch hat, sind:

- Gesundheitsuntersuchungen ab dem 35. Lebensjahr (alle 2 Jahre),
- Früherkennung bei Kindern (9 ärztliche Untersuchungen von der Geburt bis zum 6. Lebensjahr sowie eine weitere Untersuchung zu Beginn der Pubertät),
- Krebsfrüherkennung (einmal jährlich für Frauen vom Beginn des 20. Lebensjahres, für Männer vom Beginn des 45. Lebensjahres),
- zahnmedizinische Vorsorge (Gruppen- und Individualprophylaxe),
- Schwangerschaft und Mutterschutz (derzeit 10 Schwangerschaftsuntersuchungen).

Nicht für alle Krankheiten gibt es gesetzlich vorgeschriebene Früherkennungsmaßnahmen. Es bestehen bestimmte Voraussetzungen dafür, dass Früherkennungsuntersuchungen durchgeführt werden können:

- Es muss sich um eine Krankheit handeln, die nach der Untersuchung auch wirksam behandelt werden kann.
- Das Vor- und Frühstadium dieser Krankheit muss durch relativ unaufwendige diagnostische Maßnahmen erfassbar sein.
- Die Krankheitszeichen müssen medizinisch-technisch genügend eindeutig zu erfassen sein.
- Es müssen genügend Ärzte und Einrichtungen vorhanden sein, um die aufgefundenen Verdachtsfälle eingehend diagnostizieren und behandeln zu können.

> **Übung:**
> Nutzen Sie die Früherkennungsuntersuchungen regelmäßig? Begründen Sie Ihre Entscheidung. Tauschen Sie sich über Ihre Meinungen in einer Gruppe aus.

Die Früherkennungsuntersuchungen für Kleinkinder bis zum 2. Lebensjahr (U1–U7) werden von über 90 % aller Berechtigten in Anspruch genommen, die U 8 und die U 9 werden abhängig von der sozialen Schicht deutlich weniger wahrgenommen. Das gilt auch für die Gesundheitsuntersuchungen ab 35 (1994 bei beiden Geschlechtern ca. 20 %) und die Krebsfrüherkennung (1995: 14 % der Männer und 48 % der Frauen, Statistisches Bundesamt 1998).

Von den Ärzten und den Krankenkassen werden die Früherkennungsuntersuchungen häufig als Vorsorgeuntersuchungen bezeichnet. Dieser Begriff ist jedoch falsch, da es sich ja nicht um Verhütung oder Vorsorge, d. h. um primäre Prävention, sondern um Krankheitsfrüherkennung handelt. Diese Begriffsverwirrung wird besonders deutlich in dem häufig verwendeten Begriff „Schwangerschaftsvorsorge", wenn es sich um die Früherkennung von Risikoschwangerschaften handelt.

3. Tertiäre Prävention

Als tertiäre Prävention wird der Bereich der Rehabilitation bezeichnet. Es geht um die Aufgabe, bei eingetretener Krankheit ein Fortschreiten bzw. eine Rezidivbildung zu verhüten. Die Maßnahmen der tertiären Prävention werden nach medizinischen, beruflichen und sozialen Maßnahmen zur Erhaltung, zur Wiedereingliederung oder zur Neuorientierung unterschieden. „Die medizinische Rehabilitation konzentriert sich auf die therapeutischen Bemühungen um die Erhaltung verbliebener und Wiederherstellung verloren gegangener Funktionen des Behinderten und Kranken im somatischen und seelisch-geistigen Bereich. Darüber hinaus kommen Ersatztechniken für die verloren gegangenen Funktionen im Sinne einer Leistungsadaption an die Umwelt zur Anwendung. Die berufliche Rehabilitation konzentriert sich auf alle im Verlauf einer Reha-

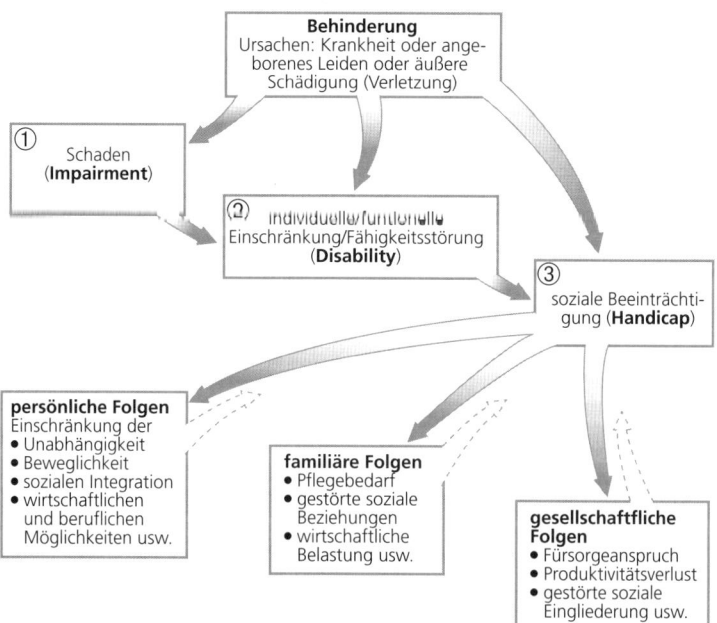

Abb.3:
Internationale Klassifikation der Schädigungen, Fähigkeitsstörungen und Beeinträchtigungen (ICIDH) (WHO 1995)

bilitation ergriffenen Maßnahmen, die der Erreichung des Zieles der beruflichen Wiedereingliederung direkt dienen. Die soziale Rehabilitation geht über die medizinische und berufliche Rehabilitation körperlich, geistig und seelisch Geschädigter hinaus, indem sie nicht nur auf eine soziale Wiederanpassung des Behinderten, sondern auf eine Neuorientierung der Umwelt hinzielt" (BLOHMKE 1986, S. 116).

Eine einheitliche oder allgemeinverbindliche Definition von Behinderung gibt es nicht. Versorgungs- und Rehabilitationsangebote werden nach den Notwendigkeiten unterschiedlicher Behinderungsarten entwickelt. Es gibt jedoch eine internationale Klassifikation der Schädigungen, Fähigkeitsstörungen und Beeinträchtigungen, die deutlich macht, auf welchen Ebenen tertiäre Prävention ansetzten sollte.

> **Übung:**
> Überlegen Sie, wie nach diesem Modell die unterschiedlichen Folgen eines Schlaganfalls mit Halbseitenlähmung beschrieben werden können.

3.2.1 Risikofaktorenmedizin

Die Kenntnis der Verteilung und Häufigkeit von Krankheiten in der Bevölkerung ist für alle Maßnahmen der Prävention unerlässlich (vgl. Kapitel 3.2.3). Ebenso wichtig ist das Wissen über ursächliche Faktoren von Krankheiten und Unfällen, um die wesentlichen Ansatzpunkte zur Prävention zu finden.

Die Medizin hat mit ihren an den Naturwissenschaften orientierten kausalanalytischen Verfahren (einer körperlichen Störung im Organgeschehen liegt eine spezifische, genau zurechenbare Ursache zugrunde) wesentlich zur Forschung, Behandlung und Verhütung von Infektionskrankheiten beigetragen. Sie hat Erreger in Form von Bakterien und Viren entdeckt und spezifische Impfstoffe entwickelt. Bei der Komplexität der Entstehung chronischer Erkrankungen und psychischer Krankheiten ist allerdings eine Lösung nach dem Muster Ursache-Wirkung-Krankheit nicht in Sicht. Auch die alleinige Konzentration auf biomedizinische Forschung versagt hier. Die sozialmedizinische Forschung hat seit den 60er-Jahren ein neues Erklärungsmodell entwickelt, das als eine epidemiologisch begründete Weiterentwicklung des biomedizinischen Paradigmas beschrieben werden kann. Es handelt sich um das Risikofaktorenmodell, das bis heute ein wichtiges Erklärungsmodell ist und zugleich die einflussreichste Interventionsgrundlage in der medizinischen Prävention darstellt.

Risikofaktorenmodell

> **Definition:**
> Als **Risikofaktoren** bezeichnet man alle empirisch zu erhebenden Vorläufer von Krankheiten im Bevölkerungsmaßstab.

Durch das Einwirken von spezifischen Risikofaktoren entsteht nach diesem Modell eine erhöhte Wahrscheinlichkeit, an einer spezifischen Krankheit zu erkranken. Die Identifikation von Risikofaktoren ist am weitesten vorangeschritten bei der Erforschung von Herz-Kreislauf-Krankheiten und Krebs.

> **Beispiel:**
> Wenn der Herzinfarkt bei Männern zwischen 45 und 55 Jahren besonders häufig auftritt, liegt die Annahme nahe, dass Männer in dieser Lebensphase ein besonders hohes Risiko für Herz-Kreislauf-Schädigungen in sich tragen oder auch spezifischen Risiken aus der Umwelt ausgesetzt sind. Wenn viele Männer dieser Altersgruppe, die an einem Herzinfarkt verstorben sind oder diesen überlebt haben, Raucher waren, so gilt Rauchen ebenfalls als Risikofaktor für den Herzinfarkt. „Als wichtige verhaltens- bzw. persönlichkeitsgebundene Risikofaktoren für kardiovaskuläre und zerebrovaskuläre Erkrankungen sowie Krebs sind derzeit identifiziert:
> - Tabakkonsum (Zigarettenrauchen),
> - Bluthochdruck (Hypertonie),
> - erhöhter Cholesterinspiegel (Hypercholeterinämie),
> - Diabetes mellitus,
> - Fehlernährung,
> - Übergewicht,
> - Bewegungsmangel,
> - chronische Stressbelastung und -überlastung,
> - ‚Typ-A-Verhaltensmuster‘ (Kontrollambitionen, übersteigertes Leistungsstreben und Ehrgeiz, Gehetztheit und Irritierbarkeit, latente Feindseligkeit)" (FRANZKOWIAK 1999, S. 94).

Statistische Betrachtung

Die kasuistische Methode (Suche nachweisbarer Ursachen) wird hier zu Gunsten der statistischen Betrachtung möglichst homogener Bevölkerungsgruppen aufgegeben. Zum Verständnis des Risikofaktorenmodells ist es deshalb wichtig zu wissen, dass es sich bei den Risikofaktoren nicht um wissenschaftlich nachgewiesene Krankheitsursachen handelt, sondern um wahrscheinliche Zusammenhänge. Ein bestimmter Einfluss (z. B. Cholesteringehalt) ist für eine Krankheit (z. B. Arteriosklerose) dann als Risikofaktor anzusehen, wenn Personen, die diesem Einfluss ausgesetzt sind, erfahrungsgemäß (statistische Wahrscheinlichkeit) von dieser Krankheit eher befallen werden als Personen, die diesem Einfluss nicht ausgesetzt sind (nach BLOHMKE 1986). Dabei werden verhaltensgebundene und nicht-verhaltensgebundene, d. h. sozial-strukturelle bzw. ökologisch bedingte Risikofaktoren unterschieden. Aus der neueren medizinsoziologischen Herzinfarktforschung sind psychosoziale Risikosituationen bzw. -konstellationen wie z. B. chronische Arbeitsbelastungen in Form von Über- bzw. Unterforderung und mangelnde soziale Unterstützung als Determinanten für Herzinfarkt hinzugekommen (vgl. SIEGRIST 1996). So ist durch diese auf Risikofaktoren bezogene Forschung an die Stelle einer Krankheitsursache der Begriff der „Multiplen Risiken" getreten, die für bestimmte Krankheiten als Verursacher angesehen werden.

> **Übung:**
> Nennen Sie die Ihnen bekannten Risiken für Stoffwechselerkrankun-
> gen wie Diabetes mellitus und Gicht.

Die Erforschung von Risikofaktoren ist in den letzten zwanzig Jahren zu
einer Hauptaufgabe der Sozial- und Präventivmedizin geworden. Aus ihr
leiten sich die präventivmedizinischen Strategien zur Bekämpfung von
Risikofaktoren ab. Früherkennungsuntersuchungen im Sinne der Risiko-
faktorenscreenings richten sich jetzt nicht mehr nur auf Krankheitsfrüh-
symptome, sondern setzen bereits beim Aufsuchen von Risikofaktoren
an, die zur Krankheit führen können. Dabei wird für die Prävention zwischen Risikofaktoren und Risikoverhalten unterschieden. Risikofaktoren, wie beispielsweise der Bluthochdruck und die Hypercholesterin-
ämie, werden auf ungesunde Verhaltensweisen zurückgeführt, wie falsche
Ernährung, Bewegungsmangel, falsche Stressbewältigung, Zigaretten-
rauchen usw. Durch spezielle Gesundheitsprogramme, wie Antistress-
programme, Diäten, Bewegungstrainings und Antiraucherprogramme,
sollen Menschen mit Risikoverhalten dazu motiviert werden, ihr Risikoverhalten aufzugeben.

Risikofaktoren und Risikoverhalten

> **Übung:**
> Bewerten Sie diesen Risikoansatz als Mittel und Vorgehen zur Präven-
> tion. Was finden Sie gut? Was fehlt Ihnen? Was bewerten Sie beim
> Vorgehen als kritisch?
> Gleichen Sie Ihre Ergebnisse mit Erkenntnissen aus Kapitel 4.1. zur
> Salutogenese ab.

3.2.2 Demographie

> **Definitionen:**
>
> **Demographie** leitet sich aus dem griechischen Wort *demos* = Volk ab.
> Es ist die Wissenschaft von der Beschreibung und Erklärung von Be-
> völkerungserscheinungen wie Größe, Struktur, Verteilung und Ent-
> wicklung von Bevölkerung.
>
> **Bevölkerungsgröße** ist die Anzahl einer Bevölkerung zu einem be-
> stimmten Zeitpunkt, bezogen auf ein geographisches oder politisches
> Kriterium, z. B. alte Bundesländer, neue Bundesländer.
>
> Unter **Bevölkerungsentwicklung** wird die zwischen zwei oder mehre-
> ren Zeitpunkten wachsende, gleich bleibende oder schrumpfende Be-
> völkerung verstanden.
>
> Der **Bevölkerungsaufbau** bezeichnet die Gliederung der Bevölkerung
> nach einem oder mehreren Kriterien, z. B. Alter, Geschlecht, sozio-
> ökonomische Lage, ethnische Zugehörigkeit.

Bedeutung der Demo-
graphie

Die zahlenmäßige Erfassung und Darstellung einer Bevölkerung ist sowohl für die Ermittlung von überhöhten Krankenständen als auch für
Aussagen zur Lebenserwartung wichtig. Darüber hinaus wirft ein
Strukturwandel der Bevölkerung Fragen auf nach den Anforderungen an
die soziale Sicherung und die medizinische Versorgung. Auch die Planung von Maßnahmen zur Prävention und Gesundheitsförderung geschieht auf der Grundlage demographischer Vorhersagen. Deshalb ist gerade in der heutigen Situation des massiven Wandels des Bevölkerungs-
aufbaus das Verständnis demographischer Zusammenhänge wichtig.

Hinter den statistischen Zahlen verbergen sich bei genauerer Analyse
Werthaltungen und Lebenseinstellungen, die ihrerseits wieder Rückwir-
kungen auf die Bevölkerungsstruktur haben. So spiegelt sich z. B. in der
Zahl der Eheschließungen und -scheidungen, der Geburtenentwicklung
und der Familiengröße die Einstellung der Gesellschaft zur Familie und
zu Kindern wider. Der Altersaufbau (vgl. Abb. 4) hat aber auch direkte
Auswirkungen auf die Bildungs- und Beschäftigungsmöglichkeiten und
beeinflusst insofern auch ganz unmittelbar die Lebensweise. Eine sehr
anschauliche Darstellung des Altersaufbaus einer Bevölkerung gibt
Abbildung 4.

Übung:
Suchen Sie Ihre Generation auf Abb. 4. Welche gruppenspezifischen
Vor- und Nachteile sehen Sie für Ihren Jahrgang im Altersaufbau?

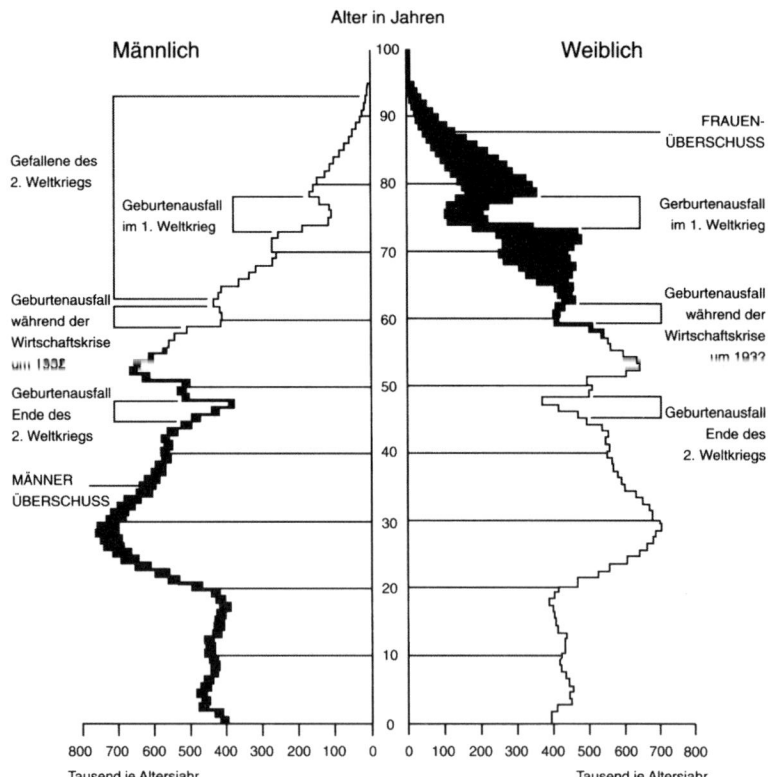

Abb.4:
Altersaufbau der Bevölke-
rung Deutschlands am
1. Januar 1993 (nach Statistisches Jahrbuch 1994,
StBA)

Jahr[1]	Insgesamt	Davon im Alter von ... bis unter ... Jahren								Jugendquotient[3]	Altenquotient[4]
		unter 20		20-60		60-80		80 und mehr			
	1000	1000	%[2]	1000	%[2]	1000	%[2]	1000	%[2]		
1990	79753	17307	21,7	46183	57,9	13252	16,6	3011	3,8	37,5	35,2
1991	80275	17294	21,5	46597	58,0	13304	16,6	3080	3,8	37,1	35,2
1992	80975	17403	21,5	47073	58,1	13318	16,4	3181	3,9	37,0	35,0
1993	81338	17508	21,5	47237	58,1	13331	16,4	3263	4,0	37,1	35,1
1994	81539	17551	21,5	47114	57,8	13541	16,6	3333	4,1	37,3	35,8
1995	81817	17628	21,5	46980	57,4	13915	17,9	3294	4,0	37,5	36,6
1996	82012	17674	21,6	46782	57,0	14390	17,5	3165	3,9	37,8	37,5
1997	82057	17661	21,5	46469	56,6	14899	18,2	3029	3,7	38,0	38,6
1998	82037	17584	21,4	46091	56,2	15453	18,8	2909	3,5	38,2	39,8
1999	82163	17530	21,3	45752	55,7	15946	19,4	2935	3,6	38,3	41,3
2000	82269	17390	21,1	45458	55,3	16326	19,8	3087	3,8	38,3	42,7

1) Stand: jeweils Jahresende. 2) Anteil an der Bevölkerung insgesamt. 3) Unter 20-Jährige und Ältere je 100 20- bis unter 60-Jährige. 4) 60-Jährige und Ältere je 100 20- bis unter 60-Jährige

Tab. 2:
Bevölkerung nach ausgewählten Altersgruppen (Wirtschaft und Statistik 7/2002)

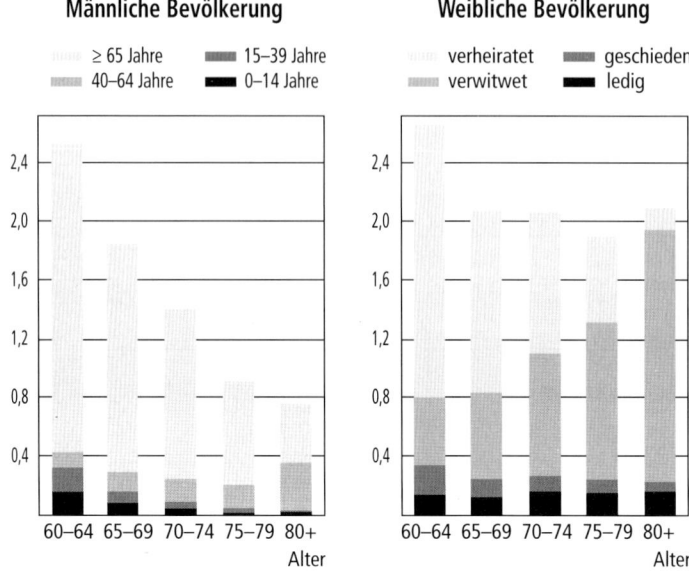

Abb.5:
Bevölkerungsstruktur der
65-Jährigen und Älteren
nach Familienstand 1998
(Anzahl in Millionen Personen; Quelle: Statistisches
Bundesamt)

Derzeitige demographische
Lage in Deutschland

Die Bevölkerung in Deutschland ist in den letzten Jahren leicht steigend (vgl. Tab. 2). Sie hat im Jahr 1991 die 80 Millionen-Grenze überschritten und stieg bis zum Ende des Jahres 2000 auf 82 260 Millionen Einwohner. „Diese Bevölkerungszunahme ist auf den hohen Zuwanderungsüberschuss zurückzuführen, der den Überschuss der Sterbefälle über die Geburten mehr als ausgleichen konnte. Von den 82 260 Millionen Einwohnern waren 40 157 Millionen (48,8 %) männlichen und 42 103 Millionen (51,2) weiblichen Geschlechts, dass heißt auf je 1000 Männer kamen 1048 Frauen" (Statistisches Bundesamt 2002, S. 562).

Weltweit ist die mittlere Lebenserwartung in den letzten 100 Jahren enorm gestiegen. In Deutschland betrug sie um 1900 48 Jahre (Frauen) rund 45 Jahre (Männer). Im Jahre 1998 war sie auf 80 Jahre für Frauen und auf 74 Jahre für Männer angestiegen (vgl. Robert-Koch-Institut 2002, S. 6).

> **Übung:**
> Nennen Sie unterschiedliche Gründe (wirtschaftliche, soziale, medizinische Entwicklung), die für den Anstieg der Lebenserwartung verantwortlich sein können und diskutieren Sie diese in kleinen Gruppen.

Neben der Entwicklung der absoluten Bevölkerungszahl ist speziell für die Aufgaben im Gesundheitswesen die Veränderung der Altersstruktur der Bevölkerung von Interesse. Sie wird anschaulich, wenn man die einzelnen Altersjahre zusammenfasst und die Entwicklung von Altersgruppen bzw. Generationen über die Jahre hinweg verfolgt (Tab. 2). Es zeigt sich, dass sich der Altersaufbau langsam, aber konstant in Richtung ältere Generationen verschiebt.

Wird die jüngere und die ältere Generation ins Verhältnis zur mittleren Generation gesetzt, erhält man den Jugend- bzw. Altenquotienten. Die Quotienten geben Hinweise auf mögliche Belastungen der im erwerbsfähigen Alter stehenden Generation durch die jüngere Generation, die noch in Ausbildung ist und durch die ältere Generation, die in der Regel schon Rente bezieht. „Ausgehend von einer Altersspanne von 20 bis unter 60 Jahren für die mittlere Generation lag der Altenquotient 2000 bei 42,7 und der Jugendquotient bei 38,3; das heißt, auf 100 Personen im Alter von 20 bis unter 60 Jahren kamen rund 43 Personen der älteren und gut 38 Personen der jüngeren Generation. 1990 kamen auf 100 Personen zwischen 20 und 60 Jahren ‚nur‘ 35 ältere Menschen (Altenquotient 35,2) und ebenfalls rund 38 jüngere Menschen (Jugendquotient 37,5)" (Statistisches Bundesamt 2002, S. 564).

Übung:
Überlegen Sie sich, welche finanziellen und sozialen Belastungen sich bei gleich bleibenden Ausbildungs- und Rentenbedingungen für die mittlere Generation ergeben können.

Für pflegerische Belange ist die Entwicklung der Hochaltrigen (d. h. 80 Jahre und älter) von besonderem Interesse. 1960 waren es 1,2 Millionen, 1998 2,9 Mill. und die Vorausberechnungen ergeben für 2010 rund 4 Millionen, für 2020 5,3 Millionen (vgl. Robert-Koch-Institut 2002). Die Daten zeigen allerdings große geschlechtsspezifische Unterschiede. Ca. zwei Drittel der über 65-Jährigen sind Frauen, ihr Anteil an den über 80-Jährigen beträgt sogar fast drei Viertel. Zudem zeigt ein Blick auf den Familienstand, dass Männer über 60 überwiegend verheiratet sind, während Frauen weitaus häufiger verwitwet, geschieden oder ledig sind (Abb. 5).

Entwicklung der Hochaltrigen und Pflege

Die Daten des Mikrozensus 1998 zeigen, dass 51 % der über 65-jährigen Frauen und 17 % der über 65-jährigen Männer in Ein-Personen-Haushalten leben (bezogen auf alle in Privathaushalten Lebenden), und dass die Anteile mit dem Alter stark ansteigen. Rund 0,9 Millionen der über 65-Jährigen (6,9 %) wohnen in Heimen oder speziellen Altenwohnungen.

Demographen beschreiben Bevölkerungsentwicklungen und geben Anstöße zur Diskussion, warum eine Bevölkerungsentwicklung auf diese Weise verlaufen sein könnte oder eventuell verlaufen wird. Sie geben keine Richtgröße vor und warnen vor solchen Ausdrücken wie „Überalterung" oder „Übervölkerung". So ist z. B. die Enquete-Kommission Demographischer Wandel im Bundestag „... der Ansicht, dass es weder eine ‚richtige‘ bzw. ‚optimale‘ Bevölkerungsgröße noch eine ‚richtige‘ bzw. ‚optimale‘ Altersstruktur gibt. Das heißt, es gibt keine ‚Überalterung‘ – dies würde nämlich die Existenz einer ‚richtigen‘ Altersstruktur der Bevölkerung implizieren" (Deutscher Bundestag 1994, S. 21).

Es ergibt sich aber durchaus politischer und persönlicher Handlungsbedarf aufgrund des Wandels in der Bevölkerungsstruktur. Hier liegen auch spezifische Herausforderungen für Maßnahmen der Gesundheitsförderung, denn die Frage nach der Gesundheit im Alter ist von erheblicher individueller und gesellschaftlicher Bedeutung.

> **Übung:**
> Überlegen Sie sich, wo und wie aufgrund der demographischen Zahlen altersspezifisch und geschlechtsspezifisch besonderer Handlungsbedarf für Gesundheitsförderung gegeben ist oder sein wird.

3.2.3 Epidemiologie

Es wird heute zwischen der klassischen Definition von Epidemiologie und einem erweiterten epidemiologischen Verständnis unterschieden. Die klassische Definition lautet:

> **Definition:**
> „**Epidemiologie** ist das Studium der Verteilung und der Determinanten von Krankheitshäufigkeiten in menschlichen Populationen" (HELL-MEIER et al. 1993, S. 91).

Eine erweiterte Definition betont, dass Epidemiologen sich heute nicht nur mit Tod, Krankheit und Behinderung beschäftigen, sondern auch mit positiven Gesundheitszuständen und den Möglichkeiten, die Gesundheit zu verbessern (vgl. STARK/GOGGENMOOS-HOLZMANN 1998). Konkret fragen sie nach den Lebensbedingungen, Verhaltensweisen und genetischen Voraussetzungen, die das Risiko, krank zu werden oder auch die Chance, gesund zu bleiben, erhöhen. Sie suchen aber auch danach, welche Präventionsmaßnahmen geeignet sind, Neuerkrankungen zu reduzieren und welche Therapiemaßnahmen zu Heilung oder Verbesserung von Krankheiten führen. Die Epidemiologen versuchen diese Fragen in messbarer (quantitativer) Weise zu beantworten und bedienen sich dazu statistischer Methoden.

Fragestellungen

Epidemiologische Studien aus jüngerer Zeit beschäftigen sich z. B. mit folgenden Public Health-relevanten Fragestellungen:

- Ist das Leukämierisiko erhöht, wenn man in der Nähe eines Kernkraftwerks wohnt?
- Gefährden elektromagnetische Wellen (Elektrosmog) die Gesundheit?
- Erhöht die Einnahme von Hormonen das Risiko, an Brustkrebs zu erkranken?
- Ist es angebracht, alle Neugeborenen gegen Hepatitis B zu impfen?

> **Übung:**
> Suchen Sie nach weiteren epidemiologischen Untersuchungen, von denen Sie in der letzten Zeit gehört oder gelesen haben. Überlegen Sie sich für eine dieser Fragestellungen einen möglichen Untersuchungsplan. Wie würden sie vorgehen, um eine solche Fragestellung zu untersuchen? Welche genaueren Zahlen brauchen Sie?

Maßzahlen der Morbidität

Um epidemiologische Studien verstehen zu können, ist es notwendig, sich mit epidemiologischen Maßzahlen zur Messung von Krankheitshäufigkeiten zu befassen. Dabei sind zunächst immer zwei wichtige Fragen zu klären:

- Was ist ein Fall? Hier geht es um die eindeutige Definition einer Krankheit. Für viele Erkrankungen existieren international gebräuchliche, z.T. von Expertenkomitees der WHO festgelegte Falldefinitionen.
- Auf welche Population beziehen sich die Krankheitsfälle? Hier geht es um die Bezug- oder Zielpopulation, denn die absolute Anzahl der Krankheitsfälle ist nicht aufschlussreich, solange nicht deutlich gemacht wird, aus welcher Bezugspopulation sie stammt. Der für eine Krankheit anfällige Anteil einer Population wird dann als Risikopopulation bezeichnet (vgl. Abb. 6).

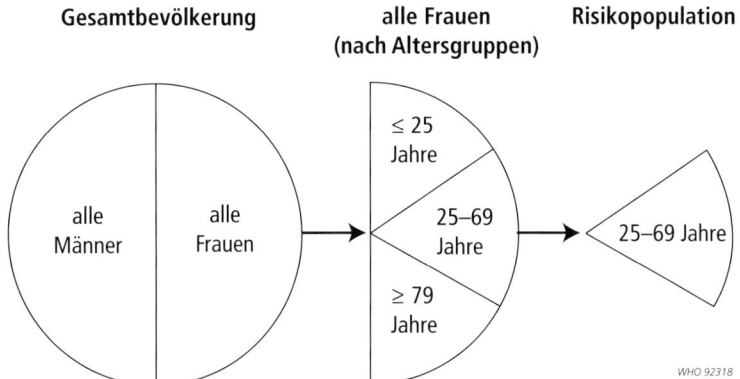

Abb. 6:
Risikopopulation in einer Studie zum Auftreten des Zervixkarzinoms

Die epidemiologischen Maßzahlen zur Beschreibung von Krankheitshäufigkeiten setzen also immer die Zahl der Erkrankungsfälle in Relation zu einer Bevölkerung und in Relation zu einem Zeitpunkt oder einem Zeitraum. Dabei werden unterschiedliche Arten von Maßzahlen unterschieden wie Prävalenz, Inzidenz und die Letalität.

Definition:
Die **Prävalenz** (das Vorherrschen) ist die Anzahl von Personen in einer definierten Population, die zu einem bestimmten Zeitpunkt an einer bestimmten Krankheit erkrankt ist. Diese Anzahl gibt einen Eindruck vom gesamten Ausmaß eines gesundheitlichen Problems. Vergleichbar werden solche Zahlen aber erst dann, wenn sie in Raten umgewandelt werden. Eine Rate wird in der Regel berechnet, indem die Anzahl der Fälle durch die entsprechende Zahl von Menschen in der Risikopopulation dividiert und als Anzahl von Fällen pro 1000 oder pro 100 000 angegeben wird.

$$\text{Prävalenz pro 1000} = \frac{\text{Zahl der Krankheitsfälle in einer Bevölkerung zu einem bestimmten Zeitpunkt}}{\text{Zahl der Personen in der Risikopopulation zu dieser Zeit} \times 1000}$$

Die Prävalenzraten unterliegen verschiedenen Einflüssen:

● der Schwere der Krankheit: Wenn zahlreiche Erkrankte sterben, nimmt die Prävalenzrate ab;
● der Krankheitsdauer: Bei kurzer Krankheitsdauer ist die Prävalenzrate niedriger als bei langer Krankheitsdauer;
● der Zahl der Neuerkrankungen: Wenn viele Menschen erkranken, ist die Prävalenzrate höher als bei wenig Erkrankten (BEAGLEHOLE et al. 1997, S. 32).

Definition:
Die **Inzidenz** (Eintritt eines Ereignisses) misst die innerhalb eines bestimmten Zeitraumes neu auftretenden Krankheitsfälle in einer definierten Population. Oft bezieht sich die Inzidenz auf den Zeitabschnitt eines Jahres.

$$\text{Inzidenz pro } 1000 = \frac{\text{Anzahl neu aufgetretener Krankheitsfälle in einer Bevölkerungsgruppe innerhalb eines Zeitraums}}{\text{Anzahl der Personen mit dem Risiko, innerhalb dieses Zeitraumes zu erkranken} \times 1000}$$

Übung:
Prävalenz und Inzidenz sind sehr unterschiedliche Maßzahlen für die Häufigkeit einer Krankheit. Überlegen Sie, welche Aufschlüsse Ihnen die jeweiligen Maßzahlen geben und wofür diese jeweiligen Informationen von Nutzen sind.

Definition:
Die **Letalität** ist ein Maß für den Schweregrad einer Erkrankung. Sie bestimmt sich aus dem Anteil der Fälle bei einer bestimmten Krankheit, die innerhalb eines bestimmten Zeitraums tödlich enden. Aus der Letalität wiederum werden die Überlebensraten errechnet.

$$\text{Letalität in Prozent} = \frac{\text{Zahl der durch eine Krankheit bedingten Todesfälle in einem bestimmten Zeitraum}}{\text{Zahl der in diesem Zeitraum diagnostizierten Fälle dieser Krankheit} \times 100}$$

Maßzahlen der Mortalität

Definition:
Bei der **Mortalität** geht es um Aussagen zur Sterblichkeit: In welchem Alter und an welcher Todesursache sterben Menschen? Wie verändert sich das im Laufe der Zeit? Gibt es räumliche Spezifizierungen?

Definition:
Die **krankheitsspezifische Sterberate** errechnet sich aus der Zahl der Todesfälle in einem bestimmten Zeitraum dividiert durch den Durchschnittsbestand der Gesamtpopulation in diesem Zeitraum × 100.

Diese rohe Sterblichkeitsrate hat den Nachteil, dass sie die Abhängigkeit der Sterbewahrscheinlichkeit von Faktoren wie Alter, Geschlecht, Rassenzugehörigkeit, Sozialschicht etc. nicht berücksichtigt. Deshalb wird die Mortalität fast immer als standardisierte Mortalität angegeben, d. h. als Zahl der Sterbefälle von Personengruppen, die bezüglich der genannten Faktoren unter Rückgriff auf demographische Zahlen mathematisch vergleichbar gemacht werden.

Epidemiologen beziehen ihr Wissen über die Verteilung von Krankheiten und über Todesursachen zum einen aus vorliegenden Daten, z. B. der Statistischen Landes- und Bundesämter, der Krankenkassen, der Krankenhäuser, der Bundes- und Landesversicherungsanstalten, der Gesundheitsämter, zum anderen aus eigenen Erhebungen an bestimmten ausgewählten Bevölkerungsgruppen.

Quellen epidemiologischer Daten

Übung:
Überlegen Sie, welche epidemiologischen Daten Sie an welchen der oben aufgeführten Institutionen abfragen können. Machen Sie Aussagen über die Reichweite der jeweiligen institutionsspezifischen Daten, d. h., über welche Krankheiten und über welche Bevölkerungsgruppen geben Ihnen die Daten der jeweiligen Institutionen Auskunft?

Heute sind die Inhalte, mit denen sich Epidemiologen auseinander setzen, nicht mehr nur auf Krankheiten bezogen, sondern auch auf Fragen der Gesundheitssystemforschung, der Medizinforschung allgemein und der Gesundheitswissenschaften. Die dabei gewonnenen Daten sind in den letzten Jahren in Deutschland unter großem Aufwand neu sortiert und für die interessierte Öffentlichkeit, die sich aus beruflichen und privaten Gründen über Teilaspekte des Gesundheitswesens informieren will, übersichtlich aufbereitet worden. Im Gesundheitsbericht für Deutschland, der 1998 erschienen ist, sind diese Daten dokumentiert oder über *www.gbe-bund.de* zu recherchieren. Das Informationssystem der Gesundheitsberichterstattung des Bundes wurde vom Statistischen Bundesamt völlig neu entwickelt und aufgebaut. Den Kern dieses neuen Informationssystems bilden circa 650 Millionen Daten, die in aussagekräftigen Indikatoren zusammengefasst und in z.T. individuell gestaltbaren Tabellen abgebildet sind. Der große Vorteil gegenüber früheren Gesundheitsdaten sind übersichtliche Grafiken, verständliche und erläuternde Begleittexte sowie präzise Informationen. In diesem Gesundheitsbericht finden sich in der nachfolgenden Gliederung Aussagen zu folgenden Themen:

Epidemiologische Inhalte

- Rahmenbedingungen des Gesundheitswesens,
- gesundheitliche Lage,
- Gesundheitsverhalten und Gesundheitsgefährdungen,
- Krankheiten,
- Ressourcen der Gesundheitsversorgung,

- Leistungen und Inanspruchnahme des Gesundheitswesens,
- Ausgaben, Kosten und der Finanzierung des Gesundheitswesens.

> **Übung:**
> Klicken Sie sich in die oben angegebene Internetseite ein, und versuchen Sie, über die thematische Recherche oder über die Stichwortsuche möglichst viele epidemiologische Aussagen über Brustkrebs zu bekommen. Stellen Sie die für Sie wichtigen Aussagen in Tabellen zusammen.

Deskriptive Epidemiologie

Es wird in der Epidemiologie zwischen deskriptivem und analytischem Vorgehen unterschieden. Hauptthema der deskriptiven Epidemiologie ist die Beschreibung von Daten, die Anhaltspunkte dafür bieten, wo z. B. Krankheiten häufiger als erwartet vorkommen. Diese Beschreibung erfolgt über Merkmale wie Alter, Geschlecht, Krankheitstyp, Berufs- und Gebietsfaktoren.

Beim Blick auf Tabelle 3 fällt auf, dass fünf Todesursachen bzw. Todesursachengruppen etwa 80 % der rund 140.000 vorzeitigen Todesfälle erklären. Es handelt sich um Herz-Kreislauf-Krankheiten, Krebskrankheiten, Leberzirrhose, Unfälle und Selbstmord. Zudem fällt auf, dass in diesem Altersbereich wesentlich weniger Frauen sterben als Männer und dass das für alle hier aufgeführten Todesursachen gilt.

Tab. 3:
Sterbefälle an ausgewählten Todesursachen, Altersbereich 25 bis 65 Jahre, Bundesrepublik Deutschland (alte Bundesländer), 1992 (vgl. BERGMANN u. a. 1994)

Todesursache	Männer	Frauen	Insgesamt
Alle Todesursachen	94 619	44 541	139 160
Bös. Neubildungen insgesamt	30 433	21 062	51 495
Krankheiten des Kreislaufsystems	28 863	9 576	38 439
Ischämische Herzkrankheiten	16 186	3 702	19 888
Bös. Neubildungen der Atmungsorgane	10 099	2 081	12 180
Leberzirrhose	5 549	2 400	7 949
Unfall	5 321	1 487	6 808
Suizid	4 660	1 611	6 271
Kfz-Unfall	2 720	813	3 533

> **Übung:**
> Wie erklären Sie sich die geschlechtsspezifischen Unterschiede? Stellen Sie eine mögliche Hypothese auf. Vergleichen Sie Ihre Hypothesen in einer Arbeitsgruppe und diskutieren Sie diese.

Analytische Epidemiologie

Während die deskriptive Epidemiologie Daten zusammenstellt und nach ausgewählten Kriterien beschreibt, ist das Hauptthema der analytischen

Epidemiologie die Frage nach den Ursachen der Auffälligkeiten, nach
dem Warum. Die Fragestellungen lauten im Einzelnen: Wie stark ist ein
Faktor bei der Krankheitsentstehung beteiligt? Ist der Zusammenhang
so deutlich, dass er auf einen ursächlichen Zusammenhang hindeutet?
Analytische Epidemiologie baut auf der deskriptiven Epidemiologie auf.
Es werden Arbeitshypothesen gebildet, die dann in weiteren epidemiologischen Studien überprüft werden. Entweder kann der vermutete Zusammenhang erhärtet werden oder er muss zugunsten einer neuen Erkenntnis fallen gelassen werden.

Die klassische medizinische Epidemiologie ist weitgehend dem naturwissenschaftlichen Erkenntnisideal verpflichtet. Sie ist abgeleitet aus dem
biomedizinischen Denkmodell und versucht über die Isolierung und
Quantifizierung komplexer Zusammenhänge ursächliche Faktoren der
Krankheitsentstehung zu finden. Die wichtigsten Ursachenforschungen
der medizinischen Epidemiologie finden in folgenden Bereichen statt:

Klassische medizinische Epidemiologie

- Mikroorganismen,
- biochemische Dysfunktionen,
- Umweltnoxen,
- genetische Dispositionen.

> **Übung:**
> Nennen Sie je einen bekannten Zusammenhang zwischen einem der
> oben aufgeführten Bereiche und der Entstehung einer Krankheit.

3.2.4 Sozialepidemiologie

Eine Erweiterung des Gegenstandsbereichs der klassischen Epidemiologie auf Gesellschaft, Krankheit und Gesundheit ist die Sozialepidemiologie. Sie arbeitet daran, die sozial bedingten Unterschiede in den Bereichen
Krankheit bzw. Gesundheit zu ermitteln und zu beschreiben. Ihr Haupt-
gebiet ist die Untersuchung von Beziehungen zwischen dem sozialen Status und Gesundheit, Risikofaktoren, Krankheit, Lebenserwartung und
Todesursachen. Sie konzentriert sich dabei in erster Linie auf die Erforschung von Belastungen, meistens akute oder chronische Belastungen
aus der Arbeits- und Familienwelt. Neuere Studien erforschen aber auch
Ressourcen, d. h. Hilfen oder Protektivfaktoren für die Gesundheit (z. B.
Greiner 2001, Geyer 2001).

Inhalt und ...

Sozialepidemiologische Forschung bedient sich der oben thematisierten
medizinischen Epidemiologie und den Forschungsmethoden der empirischen Sozialforschung. Über die Beschreibung der gesundheitlichen Ungleichheit hinaus macht sie es sich zur Aufgabe, die unvollständigen
Erklärungsansätze der medizinischen Epidemiologie zu ergänzen, indem
sie medizinsoziologische, sozialpsychologische und ökonomische Erklärungsansätze integriert.

Für viele körperliche Erkrankungen sind die biologischen Kausalfakto-
ren und die bisher erforschten medizinischen Risikofaktoren zur Krank-
heitserklärung nicht ausreichend, z. B. bei Rheuma, Herzinfarkt oder

... Notwendigkeit der sozialepidemiologischen Forschung

Krebs. Es bedarf der Erforschung zusätzlicher Faktoren. Zur Erklärung von Krankheiten ist nicht nur das Wissen über Mikroorganismen und das Wissen über bestimmte schädliche Umweltnoxen von Bedeutung. Es geht genauso um das Wissen von Übertragungs- bzw. Verbreitungsbedingungen, um diese Krankheiten präventiv angehen zu können. Das setzt in der Regel ein Verständnis sozialer Rahmenbedingungen voraus. Ein typisches Beispiel hierfür ist die Krankheit Aids, die ohne das heutige Wissen über Übertragungswege nicht hätte präventiv angegangen werden können. Auch psychische Krankheiten können naturwissenschaftlich nicht ausreichend erklärt werden.

Bewältigungsforschung

Ein weiteres Aufgabenfeld der Sozialepidemiologie ist die Erforschung von sozialen Bedingungsfaktoren zur Bewältigung von Krankheiten. Mit der zunehmenden Anzahl chronischer Erkrankungen ist dieses Erkenntnisfeld von großer versorgungspolitischer Bedeutung. Die Bewältigungsforschung gibt wichtige Anstöße für die Gesundheitsförderung im rehabilitativen Bereich.

Verringerung gesundheitlicher Ungleichheit

Die neuere Sozialepidemiologie will allerdings nicht bei der Beschreibung und Erklärung sozialer Faktoren im Zusammenhang mit Krankheit und Gesundheit stehen bleiben, sondern darüber hinaus durch die Entwicklung und Evaluation von Interventionsmaßnahmen auch zur Verringerung der gesundheitlichen Ungleichheit beitragen (vgl. MIELCK/BLOOMFIELD 2001).

Im Zentrum der sozialepidemiologischen Forschung stehen die folgenden sozialen Bereiche:

3.2.4.1 Soziale Ungleichheit

Bereiche sozialer Ungleichheit

Soziale Ungleichheit in einer Bevölkerung bezieht sich sowohl auf sozioökonomische Unterschiede (Bildung, beruflicher Status, Einkommen, Vermögen) als auch auf Unterschiede nach Geschlecht, Familienstand, Nationalität etc. Sozioökonomische Unterschiede werden als „vertikale" soziale Ungleichheit bezeichnet, die anderen als „horizontale" soziale Ungleichheit. Unterschiede im Bildungsniveau, im Einkommen, in der Wohnlage und im Berufsstatus beeinflussen die Mortalität, die Morbidität und die Lebensqualität. Verschiedene nationale und internationale Untersuchungen haben diesen Schichteinfluss in Industrieländern eindeutig aufgezeigt (vgl. MARMOT 1994, MIELCK 1994) Für Großbritannien ist sogar belegt, dass schichtspezifische Mortalitätsunterschiede im Erwachsenenalter sich seit Beginn der 80er-Jahre im Vergleich zu den 70er-Jahren vergrößert haben: „Während 1971 die standardisierte Sterblichkeitsziffer für 15- bis 64-jährige Männer in der untersten Schicht 1,8-mal so hoch war wie in der höchsten, betrug die Verhältniszahl 1991 2,4" (SIEGRIST/MÖLLER-LEIMKÜHLER 1998, S. 96).

Themenkomplexe sozialer Ungleichheit

Die Untersuchungen über soziale Ungleichheit im Gesundheitswesen lassen sich grob in drei Themenkomplexen zusammenfassen:

- Mortalität und Morbidität,
- Inanspruchnahme von medizinischen Leistungen,
- individuelle Gesundheitsrisiken.

Für alle drei Bereiche gilt der Einfluss der ökonomischen und sozialen Lage als gesichert: „Mit geringerem sozioökonomischem Status nehmen Mortalität und Morbidität i. d. R. zu, ebenso die Anzahl der Besuche beim Allgemeinarzt, Medikamentenkonsum, Rauchen und Übergewicht; eine Abnahme wird dagegen berichtet z. B. für Besuche beim Facharzt, Teilnahme an Früherkennungsuntersuchungen für Kinder (U1 bis U8) und an Vorsorgeuntersuchungen während der Schwangerschaft" (MIELCK/HELMERT 1994, S. 115).

Die gesundheitlichen Auswirkungen der Armut wirken besonders verhängnisvoll im Kinder- und Jugendalter. Eine Untersuchung der Arbeiterwohlfahrt in Kindertagesstätten verdeutlicht dies: „Demnach ist jedes dritte arme Kind in mehr als einem Lebensbereich benachteiligt. So kommen etwa 16 % der armen Kinder hungrig in die Kindertagesstätten, 15 % werden als ungepflegt und vernachlässigt charakterisiert, weitere 15 % sind häufig krank, 11 % haben eine chronische Erkrankung und etwa 10 % sind in ihrer körperlichen Entwicklung zurückgeblieben" (Robert-Koch-Institut 2001, S. 8). Ähnlich Entwicklungen zeigen sich auch aus Schuleingangsuntersuchungen: „Kinder aus sozial schwachen Elternhäusern zeigen mehr Sprach- und Sprechstörungen, weisen körperliche und intellektuelle Entwicklungsrückstände, Übergewicht sowie kinderpsychiatrische Störungen wie z. B. Einnässen auf" (Robert-Koch-Institut 2001, S. 8).

Armut im Kinder- und Jugendalter

> **Übung:**
> Die Gründe für diese sozialen Unterschiede in der Morbidität, in der Mortalität und in der Krankheitsbewältigung sind komplex, einige Hintergründe dazu sind Ihnen jedoch aus Ihrem Lebens- und Arbeitszusammenhang bekannt. Versuchen Sie, die oben genannten Schichtkriterien (Bildungsniveau, Einkommen, Wohnlage, Berufsstatus) in einen gedachten Zusammenhang mit mehr Krankheitsrisiken oder größeren Gesundheitschancen zu bringen. Ein hohes Bildungsniveau ermöglicht z. B. das Verständnis komplexer körperlicher Zusammenhänge. Es erleichtert die Kommunikation mit Ärzten und Pflegepersonal, fördert einen positiven zugewandten Umgang und wirkt sich somit positiv auf den Gesundungsprozess aus. Vergleichen und diskutieren Sie Ihre Hypothesen in Arbeitsgruppen.

Es zeigt sich, dass es kaum einen eindeutigen unwidersprochenen Zusammenhang gibt. Auch die schichtenspezifische Forschung ist mehrdeutig. BADURA fasst die bisherigen Ergebnisse entsprechend vorsichtig zusammen, die Beispiele wurden von der Autorin hinzugefügt:

„Ungleichheiten im Bildungsniveau beeinflussen vermutlich Stressexposition (z. B. Arbeitslosigkeit) und Stressbewältigung sowie die Verfügbarkeit und die Nutzung gesundheitsrelevanter gesellschaftlicher und persönlicher Ressourcen, inklusive medizinischer und präventiver Dienste. Ungleichheiten in den materiellen Lebensbedingungen beeinflussen vermutlich die Exposition gegenüber physischen Risiken (z. B. Arbeitsunfälle, Schadstoffen etc.), sie beeinflussen Ernährungsverhalten (z. B. teure Biokost) und den gesamten Lebensstil. Einkommen als eine wichtige Ressource für die Lebensgestaltung hat Auswirkungen auf Handlungsspielräume (z. B. ein hohes Gehalt ermöglicht Halbtagsarbeit)

sowie Art und Verbindlichkeit gesellschaftlicher Zwänge (z. B. die gesundheitsgefährdenden Arbeitsbedingungen können nicht verlassen werden, da sonst Arbeitslosigkeit eintritt)" (BADURA 1992, S. 71).

Aus der neueren nationalen und internationalen sozialepidemiologischen
Forschung zur Abhängigkeit der Lebenserwartung und der Gesundheit
der Bevölkerung von der wirtschaftlichen und sozialen Lage haben
MIELCK und HELMERT ein Erklärungskonzept zum Zusammenhang von
sozialer und gesundheitlicher Ungleichheit entwickelt, in dem die Wirkungen sozialer Unterprivilegierung schrittweise erläutert werden.

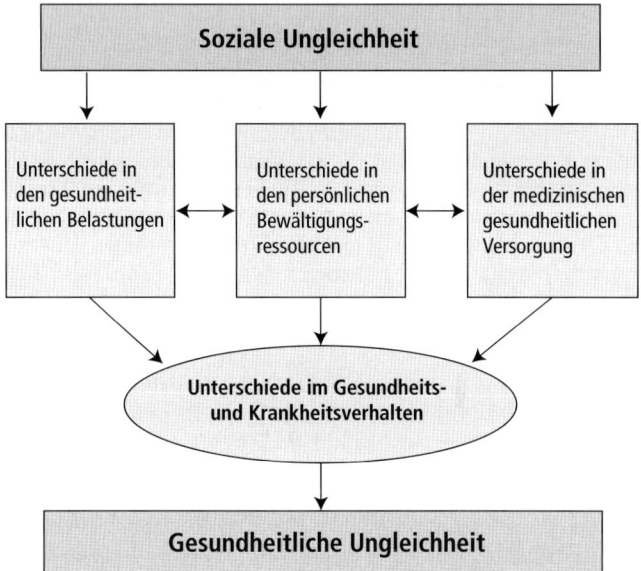

Abb. 7:
Zusammenhang von sozia-
ler und gesundheitlicher
Ungleichheit (nach MIELCK/
HELMERT 1998, S. 531)

Übung:
Reflektieren Sie über Unterschiede in der pflegerischen Versorgung,
die durch soziale Ungleichheit, also weniger Wissen, wenig Macht,
Geld und Prestige, bedingt sein könnten. Versuchen Sie nach dem Erklärungsmodell von Mielck und Helmert die Zusammenhänge argu-
mentativ einzuordnen.

In Prävention und Gesundheitsförderung sind nach den Zielen der
WHO alle Beteiligten aufgerufen, auf soziale Ungleichheit zu reagieren.
Programme müssen soziale Differenzierungen enthalten, um gerade die-
jenigen zu erreichen, die am meisten gefährdet sind.

SIEGRIST sieht das Hauptgewicht in den schichtenspezifischen Lebens-
und Arbeitsbedingungen, „insbesondere differenziellen gesundheitsbezogenen Lebensstilen und physischen sowie sozioökonomischen Belas-
tungskonfigurationen" (SIEGRIST/MÖLLER-LEIMKÜHLER 1998, S. 97). Er
hat in seinen sozialepidemiologischen Studien besonders die Zusammenhänge zwischen Erwerbsrolle und Erkrankungsrisiko untersucht und da-

raus ein „Anforderungs-Kontroll-Modell beruflicher Belastungen" entwickelt. Im Zentrum dieses Modells steht die Erklärung, dass das Ungleichgewicht zwischen hoher beruflicher Verausgabung einerseits und
niedriger Belohnung wie geringes Einkommen, geringe Anerkennung
und wenig Statuskontrolle andererseits eine hohes Maß an Distress bewirkt, das – chronisch erlebt – zur Entwicklung von Herz-Kreislauf-
Krankheiten maßgeblich beitrage.

3.2.4.2 Alter

Die Chancen, krank zu werden, variieren mit unterschiedlichem Alter
(vgl. Abb. 8). Gesundheitsrisiken sind am Lebensbeginn – speziell im ersten Lebensjahr – sehr hoch. In der Kindheit, im Jugend- und frühen
Erwachsenenalter sind sie eher niedrig, um dann in der zweiten Lebenshälfte zunächst langsam und dann immer stärker anzusteigen. Die Ergebnisse in Abbildung 8 lieferte eine Befragung einer repräsentativen Be-
völkerungsgruppe (0,5 % der Bevölkerung) zum Gesundheitszustand
aus dem Jahre 1989. „Mit zunehmendem Alter ist ein immer größer wer-
dender Anteil der Bevölkerung von gesundheitlichen Beeinträchtigungen
betroffen. Während der Anteil der Kranken und Unfallverletzten bei den
unter 40-Jährigen bei 8 % lag, stieg er bei den 40- bis unter 65-Jährigen
auf 15 % und bei den 65-Jährigen und Älteren sogar auf 30 %. Eine
Ausnahme bilden die unter 10 Jahre alten Kinder; hier lag der Anteil der
Kranken und Unfallverletzten wohl aufgrund der Kinderkrankheiten
etwas höher als bei den Jugendlichen" (GRÄB 1991, S. 108).

Alter und Krankheit

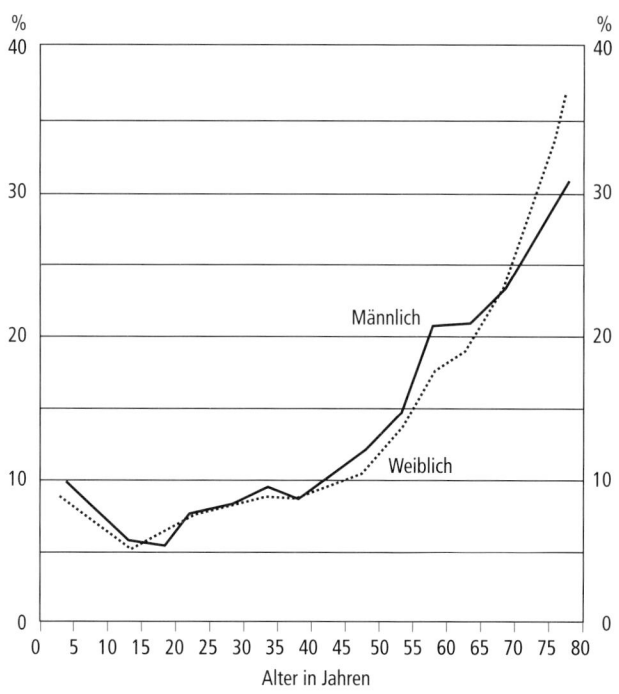

Abb. 8:
Kranke und Unfallverletzte
im April 1989 nach dem
Alter. Ergebnis des Mikrozensus (nach GRÄB 1991)

Alter und Todesursachen

Als Todesursache dominieren in der ersten Lebensphase angeborene Behinderungen, Geburtskomplikationen und plötzlicher Kindstod. Kindern, Jugendlichen und jungen Erwachsenen drohen Gefahren in erster Linie durch Unfälle und andere nicht-natürliche Todesursachen. Daneben tragen allerdings auch die Leukämien sowie Infekte des Herzens und der Atemwege zum Tod bei. In den letzten Jahren hat es unter Jugendlichen auch dramatische Zuwächse an Todesfällen durch Drogengebrauch gegeben. Insgesamt verlieren in Deutschland in der ersten Lebenshälfte, d. h. bis zum 40. Lebensjahr, jährlich über 37 000 Menschen ihr Leben. Einen aktuellen Überblick über Daten zu Alter und Todesursachen gibt der Gesundheitsbericht für Deutschland (*www.gbe-bund.de*). Ab dem 40. Lebensjahr sind Herz-Kreislauf-Krankheiten und Krebs die Haupttodesursachen.

Übung:
Es gibt zur Erklärung altersspezifischer Gesundheitsrisiken sowohl biologische Erklärungen als auch Erklärungen über die sich wandelnden Risiken und die sich wandelnden Ressourcen im Lebensverlauf. Nennen Sie einige Beispiele.

3.2.4.3 Geschlecht

Höhere Sterblichkeit der Männer

Unterschiede in der Sterblichkeit zwischen Jungen und Mädchen und zwischen Männern und Frauen gehören zu den auffälligsten Ergebnissen jeder epidemiologischen Studie. In Abbildung 9 wird die Sterblichkeit der Frauen gleich 100 gesetzt, um die höhere Sterblichkeit der Männer graphisch besser zu verdeutlichen. Im Vergleich 1970/72 zu 1986/88 ist festzustellen: „Für alle Altersbereiche, für die die Abnahme der Sterbewahrscheinlichkeit bei den Frauen stärker ausfiel als bei den Männern, hat sich die höhere Sterblichkeit der Männer noch erhöht (Alter 0 bis 1, 4 bis 7, 14 bis 16, 25 bis 28, 32 bis 38, 42 bis 93 Jahre), für den übrigen Altersbereich hat sie dagegen abgenommen" (MEYER/PAUL 1991, S. 610).

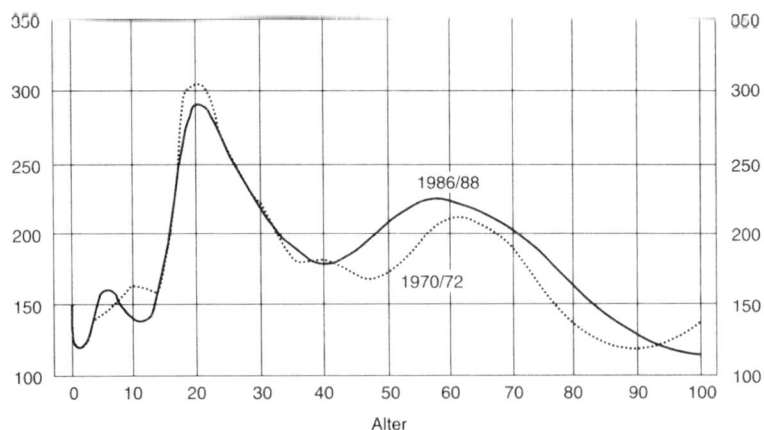

Abb. 9:
Sterblichkeit der Männer, wenn Sterblichkeit der Frauen = 100 (nach MEYER/PAUL 1991)

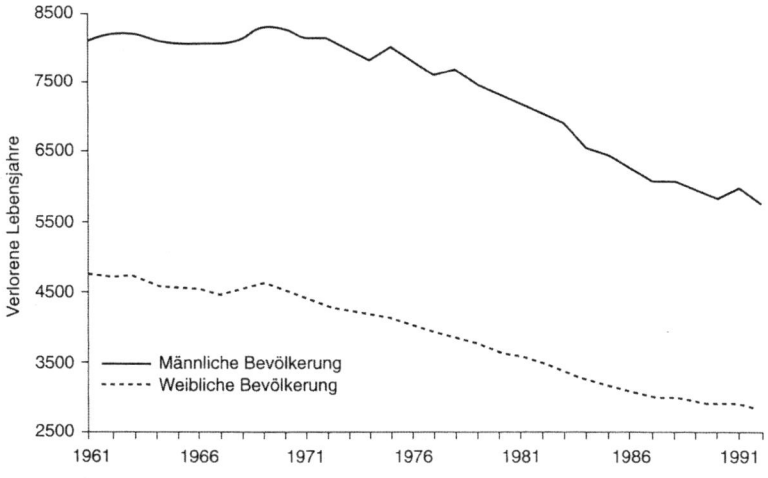

Abb. 10:
Verlorene Lebensjahre

Die Abbildung 10 zeigt nochmals den Verlauf der höheren Sterblichkeit der Männer gegenüber den Frauen, hier allerdings nur bezogen auf das mittlere Erwachsenenalter. Als Vergleichsmaß wurden die „verlorenen Lebensjahre" gewählt. Durch die „verlorenen Lebensjahre" werden zwei Einflussgrößen erfasst: Das Alter, in dem jemand verstorben ist, und die Anzahl der in einem bestimmten Alter Verstorbenen. Die verlorenen Lebensjahre setzen sich aus der Summe der Produkte aller individuell verlorenen Lebensjahre (Grenzalter 65 Jahre) und der Anzahl der in dem entsprechenden Alter Verstorbenen zusammen (vgl. BERGMANN et al. 1994).

> **Übung:**
> Versuchen Sie, auf drei unterschiedlichen Ebenen Begründungen für die hier aufgezeigten geschlechtsspezifischen Lebenschancen zu finden: a) auf der biologisch-konstitutionellen Ebene, b) auf der Verhaltensebene, c) auf der sozialen Belastungs- bzw. Herausforderungsebene.

Die höhere Sterblichkeit der Männer beginnt bereits mit der Geburt. Im Vergleich mit Mädchen haben Jungen, wenn es um die Gesundheit geht, die ungünstigeren Startbedingungen. Diese Tatsache deutet auf eine biologische Ursache der erhöhten Sterblichkeit von Männern hin, die durch die unterschiedlichen Anforderungen an die Reproduktion begründet sein könnte. Im mittleren Lebensalter werden die weiblichen Hormone im Sinne von Schutzfaktoren vor Herzinfarkt als eine biologische Begründung genannt.

Biologische Ursachen

Auf der Verhaltensebene werden geschlechtsspezifische Verhaltensweisen – Männer haben eine geringere Körper- und Gefühlsaufmerksamkeit, sind leistungsorientierter, rauchen mehr, trinken mehr Alkohol, ernähren sich weniger bewusst und haben eine höhere Risikobereitschaft (z. B. beim Autofahren und beim Sport) – als Begründung für die unterschiedlichen Mortalitätsraten benannt. Mögliche soziale Ursachen wie größerer Berufsstress, körperlich härtere Arbeitsbedingungen, mehr

Geschlechtsspezifische Verhaltensweisen

Schadstoffbelastungen oder weniger soziale Unterstützungsbeziehungen, werden auf der Ebene der geschlechtsspezifischen sozialen Faktoren untersucht. Der neuere Forschungsstand zum Thema geschlechtsspezifisches Gesundheitsverhalten wird von frauenspezifischen Forschungen getragen (vgl. STAHR et al. 1991, SONNTAG/GERDES 1992, MASCHEW-SKY-SCHNEIDER 1998).

Frauengesundheitshandeln ist insgesamt von einer größeren Bereitschaft geprägt, sich mit persönlichen Gesundheitsfragen (Befindlichkeit, Wechselwirkungen zwischen Körper und Seele) und mit gesellschaftlichen Gesundheitsfragen auseinander zu setzen, sowohl auf der Verletzungsseite (sexueller Missbrauch, Unterdrückung in Familie oder Beruf, Entmachtung und Entwertung im Gesundheitswesen) als auch auf der Vermögensseite (differenzierte Körperwahrnehmung, großes Interesse an der Gesundheitsbildung, vielfältiges soziales Beziehungsnetz). Fast alle Studien zum geschlechtsspezifischen Gesundheitsverhalten belegen jedoch, dass das Geschlecht zwar maßgeblich, aber nie alleine ausschlaggebend für Gesundheitshandeln ist, sondern stark mit schichtspezifischen Faktoren gekoppelt ist (vgl. BABITSCH 1998).

Um Unterschiede in der gesundheitlichen Lage von Männern und Frauen zu beschreiben, ist der Blick auf die Lebenserwartung und die Todesursachen nicht ausreichend. Hier wird auch der Blick auf die Unterschiede in den Erkrankungen und den Befindlichkeitsstörungen wichtig. Nicht alle Erkrankungen führen zum Tod, können aber dennoch großes Leiden verursachen wie z. B. psychische Beeinträchtigungen oder rheumatische Erkrankungen. „Unterschiede zwischen Männern und Frauen bestehen auch bei den so genannten Befindlichkeitsstörungen, also körperlichen oder psychischen Beeinträchtigungen des Wohlbefindens (z. B. Verspannungen, Müdigkeit, Abgeschlagenheit, Kopfschmerz). Diese können sowohl als Begleitsymptome einer schweren Krankheit als auch unspezifisch auftreten. Die Forschung hat gezeigt, dass Frauen deutlich häufiger unter solchen Beeinträchtigungen des Wohlbefindens leiden als Männer" (MASCHEWSKY-SCHNEIDER 1998, S. 52).

> **Übung:**
> Überlegen Sie sich vor dem Hintergrund Ihrer Erfahrungen im Umgang mit Kranksein von Männern und Frauen Begründungen für diese Unterschiede und stellen Sie darauf aufbauend Hypothesen auf, die Sie dann mit Kollegen diskutieren.

„Geschlechterparadox"   Zusammenfassend wird von einem „Geschlechterparadox" der Gesundheitsforschung gesprochen, denn obwohl Frauen länger leben als Männer, sind sie Zeit ihres Lebens unzufriedener mit ihrem Gesundheitszustand und leiden häufiger unter psychischen und psychosomatischen Beschwerden als Männer. Kolip fasst diese Befunde folgendermaßen zusammen:

● „Frauen haben eine um etwa 7 Jahre höhere Lebenserwartung.
● Die Zahl der bei guter Gesundheit verbrachten Lebensjahre ist für Frauen und Männer annähernd gleich.

- Die höhere Sterblichkeit der männlichen Bevölkerung ab dem 65. Lebensjahr geht vor allem auf verhaltensbedingte Todesursachen zurück (Unfälle, Herzinfarkt, Leberzirrhose, Lungenkrebs).
- Frauen sind unzufriedener mit ihrem Gesundheitszustand.
- Frauen leiden häufiger unter psychischen Krankheiten und psychosomatischen Beschwerden" (KOLIP 1998, S. 507).

In der gesundheitsbezogenen Geschlechterforschung sind geschlechtsspezifische Gesundheitsgefährdungen sowie geschlechtsspezifische Handlungspotenziale sichtbar geworden. Diese gilt es in der Gesundheitsförderung so zu berücksichtigen, dass Männer und Frauen unterschiedlicher Altersstufen auch gezielter als bisher differenziert werden, um wirklich von Maßnahmen zur Gesundheitsförderung profitieren zu können. Dies gilt insbesondere für Maßnahmen, die für Jugendliche konzipiert werden, da in dieser Altersgruppe das Gesundheitsverhalten eng an den Erwerb der Geschlechtsrolle geknüpft ist (vgl. HELFFRICH 1994).

3.2.4.4 Arbeitsbedingungen und Berufsanforderungen

In unserer Gesellschaft hat die Stellung im Beruf einen zentralen Stellenwert, nicht nur für die materielle Reproduktion, sondern auch für die Identität, die gesellschaftliche Anerkennung und für die Chancen, gesund alt zu werden. Die Stellung im Beruf und die damit verbundenen Chancen und Belastungen führen zu einem unterschiedlichen Risiko für Sterblichkeit, Frühverrentung und Gesundheitsgefährdungen. Eine Zusammenstellung der nationalen und internationalen empirischen Ergebnisse zum Zusammenhang von Berufsstatus und Gesundheit findet sich bei RICHARD (2001). Da der Berufsstatus ein traditioneller Schichtindikator ist, liegt es in der Natur der Sache, dass diese Studien eng gekoppelt sind an die Studien zur sozialen Ungleichheit. Berufliche Belastungsforschung bildet aber trotzdem einen eigenständigen Zweig in der sozial-epidemiologischen Forschung, in der neben den sozialen Kontextdaten (z. B. Betriebsdaten, Krankenkassendaten) auch die Ebene subjektiver Einschätzungen über berufliche Belastungen durch die Beschäftigten eine zentrale Rolle spielt.

Berufliche Belastungsforschung

Im klassischen Arbeitsschutzsystem werden Berufskrankheiten inklusive Arbeitsunfälle als Versicherungsunfälle genau erfasst und auch gezielt präventiv angegangen. Das ist allerdings eine sehr eingeschränkte Sichtweise auf technische und naturwissenschaftliche Einzelfaktoren, die den neuen arbeitsbedingten Gesundheitsgefahren nicht mehr gerecht wird. Deswegen hat sich in den Arbeitswissenschaften ein Belastungs-Beanspruchungs-Konzept durchgesetzt, in dem arbeitsbedingte Gesundheitsgefahren folgendermaßen unterschieden werden:

Belastungs-Beanspruchungs-Konzept

- Befindlichkeitsstörungen,
- arbeitsbedingte Erkrankungen,
- Berufskrankheiten,
- gesundheitliche Unfallfolgen.

Ob eine Erkrankung auf die Arbeitsbedingungen zurückzuführen ist, ist aufgrund der politischen und finanziellen Bedeutung des Ergebnisses heftig umstritten. Die Bundesanstalt für Arbeitsschutz und Arbeitsmedizin hat in einer Übersichtsstudie Daten zur Arbeit als Ursache wichtiger chro-

Arbeitsbedingte Erkrankungen

nischer Erkrankungen zusammengestellt. Nach diesen Daten ist u. a. bei Herz-Kreislauf-Krankheiten, Lungenkrebs und chronischen obstruktiven Atemwegserkrankungen von einem relevanten arbeitsbedingten Anteil auszugehen. Das attributale Risiko eines Sets von arbeitsbedingten Risikofaktoren für Herz-Kreislauf-Erkrankungen wird auf 50 % geschätzt. Das bedeutet, dass 50 % der Erkrankungsfälle ohne diese arbeitsbedingten Risikofaktoren vermieden werden könnten (vgl. HEUCHERT 1999).

Um Erklärungen für die Zusammenhänge von spezifischen Arbeitsbelastungen und Gesundheitsgefahren zu bekommen, haben Sozialepidemiologen und Medizinsoziologen eine Vielzahl von empirischen Untersuchungen zur gesundheitlichen Belastung am Arbeitsplatz durchgeführt. Einen guten Überblick über diesen Stand der Forschung gibt ein Aufsatz von Birgit GREINER zu psychosozialen Belastungen und Ressourcen am Arbeitsplatz (2001). In diesen Untersuchungen standen sozialpsychologische Faktoren wie Arbeitsaufgaben (Überforderung, Unterforderung), Arbeitsorganisation (z. B. Arbeitszeiten, Schichtarbeit, Handlungsspielräume) und soziale Beziehungen am Arbeitsplatz im Vordergrund des Interesses. Hohe berufliche Anforderungen bei gleichzeitig niedrigem Handlungsspielraum und geringer Belohnung gelten z. B. als ein wesentlicher beruflicher Belastungsfaktor für Herzinfarkt (SIEGRIST 1996).

Stessoren

MOHR und UDRIS habe eine in der Arbeitspsychologie entwickelte Klassifizierung von Belastungen vorgestellt, in der folgende Stressoren unterschieden werden:

- arbeitsbezogene Stressoren (Unter- und Überforderung, Störungen und Unterbrechungen während der Aufgabenausführung),
- zeitliche Stressoren (Nacht- und Schichtarbeit, Arbeit auf Abruf, Zeitdruck),
- soziale und arbeitsorganisatorische Stressoren (fehlende soziale Unterstützung, Mobbing, Rollenkonflikte, belastendes Verhalten von Vorgesetzten),
- physikalische Stressoren (Lärm, Hitze, Staub etc.) (MOHR/UDRIS 1996).

Übung:
Versuchen Sie anhand dieser Klassifizierung, typische Belastungen aus ihrem Arbeitsalltag zu benennen.

Ressourcen aus der Arbeitswelt

Neben den gesundheitlichen Belastungen aus der Arbeitswelt werden in neueren sozialepidemiologischen Studien auch gesundheitliche Ressourcen untersucht (vgl. Kapitel 1.2). „Ressourcen können als das Insgesamt der einer Person zur Verfügung stehenden, von ihr genutzten oder beeinflussten gesundheitsschützenden und -fördernden Kompetenzen und äußeren Handlungsmöglichkeiten verstanden werden" (UDRIS/FRESE 1999, S. 438).

Zwei Ressourcen, Situationskontrolle und soziale Unterstützung, haben sich in diesen Untersuchungen immer wieder als besonders bedeutsam herausgestellt.

Situationskontrolle heißt, dass eine Person die prinzipielle Möglichkeit hat, eine belastende Arbeitssituation zu beeinflussen. Situationskontrolle

entspricht dabei einem menschlichen Grundbedürfnis nach Durchschau-
barkeit, Verstehbarkeit und Beherrschbarkeit von Ereignissen und erweist sich in der Arbeitstätigkeit als sehr wesentlich.

Die zweite wichtige Ressource soziale Unterstützung zielt auf ein gutes
und vertrauensvolles Miteinander in Arbeitsteams. Da soziale Unterstützung aber nicht nur am Arbeitsplatz wichtig ist, sondern prinzipiell als
zentrale Ressource für Gesundheit gilt, wird dieses Thema im nächsten
Absatz nochmals ausführlich behandelt.

> **Übung:**
> Beschreiben Sie, inwieweit für Sie das Erleben von Situationskontrolle
> und sozialer Unterstützung an Ihrem Arbeitsplatz prinzipiell möglich
> ist und wovon diese Ressourcen negativ beeinflusst werden können.

3.2.4.5 Soziale Netzwerke und soziale Unterstützung

„Art, Umfang und Qualität der sozialen Beziehungen eines Menschen
sind für seine seelische und körperliche Gesundheit von grundlegender
Bedeutung" (Badura 1983, S. 73). Mit dieser Aussage wird der Blick
freigegeben auf die gesundheitliche Bedeutung von Beziehungsmilieus
und auf Formen der Vergesellschaftung, die sich im Zuge des sozialen
Wandels ändern.

*Bedeutung und Wandel
sozialer Beziehungen*

Menschen haben schon immer – auch als Jäger und Sammler – in sozialen Gruppen zusammengelebt, sich bei Gefahren gemeinsam geschützt
und gewehrt, sich bei der Bewältigung der alltäglichen Lebensaufgaben
wechselseitig geholfen und sich untereinander auch emotional gestützt.

Durch Verstädterung, Mobilitätszwänge und bestimmte Anforderungen
der Arbeitswelt drohen heute stabilisierende Gruppen immer mehr auseinander zu fallen. Hinzu kommen steigende Scheidungsraten und zunehmende Ein-Personen-Haushalte. Einsamkeit zeichnet sich ab als
großer Risikofaktor für Unwohlsein und langfristig auch für die Entstehung und Bewältigung von Krankheiten. Badura schreibt dazu: „Solange
sich die genetischen Grundlagen des Menschen nicht wesentlich ändern,
werden soziale Beziehungen für Realitätskonstruktion, Gefühlsregulierung, Sinnstiftung und Verhaltensorientierung weiter von ebenso grundlegender Bedeutung bleiben, wie sie es seit Jahren waren. Soziale Beziehungen sind darüber hinaus auch von hoher instrumenteller Bedeutung
für Lebensqualität und Überleben in einer potenziell bedrohlichen, un-
ter- oder überfordernden Umwelt" (Badura 1993, S. 74).

> **Übung:**
> Überlegen Sie, in welcher Weise auch heute trotz staatlicher Vor- und
> Fürsorge die drei grundlegenden Funktionen sozialer Einbindung des
> Menschen für den Erhalt seiner Gesundheit wichtig sind, und zwar
> bezogen auf die alltäglichen Lebensauseinandersetzungen:
>
> ● Schutz vor Feinden und Gefahren,
> ● Unterstützung bei der Bewältigung alltäglicher Herausforderungen,
> ● Sinnstiftung und Erhalt des emotionalen Gleichgewichts.

Erkrankungs- und Sterbewahrscheinlichkeit bei fehlenden sozialen Beziehungen

Fehlende soziale Unterstützung wurde in einer Reihe von Untersuchungen mit einer erhöhten Erkrankungswahrscheinlichkeit und mit einer erhöhten Sterbewahrscheinlichkeit in Zusammenhang gebracht. In einer amerikanischen Studie wurde an einer großen Stichprobe gezeigt, dass Personen mit geringem sozialen Rückhalt eine höhere Sterberate hatten. Wichtig ist hierbei, dass soziale Unterstützung als wahrgenommene Hilfe durch andere definiert war (BERKMAN/SYME 1979). In einer weiteren krankheitsspezifischen Untersuchung bei 194 Patienten über 65 Jahren nach einem ersten Herzinfarkt zeigte sich innerhalb einer Sechsmonatsperiode, „dass Personen mit dem niedrigsten Grad sozialer Unterstützung im Vergleich zu den verbleibenden Befragten ein 2,9fach erhöhtes Sterberisiko hatten" (GEYER 2001, S. 211). GEYER verweist auch noch auf eine weitere groß angelegte Studie aus dem Jahr 1984 von RUBERMANN et al., in der 2320 Männer nach einem akuten Herzinfarkt befragt wurden. „Patienten, die sozial isoliert waren, hatten im Vergleich zu sozial integrierten Personen eine zweifach erhöhte Sterbewahrscheinlichkeit. Wenn soziale Isolation mit chronischen Belastungen, Zugehörigkeit zur unteren Sozialschicht und belastenden Lebensereignissen in Kombination auftraten, war das relative Risiko sogar um das 4,5fache erhöht" (GEYER 2001, S. 211).

Protektive Wirkung sozialer Unterstützung

Auch die protektive Wirkung sozialer Unterstützung ist mehrfach empirisch belegt worden. Paulus (1997) hat Forschungsbeispiele hierzu zusammengestellt:

- „ORTH-GOMER (1993) fand, dass sich sozial gut eingebundene Menschen gesundheitsförderlicher verhalten als relativ isoliert lebende Menschen (...)
- Nach EDERE (1993) sind weibliche Jugendliche mit vielfältiger emotionaler Unterstützung psychisch gesünder, haben ein höheres Selbstvertrauen, sind liebesfähiger und weniger depressiv als Mädchen mit mittlerer oder geringer emotionaler Unterstützung.
- REIS/MEYER-PROBST (1995) kamen bei einer Untersuchung von klinisch jungen Erwachsenen u. a. zu folgendem Ergebnis: Je mehr sie soziale Unterstützung erleben konnten, desto weniger neigten sie zu Depressivität" (PAULUS 1997, S. 183 ff.).

In der Unterstützungsforschung wird zwischen sozialer Integration und sozialer Unterstützung unterschieden.

> **Definition:**
> „**Soziale Integration** meint die Einbettung in ein soziales Netz und wird durch die Existenz von Freunden und Verwandten bzw. durch die Quantität von Sozialbeziehungen beschrieben, während **soziale Unterstützung** die Qualität betrifft, also die Art der Unterstützung, wie etwa emotionale Zuwendung, Lob, Rat und Tat oder Bereitstellung materieller Güter" (SCHWARZER 1992, S. 18).

Der Begriff „soziales Netzwerk" verweist also auf das „Muster sozialer Beziehungen, in das ein Individuum eingebunden ist" (KEUPP 1994, S. 969). Soziale Netze sind inhaltlich sehr vielfältig und reichen von primären Netzen (z. B. Familien, Freunde) über sekundäre Netzwerke (z. B. Nachbarschaftsbeziehungen, Kollegen, Vereine) bis hin zu tertiären Net-

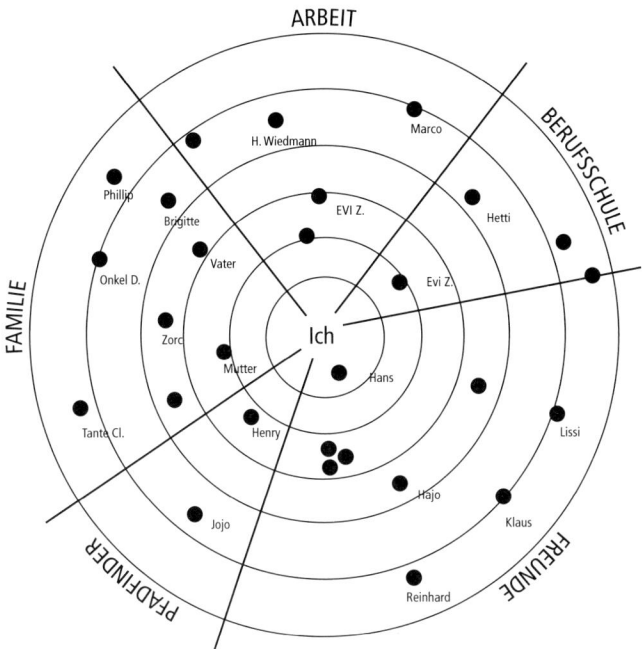

Abb. 11:
Beispiel einer Netzwerkkarte (nach STRAUS 1994, S. 24)

zen, in denen die Mitglieder von Organisationen wiederum vernetzt sind
(z. B. Arbeitskreise oder Selbsthilfezentren).

> **Übung:**
> Anhand einer Netzwerkkarte kann man das soziale Netz einer Person
> graphisch darstellen. Erstellen Sie zunächst eine Liste mit ihnen nahe
> stehenden Personen.
> Fassen Sie die Personen zu Gruppen (Familie, Arbeit, Freunde usw.)
> zusammen. Auf den Netzwerkkreisen (Abb. 11) tragen Sie die aufge-
> listeten Personen in die Sektoren ein. Diejenigen Personen, die Ihnen
> am nächsten stehen, auf den inneren Kreissegmenten, die eher ent-
> fernteren auf den äußeren.

In der begrifflichen Analyse von sozialer Unterstützung muss unterschieden werden zwischen tatsächlich erhaltener und subjektiv wahrgenom-
mener sozialer Unterstützung. Beides kann erheblich auseinander klaf-
fen. Meistens wird die soziale Unterstützung als subjektive Einschätzung
erfasst. Dabei bewertet die Person dann quantitative und qualitative Aspekte erfahrenen Rückhalts.
Die Inhalte sozialer Unterstützung unterscheidet Paulus (1997) folgendermaßen:

1. „Emotionale Unterstützung erleben:
   Positive Gefühle, Nähe, Vertrauen und Engagement erfahren; eigene
   Person und Gefühle werden von anderen akzeptiert; aktives Zuhören
   erleben.

Inhalte sozialer Unterstützung

2. Unterstützung beim Problemlösen erleben:
Über ein Problem sprechen können; problemlösungs- und handlungsrelevante Informationen erhalten; Ermutigung und Rückhalt erleben; Rückmeldung für eigenes Verhalten und Erleben erhalten.
3. Praktische und materielle Unterstützung erleben:
Im Bedarfsfall Geld oder Gegenstände geliehen oder geschenkt bekommen; bei einer schwierigen Tätigkeit Begleitung, Beistand oder praktische Hilfe erhalten; von Aufgaben und Belastungen befreit werden.
4. Soziale Integration erleben:
Eingebettet sein in ein Netzwerk sozialer Interaktionen; Übereinstimmung von Lebensvorstellungen und Werten erleben.
5. Beziehungssicherheit erleben:
Vertrauen in relevante Beziehungen und deren Verfügbarkeit haben"
(PAULUS 1997, S. 181 f.).

Übung:
Überlegen Sie sich anhand der hier differenzierten Ebenen, von wem Sie aus Ihrem sozialen Netzwerk (siehe dazu Ihre persönliche Netzwerkkarte) welche Art von sozialer Unterstützung erwarten und im Anschluss daran, wem Sie bereit wären, Unterstützung auf den verschiedenen Ebenen zu geben.

3.2.4.6 Lebensgewohnheiten

Ernährungs-, Bewegungs- und Konsumgewohnheiten

Spezifische Lebensgewohnheiten haben unbestritten großen Einfluss auf Morbiditäts- und Mortalitätsraten. Untersucht worden sind vor allem der Einfluss von Ernährungs-, Bewegungs- und Konsumgewohnheiten bezüglich Genussmitteln wie Rauchen, Alkoholkonsum und dem Konsum weicher Drogen. Dabei ist deutlich geworden, dass das Ernährungsverhalten, die Bewegungsgewohnheiten und die genussmittelspezifischen Konsumgewohnheiten eindeutig als Risikoverhalten für bestimmte Krankheiten anzusehen sind. Der Gesundheitsbericht für Deutschland und das Robert-Koch-Institut veröffentlichen hierzu immer wieder aktuelle Daten.

Übung:
Recherchieren Sie, welches Risikoverhalten mit welchen Erkrankungen in Zusammenhang gebracht wird.

Eine neuere Studie zum Gesundheitsverhalten von Rauchern zeigt auch deutlich, dass ungesunde Lebensweisen häufig zusammenfallen. Bei einer repräsentativen Stichprobe von 4075 Personen der Altersjahrgänge 1932–1978 aus Lübeck und Umgebung wurden in einem persönlichen Interview und einem Fragebogen Daten zum Alkohol- und Nikotinkonsum sowie zum Ernährungs- und Bewegungsverhalten erhoben. „Aktualraucher hatten ein ungesünderes Ernährungs- und Bewegungsverhalten als Nichtraucher und ehemalige Raucher, die Prävalenzrate für gesundheitlich riskanten Alkoholkonsum ist bei Aktualrauchern signifikant erhöht. Es ließ sich auch eine Zunahme ungesunder Verhaltensweisen mit Zunahme des Schweregrades der Nikotinabhängigkeitssymptome nachweisen" (SCHUMANN et al. 2000, S. 275).

Viele vertraute Praktiken des Alltags, die der Gesundheit nicht förderlich sind, zeichnen sich auf der persönlichen Seite häufig durch Beharrlichkeit und Widerstandskraft gegenüber Veränderungen aus. Sie sind über Sozialisationsprozesse vermittelt und stark im Gefühlshaushalt eines Menschen verankert. Zugleich sind diese Verhaltensweisen aber auch häufig gesellschaftstypische Bewältigungsmuster zur Vermeidung von Unlustgefühlen, wie z. B. der Genuss von Alkohol und Süßigkeiten gegen Langeweile und Einsamkeit oder der hohe Kaffeekonsum zur Steigerung der Leistungsfähigkeit (vgl. Kapitel 7.4). Eine empirische Untersuchung von Klaus HORN et al. (1984) zeigte, „dass das aus medizinischer Sicht risikohafte Leben verschiedene Formen des Versuchs darstellt, mit subjektiv stark belastenden Situationen und Erfahrungen kompensierend umzugehen" und „dass die große gesellschaftliche Bedeutung von Arbeit heute die private, die persönliche Bedeutung von Gesundheit und den Umgang damit zunächst einmal in den Hintergrund gedrängt hat" (HORN et al. 1984, Vorwort).

Motive für diese Gewohnheiten

Dieser Zusammenhang von Lebensweisen der einzelnen mit den allgemeinen gesellschaftlichen Lebensverhältnissen macht Gesundheitsförderung zu einer so komplexen und vielschichtigen Aufgabe.

> **Übung:**
> Welches ist Ihr bevorzugtes Risikoverhalten? Wann wenden Sie es an? Warum halten Sie wider besseren Wissens daran fest?

> **Übung:**
> Ermitteln Sie in Ihrer Arbeitsumgebung, wie viele Tassen Kaffee von den Kollegen täglich getrunken werden. Diskutieren Sie die Hintergründe für den (hohen) Kaffeekonsum.

3.3 Krankheits- und Gesundheitsmodelle

Die Ergebnisse der Epidemiologie, der Sozialepidemiologie und der neueren gesundheitswissenschaftlichen Forschungen zeigen auf, wie vielfältig die wissenschaftlichen Erklärungsansätze sind, um die Entstehung von Krankheit und Gesundheit zu begründen. So vielfältig wie die Erklärungsansätze, sind auch die Vorschläge für Behandlungsmethoden und Präventions- bzw. Gesundheitsförderungsansätze. Es kommt auf den Standpunkt an, von dem aus die Wissenschaft sich den Phänomenen Krankheit und Gesundheit nähert. Genauso ist es mit unseren alltagspraktischen Krankheits- und Gesundheitsvorstellungen. Sie variieren je nach Lebenserfahrung und je nach Lebensbezug.

Dass wir heute mehr als eine Vorstellung von den Bedingungen für Gesundheit und Krankheit haben, wird oft beklagt. Im Vordergrund der Kritik stehen häufig die Verunsicherungen beim Patienten durch verschiedene Krankheitsinterpretationen und Behandlungsvorschläge; vergessen wird dabei sehr häufig, das unterschiedliche Standpunkte auch Interpretationsmöglichkeiten und Handlungsspielräume eröffnen, die dem Umgang mit Krankheit und Gesundheit zugute kommen. Sie ermöglichen dem einzelnen die Auseinandersetzung mit den verschiedenen Ebenen seines Krankseins und fordern auf zur Selbstverantwortung und zur Suche eines eigenen Standpunkts. Nachfolgend werden einige dieser unterschiedlichen Vorstellungen in Modellform zusammengefasst. Es wurden diejenigen ausgewählt, die im alltäglichen Umgang mit Patienten immer wieder eine große Rolle spielen, vielleicht auch bei jeder Person. Damit ist man jedoch weit entfernt von einem Überblick über vorhandene wissenschaftliche Vorstellungen.

Die Präsentation dieser Modelle beschränkt sich stark vereinfachend auf typische Aussagen zu vier verschiedenen Fragestellungen: Krankheitsdefinition, Gesundheitsdefinition sowie Therapie- und Präventionsvorstellungen. Die Präsentation der Modelle soll helfen, eigene Vorstellungen und die der Patienten klarer auf unterschiedliche Standpunkte beziehen zu können, um von hier aus gesundheitsförderlich eingreifen zu können.

3.3.1 Medizinisch-biologisches Modell

Das medizinisch-biologische Modell ist ein naturwissenschaftliches Modell, das den Menschen als lebendigen Körper begreift, der nach bestimmten Naturgesetzen aufgebaut ist und auch nach solchen funktioniert.

Definitionen:

Krankheit: Krankheit gilt als eine Störung der biologischen Vorgänge im menschlichen Organismus, z. B. als Verletzung von Organen oder Geweben, als gestörte körperliche Funktion oder auch als eine Störung durch die pathogene Wirkung äußerer Agenzien, wie Viren oder Bakterien, und nicht zuletzt durch fehlerhafte genetische Entwicklungen.

Gesundheit: Als Gesundheit gilt das geordnete Zusammenspiel normaler Funktionsabläufe und des normalen Stoffwechsels. Die zugrunde gelegte Normalität ist statistisch, was sich schon in Begriffen wie Normalgewicht, Durchschnittsgröße etc. zeigt.

Therapie: Jeder Störung liegt eine spezifische, genau zurechenbare Ursache zugrunde. Diese Ursache muss gefunden und beseitigt werden, z. B. mechanisch durch chirurgische Eingriffe oder medikamentös durch Antibiotika. Biochemische Fehlsteuerungen werden ebenfalls medikamentös reguliert.

Prävention: Da Krankheiten vorhersehbare Abläufe haben und nur durch gezielte medizinische Intervention heilbar sind, ist eine vorzeitige bzw. rechtzeitige Überprüfung möglichst vieler Körperfunktionen durch den Arzt die sicherste Prävention.

3.3.2 Psychosomatisches Modell

Die Psychosomatik ist eine Betrachtungsweise des Menschen als Einheit von Körper und Seele. Sie konzentriert sich vor allem auf den Einfluss des Seelischen, d. h. des Erlebens und Verhaltens des Subjektes bei körperlichen Beschwerden. Sie schafft damit Raum für den individuellen Menschen.

Definitionen:

Krankheit: Krankheit ist ein misslingender Versuch der Bewältigung eines intrapsychischen Konflikts.

Gesundheit: Gesundheit zeigt sich in einem stabilen Selbstwertgefühl verbunden mit der Fähigkeit einer Person, Konflikte bewusst wahrzunehmen und zu bewältigen.

Therapie: Es gibt sehr unterschiedliche psychosomatische Schulen und Therapieeinrichtungen. Nach den Thesen aus der psychoanalytischen Theorie sind Diagnose und Therapie zusammengehörende, bewusstseinsbildende Prozesse, die über die Thematisierung emotionaler und körperlicher Beziehungen angeregt werden. Die zentrale Frage der Psychosomatik nach Alexander Mitscherlich ist: Was setzt die Physiologie so unter Druck, dass sie Symptome produzieren muss? Die Auflösung dieser Frage löst zugleich das Symptom auf.

Prävention: Der Aufbau eines stabilen Selbstwertgefühls durch die gesamte Sozialisation ist eine wichtige Voraussetzung zur Konfliktfähigkeit.

3.3.3 Naturheilkundliches Modell

Naturheilkunde ist Erfahrungsheilkunde. Ihr Wert bestimmt sich aus dem praktischen Kennenlernen ihrer Verfahren, d. h. aus ihrer Wirkung und nicht aus naturwissenschaftlichen Analysen. Es gibt in der Naturheilkunde sehr unterschiedliche Verfahren, deren Gemeinsamkeit über ein spezifisches Krankheitsverständnis und daraus ableitbare Therapieprinzipien bestimmt wird.

Definitionen:

Krankheit: Krankheit ist Teil der biologischen Gesundheit. Sie ist in einem ganzheitlichen Sinne immer sinnvoll. Krankheit wird nicht als Krankheit nur eines Organs aufgefasst, sondern immer als Ergebnis von Regulationsbemühungen des Gesamtorganismus.

Gesundheit: Gesundheit ist die Harmonie der Ordnungskräfte in einem lebendigen Organismus.

Therapie: Es gibt vier therapeutische Grundprinzipien (SCHMIDT 1982, S. 74 ff.):
1. Naturgemäße Heilweise: Therapiemittel sind ausschließlich organische, anorganische Stoffe oder Heilreize, die in der Natur vorkommen. Naturstoffe bleiben immer in ihrem Gesamtverband.
2. Nihil nocere (nichts darf schaden): Naturgemäße Arznei darf nicht schaden (entgegen dem Prinzip: So viel Nutzen wie möglich, so wenig Schaden wie möglich). Sie hilft dem Körper bei der Regulierung seiner Kräfte.
3. Ganzheitliche Betrachtungsweise: Es gibt keine Zergliederung in morphologische Einzelteile, sondern phänomenologische Analysen und lebensweltliche Betrachtungen.
4. Förderung der Naturheilkraft: Reize und Arzneien unterstützen die körpereigene Abwehr.

Prävention: Naturgemäße Lebensweise, Beachtung körperlicher Rhythmen, gesunde Ernährung, ausreichender Schlaf, wenig Genussmittel und kosmisches Aufgehobensein führen zur Gesundheit von Körper und Seele.

3.3.4 Sozialwissenschaftliche Modelle

Sozialwissenschaftliche Interpretationen von Krankheit und Gesundheit gehen über die individuelle Betrachtungsweise hinaus und nehmen Bezug auf gesellschaftliche Faktoren bei der Entstehung und Verarbeitung von Krankheiten.

Definitionen:

Krankheit: In psychischen und somatischen Erkrankungen spiegeln sich gestörte soziale Verhältnisse wider.

Gesundheit: Gesundheit ist das gute körperliche, soziale und materielle Leben für alle.

Therapie: Sozialwissenschaftliche Krankheitsinterpretationen entwickeln keine auf das Individuum ausgerichteten Heilungsvorschläge. Sie überlassen die Heilung der Medizin und konzentrieren sich auf Tätigkeitsfelder der Prävention.

Prävention: Alle Bereiche der Gesundheitsförderung, speziell solche, die sich mit einer Verbesserung gesellschaftlicher Strukturen befassen.

Übung:
Überlegen Sie, welches der hier vorgestellten Modelle Ihrer persönlichen Krankheits- und Gesundheitssicht am nächsten kommt. Begründen Sie, warum das so ist.

4 Konzeptionelle Grundlagen einer salutogenetisch orientierten Gesundheitsförderung

Bedeutung personaler Protektivfaktoren

Die bislang dargestellten Einflüsse auf Krankheit und Gesundheit beziehen sich – mit Ausnahme des Konzepts der sozialen Unterstützung – auf Risiken, die krank machen können. In den letzten 20 Jahren wurde aber auch an theoretischen Konzepten gearbeitet, die erklären sollen, warum Menschen trotz bestehender Belastungen und Risiken gesund bleiben. Diese unterschiedlichen Konzepte haben alle eine Gemeinsamkeit. Sie verweisen auf die große Bedeutung von Selbstsicherheit für den Erhalt der Gesundheit – also der individuellen Überzeugung, das eigene Leben selbst beeinflussen zu können. Diskutiert werden vor allem personale Protektivfaktoren wie „Selbstwirksamkeit" (BANDURA 1982), „Widerstandsfähigkeit" (KOBASA 1979), „Optimismus" (SCHREIER/CARVER 1987), „seelische Gesundheit als Eigenschaft" (BECKER 1992), Kohärenzgefühl (ANTONOVSKY 1997).

Für die Diskussion um Gesundheitsförderung im deutschsprachigen Raum hat sich das Konzept der Salutogenese als einflussreichstes theoretisches Konzept durchgesetzt. Unter dem Begriff Salutogenese hat Aaron ANTONOVSKY (1923–1994), ein amerikanisch-israelischer Medizinsoziologe, einen Kontrapunkt zum Risikofaktorenkonzept gesetzt und damit einen theoretischen Hintergrund für Ansätze zur Förderung von Gesundheit geschaffen. Wegen dieser großen Bedeutung, die auch für die gesundheitsförderliche Arbeit in der Pflege gegeben ist, sollen nachfolgend die zentralen Fragestellungen und die Kernelemente des Konzepts vorgestellt werden.

4.1 Das Konzept der Salutogenese

Kritik an der pathogenetisch-kurativen Grundhaltung

„Die Frage ist der Durchbruch", betonte Aaron ANTONOVSKY und wies damit darauf hin, dass wichtige Fortschritte nur mit der Formulierung neuer Fragen erzielt werden. Seine neue Frage, mit der er sich seit Anfang der 70er-Jahre auseinander setzte, lautete: „Warum bleiben Menschen trotz vieler potenziell gesundheitsgefährdender Einflüsse gesund?" Er kritisierte die rein pathogenetisch-kurative Grundhaltung, die mit ihrer zentralen Fragestellung, warum Menschen krank werden, alle Arbeits- und Wissenschaftsbereiche, die sich mit Krankheit und Gesundheit des Menschen auseinander setzen, dominiert. In dieser Grundhaltung wird Krankheit als Abweichung von der Norm Gesundheit betrachtet: Das traditionelle Paradigma der Medizin, so ANTONOVSKY, geht davon aus, dass eine Homöostase der Normalzustand des Menschen ist. Dies bedeutet, dass Menschen von Natur aus eigentlich ohne Leid und im Gleichgewicht sind. Solange nicht eine bestimmte Kombination von Umständen wie z. B. gefährliche Viren und/oder Stress auftritt, werden sie auch nicht krank.

Dieser Grundannahme setzt er sein salutogenetisches Paradigma entgegen: „Dieses Paradigma basiert auf der Annahme einer der menschlichen Existenz innewohnenden Heterostase und Konflikthaftigkeit" (ANTONOVSKY 1993, S. 3), in der Ungleichgewicht und Leid Normalität sind. Menschen bewegen sich also von Anbeginn ihres Lebens in krankmachenden Bedingungen und sind stets darum bemüht, diesen etwas entgegenzusetzen, damit der Organismus seine Ordnung aufrechterhalten kann. In einer Metapher vergleicht ANTONOVSKY das Leben mit einem Fluss. „Wir alle ... sind vom Moment unserer Empfängnis bis zu dem Zeitpunkt, an dem wir die Kante des Wasserfalls passieren, um zu sterben, in diesem Fluss.... Das Wesen der Flüsse, in denen wir uns befinden, ist unterschiedlich. Äthiopier, Israelis und Schweden, gehobene und niedrigere Sozialschichten, Männer und Frauen sind alle in verschiedenen Flüssen, deren Strömungen und Strudel oder andere Gefahrenquellen variieren, aber niemand befindet sich jemals am sicheren Ufer. Kein Fluss ist sehr friedlich" (ANTONOVSKY 1993, S. 7). Seine zentrale Forschungsfrage war: „Wie wird man, wo immer man sich in dem Fluss befindet, dessen Natur von historischen, soziokulturellen und physikalischen Umweltbedingungen bestimmt wird, ein guter Schwimmer" (ANTONOVSKY 1997, S. 92)?

Er kontrastierte die unterschiedlichen Antworten des pathogenetischen und des salutogenetischen Modells anhand von fünf Fragestellungen, die gerade auch im pflegerischen Alltag immer wieder von grundsätzlicher Bedeutung sind:

- „Wie lassen sich Menschen im Hinblick auf ihren Gesundheitsstatus klassifizieren?
  Eine dichotome versus kontinuierliche Klassifikation.
- Was ist der Gegenstand von Untersuchung und Behandlung?
  Wissenschaftliche Diagnostik einer spezifischen Krankheit versus Bestimmung eines allgemeinen Gesundheits-/Krankheitsstatus einer Person.
- Welches sind wichtige ätiologische Faktoren?
  Einbeziehung von Risikofaktoren für bestimmte Erkrankungen versus eine ganzheitliche Lebensgeschichte, die unter Berücksichtigung von heilsamen und gesundheitsfördernden Ressourcen eine Einordnung auf dem Kontinuum ermöglicht, inklusive heilsamer und gesundheitsfördernder Ressourcen.
- Wie werden Stressoren konzeptionalisiert?
  Als etwas Ungewöhnliches und Pathogenes versus etwas Alltägliches und in den Konsequenzen Unbestimmbares.
- Wie soll Leiden behandelt werden?
  Die ‚magische Pille' zur Bekämpfung von Krankheiten versus die Stärkung von Bewältigungsressoucen" (ANTONOVSKY 1993, S. 4).

Salutogenetisches Paradigma

Pathogenetisches versus salutogenetisches Modell

Übung:
Die zentrale Ausgangsfrage: „Was erhält Menschen gesund?" führt auch im Alltag nahezu zwangsläufig zu anderen Ergebnissen und zu einem umfassenderen Verständnis der Zusammenhänge von Krankheit und Gesundheit als die ausschließlichen Fragen: „Was macht Menschen

krank?" oder „Welcher Risikofaktor führt zu welcher Krankheit?"
1. Konzentrieren Sie Ihre Aufmerksamkeit auf einen Menschen aus Ihrem Familien- oder Freundeskreis, den sie als mehrheitlich gesund betrachten. Versuchen Sie herauszufinden, was diesen Menschen auszeichnet.
2. Konzentrieren Sie in der nächsten Zeit Ihren pflegerischen Sachverstand auf Menschen mit besonders gut verlaufenden Genesungsprozessen. Versuchen Sie herauszufinden, was diese Patienten an sich haben oder welche Umgebungsbedingungen hier besonders auffallen.
3. Suchen Sie sich aus Ihrem Kollegenkreis eine Person aus, die für Sie Gesundheit ausstrahlt. Worin zeigt sich diese Ausstrahlung? Was könnte dafür verantwortlich sein?

Obige Fragestellungen führten ANTONOVSKY zu den zentralen Konstrukten seines salutogenetischen Modells, wie dem Gesundheits-Krankheits-Kontinuum, dem Kohärenzgefühl und den generalisierten Widerstandsfaktoren, die nachfolgend erklärt und in ihrer Bedeutung für die Pflege vorgestellt werden.

4.1.1 Das Gesundheits-Krankheits-Kontinuum

Gesundheit und Krankheit werden aus salutogenetischem Blickwinkel nicht als einander ausschließende alternative Zustände gesehen. ANTONOVSKY setzte dieser Trennung die Vorstellung eines Gesundheits-Krankheits-Kontinuums gegenüber mit den Polen „Gesundheit/körperliches Wohlbefinden" auf der einen Seite und „Krankheit/körperliches Missempfinden" auf der anderen. Die beiden Extrempole „völlige Gesundheit" und „völlige Krankheit" gibt es nicht. „Wir sind alle terminale Fälle. Aber solange wir einen Atemzug Leben in uns haben, sind wir alle bis zu einem gewissen Grad gesund" (ANTONOVSKY 1989, S. 53).

Keine dichotome Sichtweise von Krankheit und Gesundheit Für die Praxis heißt das, dass jeder Mensch, auch wenn er sich überwiegend gesund fühlt, auch kranke Anteile hat und ebenso jeder kranke Mensch auch gesunde Anteile in sich trägt. Das ist eine aus der Praxis abgeleitete banale Erkenntnis; aber in theoretischen Modellen der Medizin und vielfach auch in der Pflege wird dagegen anders argumentiert. Gesundheit ist die Abwesenheit von Störungen, heißt es in der Medizin. Auch in pflegewissenschaftlichen Modellen ist Gesundheit aufgrund der unterschiedlichen Zugangsweisen nicht einheitlich gefasst. Häufig ist damit der gesundheitliche bzw. krankheitliche Status einer Person gemeint, der sich weitgehend an medizinischen Normen orientiert (z. B. bei Pflegediagnosen), oder aber Gesundheit wird als idealistischer Zustand der Ganzheit bzw. des Ganzseins begriffen (OREM 1997, S. 106 ff.). Manchmal wird Gesundheit auch als Zustand der Unabhängigkeit und Krankheit als Zustand der Abhängigkeit beschrieben.

Eine wie auch immer gelagerte dichotome Sichtweise von Krankheit und Gesundheit ist also auch vielen pflegewissenschaftlichen Perspektiven inhärent.

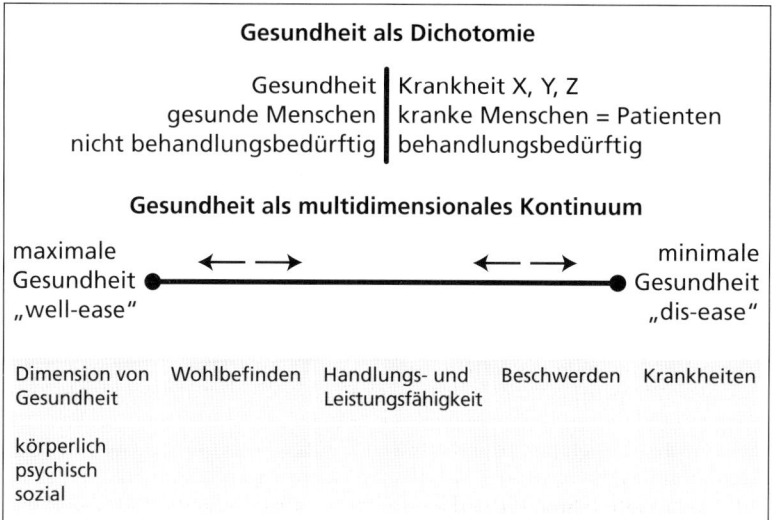

Gesundheit als multidimensionales Kontinuum bietet gerade auch für die Pflege einen Orientierungsrahmen, in dem sich die komplexe Wirklichkeit eines erkrankten und pflegebedürftigen Menschen sehr gut abbilden lässt. Nach welchen Kriterien bestimmt sich jetzt die Lokalisation einer Person auf diesem Kontinuum?

Kriterien für die Lokalisation einer Person

- „Das Fehlen oder Vorhandensein von Schmerzen;
- das Fehlen oder Vorhandensein von mehr oder weniger großen funktionellen Beeinträchtigungen von Lebensaktivitäten, die die betreffende Person ausüben möchte;
- der Befund eines Gesundheitsexperten und die von ihm geäußerte mehr oder weniger günstige Prognose;
- das Ausmaß der von einem Gesundheitsexperten für notwendig erachteten kurativen und präventiven Maßnahmen" (ANTONOVSKY 1979, zitiert nach FRANKE 1994, S. 28).

Die Dimensionen dieses Kontinuums schließen Wohlbefinden und Beschwerden, Handlungs- und Leistungsfähigkeit wie auch Einschränkungen und Unfähigkeiten und letztlich den Expertenbefund mit ein. Der jeweilige Gesundheitszustand eines Patienten auf dem Kontinuum ergibt sich aus der dynamischen Interaktion zwischen diesen Belastungen und Ressourcen auf allen Ebenen des Seins. Den Platz bestimmt auch nicht allein die Diagnose des Experten, sondern er ergibt sich aus dem professionellen Gespräch der Gesundheitsexperten mit dem Patienten und/oder seinen Angehörigen über alle infrage kommenden Belastungen und Bewältigungsmöglichkeiten, die ein Patient hat bzw. erlebt. So steht nicht nur die spezifische Erkrankung und ihre Folgen im Zentrum der Anamnese, sondern genauso die Lebenssituation und die Teile der Lebensgeschichte, die Rückschlüsse auf Protektivfaktoren oder heilsame Ressourcen möglich machen.

Diese Konzeption von Kranksein und Gesundsein trifft die Kernbereiche pflegerischer Handlungsfelder und pflegerischer Aufgabenbereiche. Sie zeigt, bei welchen Aktivitäten des täglichen Lebens Menschen pflegeri-

Bedeutung in der Pflege

sche Unterstützung brauchen und bei welchen nicht. In Oremscher Diktion heißt das, dass sich pflegerische Hilfemethoden auf das Selbsthilfevermögen bzw. auf das Selbstpflegedefizit von Menschen richten. Da beides von den Pflegenden immer wieder neu zu analysieren und festzulegen ist, muss sich der pflegerisch-diagnostische Blick auf die Bewegung konzentrieren, die ein Patient auf dem Gesundheits-Krankheits-Kontinuum vollzieht. Hinzu kommt die Aufmerksamkeit auf die Kräfte, die die Bewegung in eine positive oder negative Richtung erklären könnte. Dieser Blick und diese Fragestellung ist unerlässlich für angemessene pflegerische Interventionen. Er ist weitaus wichtiger als der Blick auf die Ausprägung und auf die Ursachen der Krankheit, der mehr in den medizinischen Diagnose- und Behandlungsbereich fällt.

Erkenntnisse aus der Stressforschung

Das Konzept der Salutogenese sucht nach Antworten auf die Fragen, wie und warum es manche Menschen schaffen, sich Zeit ihres Lebens überwiegend auf der gesunden Seite des Kontinuums zu bewegen. Es baut auf Erkenntnissen der Stressforschung auf. Kurz zusammengefasst besagen diese, dass Stressoren oder spezifische Belastungen bei einem Menschen physiologische Spannungszustände herbeiführen, die – wenn sie dauerhaft werden – Krankheiten verursachen, speziell chronische Erkrankungen. Die zentrale Aufgabe des Organismus sei die Bewältigung dieser Spannungszustände, um einen Zusammenbruch zu verhindern. Anstatt der ausschließlichen Bekämpfung krankmachender Einflüsse setzt der salutogenetische Ansatz zusätzlich auf die Stärkung von Ressourcen.

4.1.2 Generalisierte Widerstandsressourcen

Das zweite Kernstück der salutogenetischen Perspektive sind die generalisierten Widerstandsressourcen. ANTONOVSKY forschte lange Zeit nach den verschiedenen Faktoren, die eine erfolgreiche Spannungsbewältigung erleichtern und dadurch einen Einfluss auf den Erhalt oder die Verbesserung von Gesundheit haben. Er sammelte ein breites Spektrum an Faktoren und Variablen, die sich sowohl auf individuelle Faktoren (wie z. B. körperliche Robustheit) als auch auf soziale Faktoren (z. B. soziale Unterstützung) und auf kulturelle Faktoren (z. B. kulturelle Stabilität) beziehen. Diese Variablen bezeichnete ANTONOVSKY als generalisierte Widerstandsfaktoren. Generalisiert bedeutet dabei, dass sie in einem komplexen Zusammenspiel in Situationen aller Art wirksam werden. Widerstand besagt, dass diese Faktoren die gesundheitliche Widerstandsfähigkeit erhöhen.

Arten von Widerstandsressourcen

Die folgende Systematik basiert auf ANTONOVSKYS Erkenntnissen allgemeiner Widerstandsressourcen, wurde aber durch FALTERMAIER und seine Arbeitsgruppe um weitere Erkenntnisse aus neuerer Forschung ergänzt:

● „Körperliche und konstitutionelle Ressourcen beinhalten Merkmale des Körpers (wie z. B. eine allgemeine stabile Kondition oder stabile Organsysteme) oder medizinisch messbare Indikatoren für einen funktionierenden Organismus (z. B. Kompetenz des Immunsystems, vegetative Reaktivität).

- Materielle Ressourcen beziehen sich auf die materiellen Grundlagen im Leben einer Person, z. B. auf die Verfügbarkeit über Geld, Güter oder Dienstleistungen.
- Personale und psychische Ressourcen werden unterteilt in kognitive und emotionale Ressourcen (z. B. Wissen, präventive Gesundheitseinstellungen, emotionale Stabilität oder Sensibilität), persönlichkeitsbezogene Ressourcen (z. B. Intelligenz, Ich-Identität, Kontrollüberzeugungen, Selbstvertrauen und Selbstwertgefühl) und Handlungskompetenzen wie Bewältigungsstile (z. B. das Repertoire und die Flexibilität, Rationalität und Voraussicht von Bewältigungsstilen) und soziale Kompetenzen.
- Interpersonale Ressourcen beziehen sich auf die soziale Umwelt und beinhalten z. B. die Verfügbarkeit über soziale Bindungen und soziale Unterstützung durch Bezugspersonen oder die Eingebundenheit in stabile soziale Netzwerke.
- Soziokulturelle Ressourcen entstehen schließlich auf der gesellschaftlichen und kulturellen Ebene und meinen z. B. die Eingebundenheit in stabile Kulturen, die Orientierung an religiösen Glaubenssystemen oder philosophische Überzeugungen" (FALTERMAIER et al. 1998, S. 26).

Zusammengefasst kann festgehalten werden, dass Widerstandsressourcen vor allem zwei Funktionen haben:

Funktionen von Widerstandsressourcen

1. Sie prägen kontinuierlich die Lebenserfahrungen und ermöglichen den Menschen, bedeutsame und kohärente Lebenserfahrungen zu machen.
2. Sie wirken als Potenzial, das aktiviert werden kann, wenn es für die Bewältigung eines Spannungszustandes erforderlich ist.

Wenn in der Pflege ressourcenorientiert gearbeitet wird, kann mit Rückgriff auf diese vorgestellte Systematik der Begriff Ressource als pflegerische Kategorie klarer als bisher gefasst werden.

Materielle und psychosoziale Widerstandsressourcen sind nach wie vor in der Gesellschaft sehr ungleich verteilt. Diese Tatsache wird nicht nur durch sozialepidemiologische Studien belegt, sondern Pflegende erfahren sie im Umgang mit Patienten tagtäglich. Ihre Reaktionen darauf sind häufig hilflos und bleiben bestenfalls bei gutem Willen und intuitiven Unterstützungsversuchen stehen. In Pflegemodellen wird der Umgang mit dem Thema soziale Ungleichheit bzw. Förderung gesundheitlicher Chancengleichheit bisher weitgehend ausgespart. Das hängt sicherlich mit der für die Pflege spezifischen individuumzentrierten Sichtweise zusammen, vielleicht aber auch mit den bisher relativ unklar gefassten Begriffen Umgebung und Ressource. Mit Rückgriff auf das Modell der Salutogenese können diese Begriffe praxisrelevant und einheitlicher definiert und entsprechend klarer in das Aufgabenfeld der Pflege integriert werden.

Verteilung von Widerstandsressourcen

4.1.3 Das Kohärenzgefühl

Wie aus dem vorhergehenden Kapitel deutlich wurde, zeigen die sozialepidemiologischen Studien, dass bestimmte Gesundheitsfaktoren (z. B. soziale Unterstützung) in der Tat mit dem Gesundheitszustand korrelieren. Eine Korrelation zeigt einen Zusammenhang auf, die Erklärung dieses Zusammenhangs steht aber noch aus. Hier setzt das dritte Kernstück des Modells der Salutogenese an.

Zentrale Hypothese

Mit dem Kohärenzgefühl konzeptualisiert ANTONOVSKY eine individuelle, psychologische Einflussgröße, die für Gesundheit – also einen möglichst guten Platz auf dem Kontinuum – zentral sei. Das Kohärenzgefühl ist das Regulationspotenzial eines Menschen, das ihn immer wieder in die Lage versetzt, das Zusammenspiel von Stressoren und Widerstandsressourcen so zu gestalten, dass Spannungszustände aufgelöst werden können, sodass keine krankmachenden physiologischen Reaktionen erfolgen. ANTONOVSKY bezeichnet dieses Regulationspotenzial als eine allgemeine Grundhaltung eines Individuums gegenüber der Welt und dem eigenen Leben. Kohärenz bedeutet Zusammenhang, Stimmigkeit. Das Kohärenzgefühl ist also eine Grundhaltung, die Welt als zusammenhängend und sinnvoll zu erleben. Je ausgeprägter das Kohärenzgefühl einer Person ist, desto konstanter bewege sie sich Zeit ihres Lebens auf dem gesunden Teil des Kontinuums. Das ist die zentrale Hypothese des Konzepts der Salutogenese.

Komponenten des Kohärenzgefühls

Mit dem Kohärenzgefühl beschreibt ANTONOVSKY eine persönlichkeitsspezifische Einflussgröße für Gesundheit, die sich aus drei Komponenten zusammensetzt:

- Das Gefühl von Verstehbarkeit: Diese Komponente beschreibt die Fähigkeit eines Menschen, Probleme in seinem Leben verstandesmäßig so zu interpretieren, dass sie als geordnete, konsistente und strukturierte Informationen verarbeitet werden können. Sie werden nicht als willkürlich und damit als unerklärlich empfunden. Das Gefühl der Verstehbarkeit ist demnach ein kognitives Verarbeitungsmuster.
- Das Gefühl von Handhabbarkeit bzw. Bewältigbarkeit: Diese Komponente beschreibt die Überzeugung eines Menschen, dass Schwierigkeiten generell lösbar sind und dass man genug geeignete Ressourcen zur Verfügung hat, um gestellten Anforderungen begegnen zu können. ANTONOVSKY spricht hier auch von „instrumentellem Vertrauen". Ressourcen müssen aber nicht nur in einem selbst liegen. Auch der Glaube ist gemeint, dass andere Personen oder eine höhere Macht dabei helfen. Das Gefühl von Machbarkeit oder Handhabbarkeit wird als kognitiv emotionales Verarbeitungsmuster bezeichnet.
- Gefühl der Sinnhaftigkeit: Diese Dimension beschreibt das Ausmaß, in dem das Leben als emotional sinnvoll empfunden wird. Es besteht das Gefühl, dass es sich immer wieder sinnvoll ist, in die Probleme und Anforderungen des Lebens Energie zu investieren. Anforderungen werden demnach als Herausforderungen betrachtet, die ein inneres und äußeres Engagement lohnen. Es handelt sich hier um die motivationale Komponente, die von ANTONOVSKY als die wichtigste betrachtet wird (nach BENGEL et al. 1999, S. 29 ff.).

Diese drei Komponenten machen das Kohärenzgefühl eines Menschen aus. Zusammenfassend hat ANTONOVSKY selbst eine anschauliche Definition gegeben:

Definition:
„Das **Kohärenzgefühl** ist eine globale Orientierung, die das Ausmaß ausdrückt, in dem jemand ein durchdringendes, überdauerndes und

> dennoch dynamisches Gefühl des Vertrauens hat, dass erstens die Anforderungen aus der inneren oder äußeren Erfahrungswelt im Verlauf des Lebens strukturiert, vorhersagbar und erklärbar sind, und dass zweitens die Ressourcen verfügbar sind, die nötig sind, um den Anforderungen gerecht zu werden. Und drittens, dass diese Anforderungen Herausforderungen sind, die Investition und Engagement verdienen" (ANTONOVSKY 1997, S. 12).

Ob ein Mensch ein starkes oder ein schwaches Kohärenzgefühl herausbildet, hängt für ANTONOVSKY von personalen und von gesellschaftlichen Begebenheiten ab, also von den generalisierten Widerstandsfaktoren, die ein Mensch in seiner Kindheit und Jugend zur Verfügung hatte. Im Erwachsenenalter, so ANTONOVSKY, hat sich das Kohärenzgefühl weitgehend stabilisiert und ist höchstens durch radikale Veränderungen der sozialen und kulturellen Einflüsse oder durch langfristige Psychotherapie veränderbar.

Nach dem Modell der Salutogenese hat das Ausmaß des Kohärenzgefühls eines Menschen eine direkte Verbindung zu seiner Gesundheit. Dieser Zusammenhang ist in zahlreichen empirischen Studien überprüft worden, allerdings mit widersprüchlichen Ergebnissen (vgl. Geyer 2000).

4.2 Prinzipen der salutogenetischen Perspektive

Obwohl die empirische Bestätigung des Konzepts der Salutogenese noch aussteht, gilt es heute als eines der wichtigsten interdisziplinären, integrierenden Gesundheitskonzepte. Zahlreiche Veröffentlichungen haben sich mit den Grundlagen, der Weiterentwicklung, der Empirie und der Praxis dieses gesundheitswissenschaftlichen Konzepts befasst (vgl. WYDLER et al. 2000). In der Diskussion um Gesundheitsförderung wird heute weniger vom Grundlagenkonzept der Salutogenese gesprochen als vielmehr von der salutogenetischen Perspektive, in der versucht wird, eine Erklärungsgrundlage für die Bedeutung personaler Ressourcen bei der Entstehung, Erhaltung und Wiederherstellung von Gesundheit zu liefern. Sie konzipiert als Ausgangspunkt ein multidimensionales Kontinuum von Gesundheit, das körperliche, psychische, soziale und kulturelle Dimensionen von Gesundheit berücksichtigt. Sie formuliert eine Reihe von wichtigen Einflussfaktoren und Prozessen, die die Bewegung auf dem Kontinuum in eine gesunde bzw. ungesunde Richtung erklären können. Die herausragende Bedeutung dieser Perspektive liegt aber vor allem darin, dass die wissenschaftliche und praktische Aufmerksamkeit eindeutig auf Gesundheit und ihre Ressourcen gelegt wird. Hierin besteht auch der direkte Nutzen für die Erweiterung bisheriger Theorien der Gesundheitsförderung. Es gibt einerseits enge konzeptionelle Verbindungen zu den Handlungsstrategien der Ottawa-Charta (Partizipation und Empowerment), andererseits aber auch zu dem Belastungs-Bewältigungs-Konzept, das aus der Stressforschung hervorgegangen ist und als interdisziplinäres wissenschaftliches Modell die bisherige Diskussion um Gesundheitsförderung bestimmt.

Inhalt und Bedeutung der salutogenetischen Perspektive

4.2.1 Das Stress-Coping-Modell

Aus den ursprünglichen experimentellen Reiz-Reaktions-Studien der frühen Stressforschung hat sich im Laufe der letzten 20 Jahre unter Mitarbeit von Physiologen, Psychologen und Soziologen ein analytisches Erklärungsmodell entwickelt, das sowohl wissenschaftlichen als auch praktischen Ansprüchen der Gesundheitsförderung genügt.

> **Definition:**
> Als **Stress** wird ein Zustand des Ungleichgewichts bezeichnet.

Starke körperliche, seelische oder soziale Anforderungen beanspruchen die vorhandene Anpassungs- und Regulationsfähigkeit eines Menschen in so hohem Maße, dass physiologische Reaktionen die Gesundheit des Menschen belasten. Chronische Anspannung und Kreislaufüberlastung begünstigen Arteriosklerose, eine erhöhte Anfälligkeit gegenüber Infektionskrankheiten sowie die Entstehung chronischer Kopf-, Rücken- und Nackenschmerzen. Neben der objektiven Stärke von Belastungen ist von großer Bedeutung, wie Menschen die jeweiligen Belastungen gedanklich bewerten. Hier greift die subjektwissenschaftliche Perspektive, die auch im Konzept der Salutogenese von großer Bedeutung ist.

Coping   Erst nach der gedanklichen Bewertung eines Ereignisses ergreifen Menschen bestimmte Bewältigungsstrategien (Coping). Es gibt natürlich je nach Situation bzw. nach Person sehr unterschiedliche Bewältigungsstrategien, die sich zwischen der aktiven Auseinandersetzung mit der Belastung oder auch dem Versuch, der Belastung aus dem Weg zu gehen, bewegen können. Ob das Coping gelingt, ist abhängig vom Grad der persönlichen und sozialen Ressourcen, über die ein Mensch verfügen kann.

Das Modell   Der wissenschaftliche Wert des Stress-Coping-Modells besteht darin, dass die Aufmerksamkeit auf die Wechselwirkung zwischen Belastungen einerseits, ihrem subjektiv wahrgenommenen Ausmaß und den jeweils vorhandenen bzw. nicht vorhandenen Bewältigungsmöglichkeiten von Menschen andererseits gelenkt wird.

> **Übung:**
> Untersuchen Sie in Gedanken auf der Grundlage dieser Annahmen eine aktuelle Problemsituation, mit der Sie zurzeit befasst sind. Skizzieren Sie einerseits die Belastungen, Risiken, möglicherweise auch Herausforderungen, die sie mit dem Problem verbinden und andererseits die Ressourcen bzw. Protektivfaktoren, die Ihnen möglicherweise dabei helfen können, mit den Belastungen umzugehen.

Die Risikostrukturen einerseits und die Ressourcen andererseits bestimmen das Gelingen bzw. Misslingen der täglichen Problembewältigung. Im Sinne des Stress-Coping-Modells wird nachfolgend ein vereinfachtes Ablaufmodell des Bewältigungsprozesses vorgestellt, das verdeutlicht, wie die Verknüpfung der körperlichen, psychischen und sozialen Ebenen aussehen kann.

Ebenen der Problem-   Die Problembewältigung erfolgt dabei auf verschiedenen Ebenen (vgl.
bewältigung   Abb. 13):

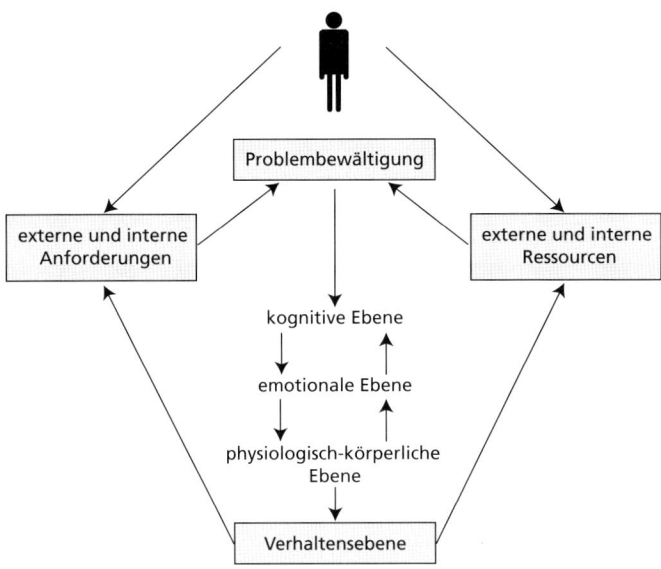

Abb.13:
Vereinfachtes Ablaufmodell
des Bewältigungsprozesses

- auf der Ebene des Bewusstseins (kognitive Ebene) = Definition der Situation bzw. Lageeinschätzung,
- auf der Ebene der Gefühle (emotionale Ebene) = Bewertung der Situation aufgrund von Erfahrungen und Gefühlsreaktion, z. B. Angst oder Niedergeschlagenheit,
- auf der Ebene der Physiologie (physiologisch-körperliche Ebene) = die hormonellen, immunologischen Körperreaktionen,
- auf der Ebene des Verhaltens = Verhaltensweisen wie Rückzug, Kampf, Selbstbeherrschung oder praktische Problemlösung mit oder ohne Hilfe anderer.

In Abbildung 13 wird erkennbar, dass die Ergebnisse der Problembewältigung auf der Verhaltensebene deutlich werden. Sie tragen letztlich wieder dazu bei, entweder die Problem- und Risikostrukturen oder die persönlichen und sozialen Ressourcen zu verstärken.

Dazu ein im Ablauf stark vereinfachtes Beispiel:

Beispiel:
Frau X hat einen ernsten Konflikt mit ihrer pflegebedürftigen Mutter, die darauf besteht, nur von ihr gewaschen zu werden. Dieser Konflikt aktualisiert Wunden der frühen Mutter-Tochter-Beziehung, in der Frau X immer wieder Mühe hatte, sich gegen ihre dominante Mutter durchzusetzen. Aufgrund der in den letzten Jahren gewonnenen Selbstständigkeit von Frau X, ihrer guten Beziehungen zur Sozialstation und der emotionalen Unterstützung ihrer Familie gelingt es ihr, wochentags eine sehr kompetente Pflegerin für die Grundpflege der Mutter zu engagieren. Nach einer Woche hat die Mutter ihre Widerstandshaltung aufgegeben und die Pflegerin akzeptiert. Frau X ist seither entlastet, kann sich wieder mit mehr Zeit ihren anderen Aufgaben widmen, das Mutter-Tocher-Verhältnis verbessert sich, Frau X fühlt sich gestärkt mit ihrer neuen Gewissheit, Probleme lösen zu können.

> **Übung:**
> Skizzieren Sie nach dem oben vorgestellten Modell die externen und internen Anforderungen von Frau X und setzen Sie ihre internen und externen Ressourcen dagegen.

Abgeleitet aus dem hier vorgestellten Interpretationsmodell für die Bedingungen von Krankheit und Gesundheit schlägt Badura folgende Definition von Gesundheit vor:

> **Definition:**
> „**Gesundheit** ist kein statischer Zustand wie in der bekannten WHO-Definition. Gesundheit ist auch nicht gleichbedeutend mit Glück oder vollständigem Wohlbefinden. Gesundheit ist aus der Sicht der Stressforschung vielmehr eine Kompetenz oder Befähigung zur Problemlösung und Gefühlsregulierung, durch die ein positives Selbstbild, ein positives seelisches und somatisches Befinden erhalten oder wiederhergestellt wird. Zuversicht, Selbstvertrauen und ein positives Selbstwertgefühl, die Fähigkeit nicht nur zur Leidvermeidung, sondern auch zur Lustmaximierung sind wesentliche Elemente eines solchen Gesundheitsverständnisses" (BADURA 1993, S. 77).

Gesundheitsförderung als Befähigung zur Problemlösung

Mit dieser Definition sind Orientierungen gegeben, auf die hin sich eine salutogenetisch fundierte Gesundheitsförderung entwickeln kann und aus denen sich Zielvorstellungen ableiten lassen. „Nicht die Vermeidung von Belastungen, sondern deren angemessene Dosierung sollte, so gesehen, das Ziel von Gesundheitsförderung sein, verbunden mit der Förderung angemessener externer (sozialer, kultureller, materieller, technischer) und interner Ressourcen bzw. Gesundheitspotenzialen (Qualifikation, Selbstbild, ANTONOVSKYS Kohärenzempfinden usw.), die es erlauben, Probleme und Krisen als Herausforderung zu erleben und nicht als Lasten, unter der der Einzelne seelisch und körperlich zusammenbricht" (BADURA 1993, S. 78).

Gesundheitsförderung ist also nicht in erster Linie auf die Vermeidung von Belastungen und Risiken gerichtet, sondern auf die Befähigung zur Problemlösung, sei es durch Hilfestellungen für eine angemessene Dosierung psychosozialer Herausforderungen oder sei es durch die Förderung persönlicher und sozialer Ressourcen.

Bezogen auf die Arbeitssituation des Pflegepersonals kann folgendes Beispiel herangezogen werden:

> **Beispiel:**
> In empirischen Untersuchungen wurde mehrfach festgestellt, dass die Leidbelastung durch schwer kranke Patienten für viele Krankenpflegekräfte eine große berufsspezifische Belastung darstellt. Im Zuge der Gesundheitsförderung wird es nun nicht um die Minderung bzw. Abschaffung dieser pflegespezifischen emotionalen Herausforderungen gehen, sondern um angemessene äußere Rahmenbedingungen, um mit ihnen besser umgehen zu können, sowie um Stärkung und Förderung der professionellen und der persönlichen Kompetenzen der Pflegenden.

Das Stress-Coping-Modell gilt als das allgemeinste integrative Grundlagenmodell für moderne Ansätze der Gesundheitsforschung. Hier wird der Zusammenhang zwischen sozialen, seelischen und somatischen Prozessen erforscht. Die Soziologen richten dabei ihre Aufmerksamkeit besonders auf Risiken und/oder Potenziale, die sich aus der Stellung eines Menschen in einer bestimmten Gesellschaft oder einer sozialen Gruppe ergeben und auch auf die strukturellen Merkmale einer Institution, die für Menschen gesundheitsrelevant sind. Psychologen konzentrieren sich auf Faktoren, die seelische Gesundheit ausmachen und auf die Erforschung und Beeinflussung individueller Verhaltensweisen, während die Mediziner körperliche Risiken bzw. Potenziale untersuchen und die physiologische Reaktionen beschreiben. Die Ergebnisse werden in den Gesundheitswissenschaften so zusammengefasst, dass der Mensch in seiner Komplexität dargestellt und erfasst werden kann. Eine umfassende Förderung der Gesundheit braucht diese interdisziplinäre Problemstellung und Zusammenarbeit.

Interdisziplinäre Zusammenarbeit

Wie bereits zu Anfang erwähnt baut auch das Konzept der Salutogenese auf dem Stress-Coping-Modell auf, vertieft darüber hinaus jedoch die große Bedeutung von Protektivfaktoren im Umgang mit dem durch Stress erzeugten Spannungszustand. Diese Protektivfaktoren sind im Kohärenzgefühl gebündelt. Es gilt als das individuelle Regulations- und Leistungspotenzial für Gesundheit. In einer salutogenetisch fundierten Gesundheitsförderung wird es entsprechend darum gehen, dieses Leistungspotenzial zu fördern. Eine salutogenetisch orientierte Gesundheitsförderung bedeutet, dass positive Gesundheitsziele formuliert werden, die aber nicht als absolute Zielgröße gedacht sind, sondern auf einem Gesundheitskontinuum variieren. Darüber hinaus bedeutet salutogenetisch orientierte Gesundheitsförderung, dass neben der Bewältigung von Risiken und Belastungen vor allem die Erhaltung und Förderung von Ressourcen im Mittelpunkt stehen und dass somit die Förderung zentraler gesunderhaltender Kräfte angestrebt wird: z. B. das Gefühl der Kohärenz, die Selbstwirksamkeitserwartung oder das Gefühl, eigene Kontrolle über Gesundheits- und Krankheitszustände zu haben.

Konzept der Salutogenese und Stress-Coping-Modell

4.2.2 Subjekt und Gesundheit

FALTERMAIER betont neben dieser salutogenetischen Orientierung besonders die Subjektorientierung in der Gesundheitsförderung. Sie ist notwendig, um die Voraussetzungen auf der Seite der Adressaten zu kennen, ihre Belastungsinterpretationen, ihre Gesundheitsdefinitionen und ihre wahrgenommenen Ressourcensituationen (FALTERMAIER et al. 1998). Es gibt eine Reihe von Forschungen, die die subjektiven Vorstellungen von Gesundheit untersucht haben.

Subjektorientierung

Aus diesen Untersuchungen heraus unterscheidet FLICK folgende Dimensionen in den Gesundheitsvorstellungen:

Dimensionen von Gesundheit

● „Störungs- und Belastungsfreiheit,
● Funktionalität,
● Voraussetzung für Flexibilität und Anpassung,

- Energie- und Widerstandsreservoir zur Bewältigung von Belastungen,
- Wohlbefinden und (seelisches) Gleichgewicht" (FLICK 2003, S. 2).

> **Übung:**
> Welche der hier angesprochenen Dimensionen kommt Ihrer eigenen Gesundheitsvorstellung am nächsten?

> **Übung:**
> Mit einer Gruppe eignet sich folgende Übung zur Reflexion über Gesundheitsvorstellungen. Sie machen mit den Teilnehmern eine Entspannungsübung (z. B. dem Atem folgen und zur Ruhe finden) und bitten sie dann, sich innerlich ganz auf das Thema „persönliche Gesundheit" zu konzentrieren. Vor ihrem inneren Auge mögen Sie alles, was sie für sich mit Gesundheit verbinden, vorbeiziehen lassen. Nach ein paar Minuten bitten Sie die Teilnehmer, mit einem zentralen Begriff ein wichtiges Element ihrer persönlichen Gesundheitsvorstellung zu benennen. Dieser Begriff wird auf einen Klebestreifen aufgeschrieben und an die Brust geheftet. Jetzt wird untereinander erkundet, welche Begriffe aufgetaucht sind, wo Ähnlichkeiten und Abweichungen sind. Je nach Zeit können diese gemeinsam interpretiert und diskutiert werden.

Neben den Inhalten und Dimensionen, die in den persönlichen Gesundheitsvorstellungen auftauchen, sind auch die Einflussfaktoren auf Gesundheit untersucht worden. Ergebnisse vorliegender Studien deuten darauf hin, „dass Laien in starkem Maße psychosoziale Stressfaktoren aus Arbeit und Familie und aus persönlichen Einstellungen sowie die eigene Lebensweise (Ernährung, Bewegung, Risikoverhalten, Schlaf) als Bedingungen von Gesundheit und Krankheit betrachten (FALTERMAIER 2003). In allen Untersuchungen über subjektive Gesundheit zeigt sich, das Einflüsse der individuellen Entwicklung und Lebensgestaltung, also Biografie und Lebensstil, ebenso wichtig sind wie alters-, geschlechts-, schicht- und kulturabhängige Faktoren.

Erst die Berücksichtigung dieser Subjektdimension ermöglicht in der Gesundheitsförderung eine partizipative Praxis, in der nicht einfach Experten Veränderungen in den Lebensvollzügen von Menschen planen, sondern in der die professionelle Praxis die Lebenswelt des Einzelnen respektiert und Veränderungen nur mit Beteiligung der Betroffenen vorgenommen werden. Die vielfältigen Kompetenzen von Laien (d. h. ihr Alltagswissen und -handeln) müssen daher Voraussetzung und Ausgangspunkt jeder gesundheitsförderlichen Praxis sein (FALTERMAIER et al. 1998, S. 198 ff.).

Konsequenzen der Subjektorientierung

Für die Professionellen in der Gesundheitsförderung beinhaltet eine solche subjektorientierte Perspektive neue Anforderungen und Kompetenzen, die bisher in den Gesundheitsberufen nicht im Vordergrund standen. Ein wichtiges Prinzip ist zunächst ein multidisziplinäres Praxisverständnis, in dem die unterschiedlichen Gesundheitsberufe gleichberechtigt zusammenarbeiten. Zweitens impliziert die salutogenetische Perspektive ein neues Verständnis der Expertenrolle, in der es darauf ankommt, die

Kompetenzen der Adressaten zu berücksichtigen. Dafür brauchen die Professionellen Offenheit und Sensibilität für die subjektiven Vorstellungen und Kompetenzen von Laien und Kenntnisse und Erfahrungen darüber, wie man sich diesen nähern kann.

Übung: Gesundheitsverständnis
Suchen Sie sich jeweils zwei Kinder, zwei Jugendliche und zwei alte Menschen aus und bitten Sie um ein Interview zu ihrem persönlichen Gesundheitsverständnis. Vorschlag für den Interviewleitfaden:
- Was verstehen Sie ganz persönlich unter Gesundheit bzw. Gesundsein?
- Was tun Sie, um sich so gesund wie möglich zu halten?
- Was ist nach Ihrer Ansicht wichtig, um so gesund wie möglich durchs Leben zu gehen?
- Ab wann definieren Sie sich als krank, bei welchen Symptomen?

Übung: Krankheitsbewältigung
Suchen Sie sich entweder aus Ihrem Bekanntenkreis oder aus Ihrem Patientenkreis zwei Interviewpartner (einen Mann und eine Frau), die eine Krise infolge einer chronischen Erkrankung bewältigt haben und bitten Sie sie um ein Interview zu ihrer persönlichen Krankheitsbewältigung. Vorschlag für den Interviewleitfaden: Wer oder was hat Ihnen bei der Bewältigung Ihrer Krankheitskrise am meisten geholfen? Wer stand Ihnen in dieser Zeit besonders nah zur Seite? In welcher Art und Weise haben Sie die Unterstützung als hilfreich erlebt?
Wenn solche Interviews nicht nur von Ihnen, sondern auch von anderen Kollegen durchgeführt und aufgeschrieben werden, können Sie sie nach Altersgruppen oder nach Geschlecht vergleichen und eventuelle Übereinstimmungen oder Differenzen herausfinden und diskutieren.

Für die Entwicklung einer solchen subjektorientierten Perspektive wird eine professionelle Grundhaltung gefordert, die die Patienten oder Patientengruppen aktiv am Veränderungsprozess beteiligt (Partizipation) und ihre Selbsthilfe und Gestaltungsmöglichkeiten stärkt (Empowerment). Sie versucht, personen- und situationsbezogene Möglichkeiten und Hindernisse für solche gesundheitsbezogenen Aktivitäten abzuklären, für die aus Sicht der Betroffenen ein Handlungsbedarf besteht. Das heißt insgesamt, dass Gesundheitsförderung nicht darauf zielt, Verhaltensweisen einzuschränken oder zu reduzieren, sondern Handlungs- und Gestaltungsspielräume zu eröffnen. Nur so kann die Kompetenz von Menschen gestärkt und erweitert und zudem eine positive Motivation aufgebaut werden.

Neue professionelle Grundhaltung nötig

Salutogenetisch heißt aber natürlich auch, dass die bisherige Praxis der Gesundheitsberufe, sich an relativ einseitigen krankheitsbezogenen Denkgewohnheiten zu orientieren, überwunden werden muss. Salutogenetisch denken heißt, Raum zu schaffen für ein Denken und Handeln in gesundheitsbezogenen Zusammenhängen.

4.3 Umsetzung einer salutogenetisch orientierten Gesundheitsberatung in der Pflege

Die Bedeutung der bisherigen konzeptionellen Ausführungen für die praktische Arbeit in der Pflege soll nachfolgend anhand eines Beispiels aufgezeigt werden. Es geht um die Kompetenzförderung bei der Bewältigung einer Krisensituation. Der vorgestellte Ansatz erfolgt nach dem Modell der Salutogenese.

> **Beispiel:**
> Eine Krankenschwester wird in der ambulanten Pflege mit einer Patientin konfrontiert, die nach ihrer Entlassung aus dem Krankenhaus zunächst noch pflegebedürftig ist. Sie ist nach einer Hüftoperation gehbehindert und durch den Krankenhausaufenthalt inkontinent geworden. Das sind zwei massive Stressoren, die nicht nur ihre körperliche Autonomie, sondern auch ihr Kohärenzgefühl bedrohen. Gewohnte Bewältigungsmuster können nicht abgerufen werden, da die Verzweiflung über die momentane Hilflosigkeit zu groß ist. Die Patientin fühlt sich ausgeliefert, ist verzweifelt und kann sich nicht erklären, wie es so weit mit ihr kommen konnte.

Kohärenzgefühl über Ebene der Verstehbarkeit stärken...

In dieser Situation kann davon ausgegangen werden, dass das Kohärenzgefühl der Patientin erschüttert worden ist. Eine Stärkung des bedrohten Kohärenzgefühls könnte zunächst auf der Ebene der Verstehbarkeit erfolgen. Diese Komponente beschreibt nach ANTONOVSKY die Erwartung bzw. die Fähigkeit von Menschen, Stimuli – auch unbekannte – als geordnete, konsistente, strukturierte Informationen bearbeiten zu können und nicht mit Reizen konfrontiert zu sein, die als chaotisch, willkürlich, zufällig und unerklärlich empfunden werden.

„Man kann einen Stressor nicht in Angriff nehmen, ehe man nicht das Gefühl hat, eine kognitive Landkarte vom Ausmaß und der Art des Problems zu haben" (ANTONOVSKY 1991, S. 127).

In einem ersten Schritt unterstützen die Pflegenden die Patientin (vielleicht auch die Angehörigen), die eingetretenen Probleme kognitiv zu verarbeiten. Dazu erstellen sie über bestimmte Fragestellungen zusammen mit der Patientin eine Art „Landkarte" der durch die Erkrankung verursachten Schwierigkeiten oder auch der Probleme, die zur Erkrankung geführt haben. Die Gesprächsführung ist dabei zunächst streng subjektiv orientiert, d. h. über Fragen nach der subjektiven Probleminterpretation einerseits und der Frage nach der subjektiven Gesundheitsinterpretation andererseits wird zunächst der Ort bestimmt, von dem aus die Problembewältigung erfolgen könnte. Die Pflegenden erkennen über diese Vorgehensweise, wo die Patientin steht und welche Information sie benötigt. Darauf abgestimmt erfolgt erst in einem zweiten Schritt die professionelle Aufklärung und Beratung, die aus pflegerischer Sicht den Hintergrund der aufgetretenen Probleme beleuchtet. Durch ein solches Vorgehen unterstützen die Pflegenden die Fähigkeit der Patienten, die aufgetretenen Stressoren kognitiv so einzuordnen, dass ihnen die Willkür und Zufälligkeit entzogen wird.

Im obigen Beispiel ist möglicherweise die Inkontinenz durch einen Dauerkatheter und die Bewegungseinschränkungen insbesondere durch Muskelabbau entstanden.

Die Frage, wie mit den aufgetretenen Problemen umzugehen ist, betrifft die zweite Komponente des Kohärenzgefühls, das Gefühl der Handhabbarkeit bzw. Bewältigbarkeit. Diese Komponente beschreibt die Überzeugung eines Menschen, dass Schwierigkeiten generell lösbar sind, also das „Ausmaß, in dem man wahrnimmt, dass man geeignete Ressourcen zur Verfügung hat, um den Anforderungen zu begegnen" (ANTONOVSKY 1997, S. 35). Hier erfolgt die Stärkung des Kohärenzgefühls durch die im Modell der Salutogenese zentrale Ressourcenorientierung. Es geht für die Pflegenden sowohl um das Offenlegen eigener Ressourcen und Kompetenzen der Patientin als auch um die Ermittlung von Hilfepotenzialen bei akzeptierten Personen der Umwelt und letztlich auch um Aufklärung über geeignete institutionalisierte Hilfsangebote. Die Gesprächsführung erfolgt wiederum über subjektzentrierte Fragestellungen, um den individuellen Bedürfnissen und Möglichkeiten der Patientin gerecht zu werden. Hier ist für die Pflegenden natürlich als Voraussetzung eines solchen Beratungsgesprächs die Kenntnis über potenzielle Ressourcen unverzichtbar. Pflegende müssen dazu in ihrem Hinterkopf über ein differenziertes Ressourcenkonzept verfügen. Die Aufdeckung geeigneter Ressourcen stärkt möglicherweise das Gefühl der Patientin, mit den Folgen ihrer Krankheit fertig zu werden und auch Anfangsschwierigkeiten überwinden zu können. Dieses Gefühl der Handhabbarkeit werden die Pflegenden selbstverständlich auch durch ihr traditionelles Professionswissen wie geeignete Mobilisationsverfahren, Pflegetechniken und Schulungsmaßnahmen stärken.

... und über die Ebene der Handhabbarkeit

In obigen Beispiel könnte das bedeuten, dass die Patientin wieder lernt, mit Hilfe eines Toilettenstuhls, geeigneter Haltegriffe und regelmäßiger Aufmerksamkeit ihr Miktionsverhalten in den Griff zu bekommen.

Neben diesen an den spezifischen Problemen orientierten Hilfestellungen kann Gesundheitsförderung durch Pflegende auch durch eine unspezifische Stärkung der gesundheitlichen Ressourcen der Patienten erfolgen. Das kann auf der körperlichen Ebene durch Maßnahmen zur Stärkung des Immunsystems oder zur Entwicklung von Körpersensibilität erfolgen, auf der psychischen Ebene durch weitere Maßnahmen zur Stärkung vorhandener Bewältigungskompetenzen oder auf der sozialen Ebene durch Maßnahmen zur Stärkung von Unterstützungsnetzwerken (siehe dazu Kap. 5.2.1).

Stärkung der gesundheitlichen Ressourcen

Im Sinne ANTONOVSKYS geht es bei all diesen Maßnahmen darum, die Überzeugung eines Menschen zu stärken, dass Schwierigkeiten lösbar sind. Pflegende unterstützen Patienten darin, ihr instrumentelles Vertrauen wieder zu finden. ANTONOVSKY definiert instrumentelles Vertrauen als das „Ausmaß, in dem man wahrnimmt, dass man geeignete Ressourcen zur Verfügung hat, um den Anforderungen zu begegnen" (ANTONOVSKY 1997, S. 35). Im Falle der Krankheitsbewältigung zielen die Interventionen auf die Verbesserung des Gefühls, geeignete Ressourcen zur Verfügung zu haben, um mit den Anforderungen, die die gesundheitlichen Probleme stellen, in Zukunft fertig werden zu können.

Ebene der Bedeutsamkeit

Die dritte Komponente des Kohärenzgefühls, die der Bedeutsamkeit bzw. Sinnhaftigkeit, ist sicherlich diejenige, die am schwierigsten zu beeinflussen ist, da hier vor allem die kulturellen und lebensgeschichtlichen Erfahrungen prägend wirken. Diese Dimension beschreibt das „Ausmaß, in dem man das Leben als emotional sinnvoll empfindet: Dass wenigstens einige der vom Leben gestellten Probleme und Anforderungen es wert sind, dass man Energie in sie investiert, dass man sich für sie einsetzt und sich ihnen verpflichtet" (ANTONOVSKY 1997, S. 36). Es geht um die motivationale Komponente, die gerade im Falle des Auftretens einer ernsteren Erkrankung oder von Pflegebedürftigkeit sehr erschüttert ist. Pflegende werden jedoch gerade mit dieser Gefühlsebene der Patienten immer wieder heftig konfrontiert. „Ich will nicht mehr", „Wofür das alles?", „Ich falle anderen doch nur zur Last" sind Äußerungen im Pflegealltag mit chronisch Kranken, die Pflegende immer wieder hilflos machen und die nicht selten mit Sprachlosigkeit beantwortet werden. So ist zumindest das Wissen um die Bedeutung dieser Gefühlsdimension eine Möglichkeit für Pflegende, hier besonders empathisch und aufmerksam zu sein. Ohne die Lebenseinstellung, die das Leben – auch in seinen schwierigsten Situationen – als lebenswert und sinnvoll erscheinen lässt, wird jegliche Ressourcenmobilisation ins Leere laufen. Über eine sensible Gesprächsführung lassen sich vielleicht doch vorübergehend verborgene Sinnbezüge wiederherstellen, die im Patienten die Motivation zum Leben wieder lebendig werden lassen. Leben lernen mit einer chronischen Erkrankung heißt zunächst einmal, weiterleben zu wollen, auch mit Einschränkungen. Zur Stärkung dieser Gefühlsdimension brauchen Pflegende und Patienten allerdings wirklich Zeit, sich kennen zu lernen.

Berücksichtigung des Kohärenzgefühls in der Pflege

Wenn das Kohärenzgefühl wie im Modell der Salutogenese als **das** individuelle Regulations- und Leistungspotenzial für Gesundheit betrachtet wird, leiten sich daraus bestimmte Handlungsorientierungen für die Pflege-Patienten-Interaktion ab. Die Pflegenden integrieren die Stärkung des Kohärenzgefühls in die Zielvorstellung des pflegerischen Handelns. Sie können, wie an dem Beispiel demonstriert, ganz praktisch auf die Stärkung des Kohärenzgefühls bei Menschen in kritischen Lebenssituationen (z. B. bei akuter Krankheit, bei Eintritt einer chronischen Erkrankung, bei Bewältigung chronischer Gesundheitsprobleme, beim Umgang mit den Folgen des Alters, bei Eintritt von Pflegebedürftigkeit usw.) hinwirken. Auch wenn eine signifikante Veränderung des Kohärenzgefühls im Erwachsenenalter generell als nicht mehr möglich erachtet wird, weil es sich um eine tief verwurzelte dispositionale Einstellung handelt, kann davon ausgegangen werden, dass es in Krisensituationen Erschütterungen dieses Kohärenzgefühls gibt, die mit entsprechenden Interventionen möglicherweise schneller wieder stabilisiert werden können. Auch ANTONOVSKY zeigte in seinen späteren Arbeiten die Möglichkeiten auf, wie professionelle Helfer einen Einfluss auf das Kohärenzgefühl haben können unter der Voraussetzung, dass sie der Beziehung zwischen psychosozialen Faktoren und Gesundheit Rechung tragen wollen. (ANTONOVSKY 1997, S. 118).

4.4 Das Mehrebenen-Modell einer salutogenetisch orientierten Gesundheitsförderung

Die in den vorhergehenden Abschnitten vorgestellten Prinzipen einer salutogenetisch orientierten Gesundheitsförderung waren mehrheitlich auf
eine personenorientierte Praxis der Gesundheitsförderung bezogen, die
im Pflegealltag immer wieder im Zentrum steht. Trotzdem bleibt diese
Perspektive beschränkt, wenn sie nicht auch die entsprechenden Lebensbedingungen und sozialen Kontexte mit einbezieht, wie es der Ansatz der
WHO vorsieht. Neben dieser personenzentrierten Arbeit wird es in Zukunft auch für die Pflegeberufe verstärkt um gesundheitspolitisches
Handeln gehen und zwar auf unterschiedlichen Ebenen. Um dies zu verdeutlichen, wird auf ein Mehrebenen-Modell zurückgegriffen, das von
Eberhard Göpel et al. (1992) vorgestellt wurde. Danach lässt sich Ge-
sundheit für alle nur auf den verschiedenen Ebenen des gesellschaftlichen
Zusammenlebens herstellen.

Einbeziehung verschiedener Ebenen des gesellschaftlichen Lebens

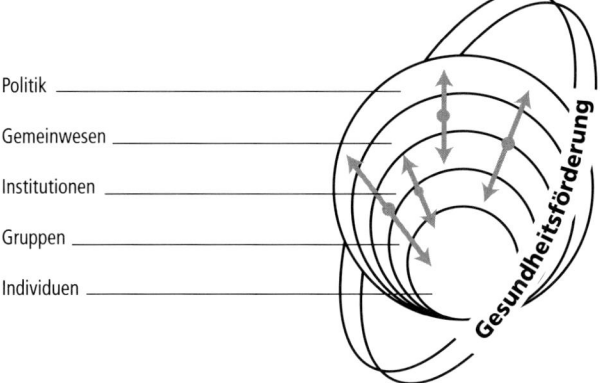

Abb.14:
Mehrebenen-Modell (nach
Göpel et al. 1992)

Wie aus Abbildung 14 hervorgeht, bauen die Handlungsansätze auf den
verschiedenen Ebenen nicht aufeinander auf, sondern bedingen und be-
fruchten sich wechselseitig. Es kann und sollte auf jeder Ebene mit Aktivitäten zur Förderung von Gesundheit begonnen werden:

- **auf der individuellen, personenbezogenen Ebene:**
  Kompetenzförderung, Optimierung der Lebensplanung und Lebensgestaltung, Aufbau gesundheitsförderlicher Einstellungen, Hilfestellungen zur Erlangung gesundheitlicher Mündigkeit usw.,
- **auf der gruppenspezifischen Ebene:**
  Familien- und Netzwerkförderung, Aufbau sozialer Unterstützung,
  Selbsthilfeförderung, Verbesserung der Wohn- und Arbeitssituationen,
- **auf der institutionellen Ebene:**
  systemische Personal- und Organisationsentwicklung, betriebliche
  Gesundheitsförderung (z. B. in Schulen, Krankenhäusern, Betrieben),

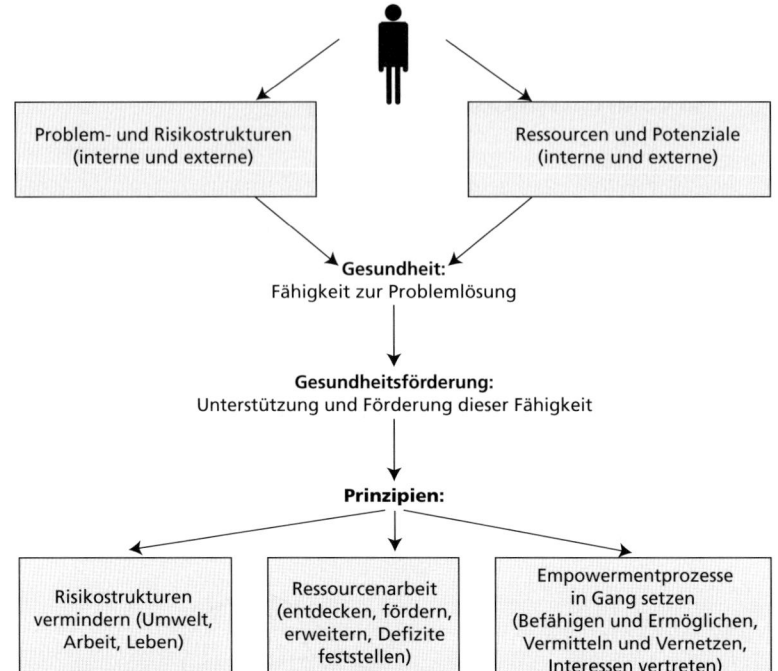

Abb. 15:
Modell der salutogenetisch orientierten Gesundheitsförderung

- **auf der politischen Ebene:**
  gesetzliche Vorgaben und Rahmenbedingungen, Förderung des öffentlichen Bewusstseins.

Diese möglichen Handlungsansätze zur Gesundheitsförderung auf den unterschiedlichen gesellschaftlichen Ebenen ergeben im Zusammenhang mit den zentralen Aussagen zum Verständnis von Gesundheit das in Abbildung 15 dargestellte Modell einer salutogenetisch orientierten Gesundheitsförderung.

5 Möglichkeiten gesundheitlichen Handelns in der Pflege

In diesem Kapitel werden die spezifischen Zusammenhänge zwischen Gesundheitsförderung und Pflege systematisiert. Dabei wird zunächst nochmals auf internationale und nationale professionelle Entwicklungstendenzen hingewiesen.

5.1 Gesundheitspolitische und professionsspezifische Hintergründe für neue Wege in der pflegerischen Gesundheitsförderung

Im Zuge der Entwicklung hin zur primären Gesundheitsversorgung ist dem Pflegebereich von der Weltgesundheitsorganisation (WHO) eine besondere Rolle zugeschrieben worden (vgl. die Auszüge aus den Ergebnissen der Europäischen Pflegekonferenz „Empfehlungen" im Anhang). Gerade auch in Bezug auf den Prozess der Gesundheitsförderung hat der Generaldirektor der WHO bereits 1985 für den Pflegebereich wichtige Veränderungen prognostiziert: „Die Rolle der Krankenschwestern wird sich ändern, mehr von ihnen werden aus den Krankenhäusern in das Alltagsleben gehen, wo sie dringend gebraucht werden. Sie werden mehr zu Hilfsquellen für die Menschen als für die Ärzte, indem sie sich aktiver um die Gesundheitserziehung der Bevölkerung kümmern. Leitende Krankenschwestern werden zunehmend innovativ wirken und an der Planung und Auswertung von Programmen beteiligt sein. Wenn Millionen von Krankenschwestern an tausend verschiedenen Orten die gleichen Ideen verkünden und sich zu einer gemeinsamen Kraft zusammenschließen, dann könnten sie wie ein Kraftwerk auf Veränderungen hinwirken. Ich glaube, dass eine solche Veränderung kommt. Es ist heute offensichtlich, dass der Krankenpflegeberuf mehr bereit ist für Veränderung als andere Berufsgruppen" (MAHLER 1985, zit. nach WEEKS 1989, S. 67).

Diese Vision hat sich erfüllt. Die Pflegeberufe bekamen und bekommen durch nationale und internationale Erklärungen immer wieder politischen Auftrieb, sich verstärkt in die Bereiche Public Health/Gesundheitsförderung einzubringen. Das begann mit der ersten europäischen Pflegekonferenz 1987 in Wien und fand seinen bisherigen Höhepunkt im Sommer 2000 in München auf einer WHO-Ministerkonferenz zum Pflege- und Hebammenwesen in Europa (vgl. Anhang). Die Gesundheitsminister der Mitgliedsstaaten der Europäischen Union unterzeichneten dort eine Erklärung mit folgendem Eingangstext:

Wachsende Bedeutung der Pflegeberufe bei der Gesundheitsförderung

„Die Teilnehmer der WHO-Ministerkonferenz Pflege- und Hebammen-wesen in Europa befassen sich mit der einzigartigen Rolle, die die sechs Millionen Pflegenden und Hebammen von Europa in der gesundheit-lichen Entwicklung und der Erbringung gesundheitlicher Leistungen spielen, und mit dem einzigartig wichtigen Beitrag, den sie dazu leisten. Wir sind der Überzeugung, dass den Pflegenden und Hebammen im Rahmen der gesellschaftlichen Bemühungen um eine Bewältigung der Public Health-Herausforderungen unserer Zeit sowie bei der Sicherstel-lung einer hochwertigen, allen zugänglichen Gesundheitsversorgung eine Schlüsselrolle zufällt, die zudem immer wichtiger wird."

Auch die EU sieht in den Pflegeberufen ein wichtiges Potenzial zur Lö-sung der Public Health-Aufgaben in der Europäischen Union. Sie hat deshalb von Experten aus allen Mitgliedsstaaten ein europäisches Fort-bildungsprogramm erarbeiten lassen „Development of a Continuous Professionnal Training Programme for Nurses in Public Health within the European Union", das in fast allen Mitgliedsstaaten umgesetzt wird. Auch in der Schweiz wird zukünftig dieses Trainingsprogramm in die Gesundheitsschwestern-Lehrgänge implementiert.

Nun sind solche internationalen Erklärungen nicht national gesetzgebe-risch bindend, aber immerhin hat die damalige deutsche Gesundheitsmi-nisterin als Vertreterin des Gastgeberlandes diese Erklärung unterschrie-ben, in der ebenfalls von einem verpflichtenden Engagement der Länder die Rede ist, das Pflegewesen so zu stärken, dass für die zukünftigen spezifisch pflegerischen Aufgaben in der Gesundheitsversorgung die not-wendigen gesetzlichen und regulatorischen Rahmenbedingungen ge-schaffen werden. Ansätze dazu werden jetzt auch in Deutschland gemacht, z. B. in der Neuregelung des Gesetztes über die Berufe in der Krankenpflege. Im letzten Entwurf heißt es: „Deshalb sind im Zusam-menhang mit der schwerpunktmäßig auf die Heilung von Krankheiten ausgerichteten Pflege auch präventive, gesundheitsfördernde, rehabilita-tive und palliative Maßnahmen für die Wiedererlangung, die Verbes-serung, die Förderung und die Erhaltung von Gesundheit der Patien-tinnen und Patienten zu erbringen" (BMG 2002). Auch in der geplanten Veränderung der Berufsbezeichnung von Krankenschwester/Kranken-pfleger zu Gesundheits- und Krankenpfleger, die sich an die bereits beste-henden Bezeichnungen in Österreich und der Schweiz anschließt, wird diese neue Schwerpunktsetzung deutlich. Vom Entwurf über die Umset-zung zur Verankerung in der Ausbildung und zur Umsetzung in den Pflegealltag ist allerdings sicherlich noch ein langer Weg zu gehen.

Auch vor dem Hintergrund der kontinuierlichen Entwicklung der Pfle-gewissenschaften zeichnen sich konkrete Annäherungen zwischen Pflege und Public Health/Gesundheitsförderung ab.

BOTSCHAFTER und STEPPE schrieben 1994: „Public Health als Gesund-heitswissenschaft hat weiteres, für gesundheitspolitische Entscheidungen notwendiges Wissen über Krankheiten und Gesundheit und ihre Erhal-tung beizutragen. Pflegewissenschaft reiht sich demgegenüber in den Kreis der Wissenschaften ein, die sich mit spezifischen Gesundheitsprob-lemen- und -bedürfnissen von Individuen und Gruppen auseinander set-zen. In diesem kooperativen Sinne findet sie sich mit der Medizin, der (Gesundheits-)Psychologie, der (Gesundheits-)Pädagogik und anderen unter dem gemeinsamen Dach der Gesundheitswissenschaften wieder" (Botschafter/Steppe 1994, S. 85).

Die wichtigsten übergeordneten Felder, in denen Pflege und Public Health in der Bundesrepublik sich begegnen bzw. bereits in Forschungs- und Praxisprojekten zusammenarbeiten, sind Versorgungsforschung, Versorgungsgestaltung, Prävention und Gesundheitsförderung. In der Versorgungsgestaltung beteiligen sich die pflegerischen Berufe an Grundsatzarbeiten und Umsetzungsstrategien wie z. B. bei der Pflegebedarfserhebung, im Care- und Casemanagement, bei der Qualitätsentwicklung und bei der Entwicklung neuer, integrierter Versorgungspfade (vgl. Höhmann 2002). In Prävention und Gesundheitsförderung gibt es konkrete Projekte z. B. zur Sturz- und Dekubitusprävention, zur Patienten- und Angehörigenberatung, zur Familiengesundheitspflege oder zur Gesundheitsförderung bei Migranten. Eine systematische Reflexion darüber, wie gesundheitsbezogenes Handeln in der Pflege zukünftig aussehen könnte und auch aus pflegerischer Sicht begründbar ist, steht aber noch aus.

Gesundheitsbezogenes Handeln in der Pflege

Eine europäische Arbeitsgruppe Pflegender, initiiert vom europäischen Pflegeverband (PCN), die in den letzten Jahren mit der Entwicklung und Implementierung eines Weiterbildungsprogramms „Public Health for Nurses in the EU" beschäftigt ist, hat zur Integration von Gesundheitsförderung in die pflegerische Arbeit Leitlinien erarbeitet, die hier in ihren wichtigsten Punkten zusammengefasst werden sollen.

Interventionen zur Gesundheitserziehung und Gesundheitsförderung basieren in ihren konzeptionellen Überlegungen auf ausgesuchten Pflegemodellen und in ihrem Handlungsablauf auf dem Pflegeprozess. Die Pflegenden müssen den Patienten, die Familie und Gemeinschaften in einem ganzheitlichen Sinne sehen, d. h. die sozialen Voraussetzungen und den Lebensstil als Ausgangspunkt ihrer Planungen nehmen. Gesundheitserziehung und Gesundheitsförderung sind zudem zu beziehen auf die Motivation und auf die Erwartungen des Individuums. So wird ein entmündigender Ansatz vermieden. Die individuelle Perspektive zum Ausgangspunkt zu machen heißt außerdem, Partizipation und Selbstständigkeit zu fördern. Die Hauptziele, die für eine Pflegefachkraft mit einer allgemeinen Weiterbildung in Public Health/Gesundheitsförderung erreicht werden sollen, sind:

Leitlinien zur Integration von Gesundheitsförderung in die pflegerische Arbeit

● Sie soll verstehen, dass ihre Arbeit im Gesundheitswesen Teil eines großen Systems ist.
● Sie soll das System, in dem sie handelt, verstehen.
● Sie soll auf der Basis von Evidenz gesundheitsförderlich handeln, sowohl bei Einzelpersonen als auch in Gruppen und Gemeinden.
● Sie soll mitwirken, die Rolle der Pflege in Public Health intra- und interprofessionell zu entwickeln.

Weiterbildungsziele bei der Gesundheitsförderung

Um diese Ziele zu erreichen, muss die Pflegeperson befähigt werden,

● Gesundheitsbedürfnisse zu erkennen und zu bewerten sowie Prioritäten zu setzen in Bezug auf Gesundheitsbedürfnisse, Pflegestandards und andere relevante Strategien;
● Public Health-Projekte/Aktionen in verschiedenen Settings zu initiieren bzw. an der Umsetzung mitzuhelfen;

- Einzelpersonen/Gruppen/Kommunen (E/G/K) zu befähigen, Kontrolle über die Determinanten von Gesundheit zu erlangen;
- zur interprofessionellen und intersektoralen Zusammenarbeit;
- durch aktives, anwaltschaftliches Eintreten die Gesundheit bei Einzelpersonen und in Gruppen/Kommunen positiv zu beeinflussen;
- bei der Auswertung von Programmen und Aktivitäten zur Gesundheitsförderung mitzuwirken.

(Übersetzung und Ergänzungen durch die Autorin nach den „Guide-Lines", hrsg. von Standing Commitee of Nurses of the European Union 2001.)

Die Möglichkeiten zum gesundheitsförderlichen Handeln in der Pflege in den einzelnen EU-Ländern sind gebunden an die Voraussetzungen der jeweiligen Gesundheitssysteme. Dabei wird immer wieder deutlich, dass diejenigen Länder, in denen „Primary Health Care" im System verankert ist, bereits einen deutlichen Vorsprung haben in Tätigkeitsfeldern der gemeinde- und familienbezogenen Gesundheitsförderung vor denjenigen Ländern, in denen nach wie vor die ambulante Versorgung über frei praktizierende Ärzte läuft. In diesen Gesundheitssystemen ist die Funktion der Pflege nach wie vor hauptsächlich auf den stationären Bereich konzentriert und Pflegende haben entsprechend wenig Bedeutung in der primären Gesundheitsversorgung. Ihre Funktion ist dort hauptsächlich auf die Hauskrankenpflege beschränkt.

5.2 Pflegerische Handlungsfelder und Strategien zur Veränderung des Gesundheitsverhaltens

5.2.1 Kompetenzstärkung auf unterschiedlichen Ebenen

Die Stärkung der persönlichen Kompetenzen auf unterschiedlichen Ebenen ist ein zentraler Ansatz der pflegerischen Gesundheitsförderung.

> **Definition:**
> Der Begriff **Kompetenz** wird als die Fähigkeit von Menschen verstanden, erworbene Fähigkeiten, soziale Regeln und Wissensbestände so sach- und situationsgerecht einzusetzen, dass gesundheitsbezogene Ziele selbst verfolgt werden können.

Es ist eine wichtige Erkenntnis heute, dass gerade auch kranke oder gesundheitsgefährdete Menschen sich ihre eigenen Erfahrungen gesundheitsförderlich nutzbar machen können. Durch geplante, bewusste und konstruktiv begleitete Lernprozesse können die Menschen sich aktiv mit ihrer jeweiligen Lebenswirklichkeit auseinander setzen und dabei nicht nur ihre gesundheitlichen Risiken mindern, sondern vor allem auch ihre

Fähigkeiten neu entdecken und entfalten, um selbstbestimmend mit einer chronischen Erkrankung oder Einschränkung umgehen zu lernen. Pflegende leisten hierzu wesentliche Beiträge, denn in jeder Interaktion mit dem Menschen, der Pflege braucht, geht es auch darum, Lernprozesse zu initiieren und zu begleiten, angefangen bei der Verbesserung der Körperwahrnehmung bis hin zur Lebensplanung und Lebensgestaltung unter den Bedingungen chronischer Krankheit.

Dazwischen liegen weitere Ebenen:

Durch die Vermittlung von Körpergefühl haben Pflegende spezifische Möglichkeiten, Gesundheit zu fördern. Sensible Körperwahrnehmung bildet schließlich die Grundlage für Selbstvertrauen und Eigenverantwortung. Nur wer selbst wahrnehmen und beurteilen kann, was gut tut bzw. was stört, kann eigene Entscheidungen treffen. Die Medizin und in ihrem Gefolge auch die Pflege hat in den letzten Jahrzehnten ein objekthaftes Verhältnis vieler Menschen zu ihrem Körper gefördert, in dem sie vor allem Messwerten ihre Aufmerksamkeit schenkte. Damit wurde das, was ein Mensch fühlt, häufig zweitrangig. Bewusste Ermutigung zur Körperwahrnehmung beim Waschen, bei Einreibungen, beim Lagern und Mobilisieren und zur Wiederentdeckung des eigenen Körpers als Orientierungspunkt sind spezifische pflegerische Möglichkeiten, hier gesundheitsförderlich tätig zu werden (vgl. Kapitel 8). Kinästhetik und die Bobath-Methode sind hier zwei wichtige körperbezogene Pflegeansätze, die direkt auf Köperwahrnehmung und Förderung der Selbstkompetenz ausgerichtet sind.

Auf der psychisch-emotionalen Ebene geht es vorrangig um eine konstruktive und professionell begründete Unterstützung bei der Bewältigung kritischer Lebenssituationen, wie plötzliche akute Krankheit, Eintritt chronischer Gesundheitsprobleme, Umgang mit den Folgen des Alters, Eintritt von Pflegebedürftigkeit usw. Die Medizin konzentriert sich heute immer mehr auf die technikintensive Beherrschung somatischer Prozesse oder auf komplizierte Reparaturleistungen. Es sind die Pflegenden, die die Folgen von Diagnose, Krankheit und Behandlung mit den Patienten und ihren Angehörigen zu bearbeiten haben. Eine ressourcenorientierte Sichtweise, wie sie in Kapitel 4.3 beschrieben wurde, bietet hier den Pflegenden die Möglichkeit, Patienten bei ihrer Auseinandersetzung mit Krankheit und Gesundheit zu begleiten und zu unterstützen. Patienten können dabei ein besseres Verständnis für Zusammenhänge entwickeln, was möglicherweise zu einer akzeptierenden Einstellung zur Erkrankung führt. Dies ist wiederum eine Grundvoraussetzung dafür, so gesund wie möglich auch mit Einschränkungen oder Behinderungen leben zu können.

Auch Ursula Koch-Straube gibt in ihrem Buch „Beratung in der Pflege" (2001) professionsspezifische Anregungen, mittels derer die interaktiven und kommunikativen Kompetenzen der Pflegenden von einer intuitiven auf eine systematische Ebene gehoben werden können. Und hier liegt auch die wesentliche Voraussetzung dafür, dass Pflegende den Lernprozess der Patienten zur Krankheitsbewältigung professionell unterstützen können oder den Patienten und Angehörigen dabei helfen können, bestimmte schmerzhafte Lebensereignisse in das eigene Selbstbild zu integrieren.

Ebenen zur Unterstützung persönlicher Kompetenzen

Ebene der Körperwahrnehmung

Psychisch-emotionale Ebene

Kognitive Ebene

Kompetenzförderung auf der kognitiven Ebene bedeutet die Stärkung der Fähigkeit zur Auseinandersetzung mit den Wissensbeständen über eine Erkrankung und die Befähigung zur rechtzeitigen und gezielten Inanspruchnahme professioneller Hilfen. Patienten brauchen medizinisch-pflegerisches Wissen zum Umgang mit einer chronischen Erkrankung und zur Erhaltung und Ausweitung der verbliebenen Gesundheitspotenziale. Hier ist die Weitergabe qualitativ guter Patienteninformationen gefragt, um die Rolle der Patienten als Konsument von Versorgungsleistungen für Gesundheit und Krankheit zu stärken. Pflegende können Patienten und ihre Angehörige dabei unterstützen, die verschiedenen Angebote gesundheitlicher Versorgungsleistungen souveräner als bisher zu nutzen. Gezielte Aufklärung über verschiedene Alternativen, zu denen sie jeweils auch die Informationen über Nutzen und mögliche Risiken mitteilen, ermöglichen den Patienten, ein für sie geeignetes Angebot auszuwählen. Wichtig dabei ist, dass dieser Entscheidungs- und Auswahlprozess durch die Prioritäten und individuellen Werte des Patienten gesteuert wird, damit der Patient sich in einer partnerschaftlichen Entscheidungsfindung aufgehoben fühlt.

Erste sehr positiv verlaufende Ansätze zur Realisierung einer solchen pflegerischen Gesundheitsföderung sind Patienten-Informations-Zentren z. B. am Kreiskrankenhaus Lüdenscheid, die in Zusammenarbeit mit der Pflegewissenschaftlerin Frau ZEGELIN-ABT von der Universität Witten/Herdecke konzipiert wurden. Dort entwickeln heute Pflegende auf hohem Qualitätsniveau gezielte Möglichkeiten der Patienteninformation, die Angehörigen und Patienten gleichermaßen nutzen können.

Ebene der Fertigkeiten

Die Ebene der Fertigkeiten betrifft den traditionellen pflegerischen Aufgabenbereich der Anleitung und Schulung. Dabei geht es um das Vermitteln bestimmter Verhaltensweisen bzw. Techniken, die den selbstbestimmten Umgang mit krankheitsbedingten Einschränkungen ermöglichen. Schulungen sind auf sehr konkrete Lernziele, meistens spezielle Pflegetechniken ausgerichtet. Dabei kann es um Selbstinjektionen und Wundversorgung gehen oder um selbstständige Blutdruckmessung und Medikamenteneinnahme, aber auch um so komplexe Lernziele wie z. B. den selbstständigen Umgang mit dem Tracheostoma. Über den Erwerb der Fähigkeiten in speziellen Pflegetechniken hinaus gehört zur Anleitung auch, dass Pflegende Patienten dahin führen, Krisenphasen oder Notfallsituationen rechtzeitig zu erkennen. Dazu könnten sie Patienten auch ermutigen, ihr soziales Umfeld so zu strukturieren, dass es ebenfalls lernt, mit der Erkrankung und deren Auswirkungen umzugehen.

Psychosoziale Ebene

Auf der psychosozialen Ebene geht es um die Förderung sozialer Kompetenz im Sinne des Geben- und Annehmenkönnens von Hilfe. Pflegende erhalten dabei die Fähigkeit der Patienten zur Aufrechterhaltung und Nutzung von sozialen Kontakten im Falle von Lebenskrisen, Krankheit und Behinderung. Konkret geht es darum, Patienten und Angehörige in Krankheitssituationen oder auch bei andauernder Pflegebedürftigkeit so zu beraten, dass sie sich gegenseitig nicht noch zusätzlich das Leben schwer machen. Pflegende merken im Pflegealltag, wenn Angehörige und Patienten sich so verstricken, dass sie sich gegenseitig nicht mehr unterstützen können. Sie können dann ihr Augenmerk bewusst auf die Beziehungsstrukturen und -qualitäten lenken, in denen die Patienten leben und so versuchen, soziale Unterstützung zu fördern. Dabei kann es um das Erhalten und Verändern von sozialen Unterstützungssystemen gehen oder auch darum, neue Unterstützungssysteme mit zu entwickeln wie z. B. Nachbarschaften oder Selbsthilfegruppen. Im Bewusstsein um die zentrale Bedeutung sozialer Unterstützung bei der Bearbeitung von Gesundheitsproblemen können Pflegende hier wichtige erste Schritte anleiten, allerdings ohne den Anspruch, psychotherapeutisch zu handeln. Richard E. PEARSON gibt in seinem Buch „Beratung und soziale Netzwerke" (1997) eine gelunge Praxisanleitung zur Förderung sozialer Unterstützung. Er zeigt Hindernisse in den Personen oder ihren Lebenswelten auf, die Unterstützung be- oder verhindern und wo und wie Beratung ansetzen kann, um diese Hindernisse zu beseitigen.

Es ist in diesen Ausführungen deutlich geworden, dass Kompetenzförderung in der Pflege sehr unterschiedliche Ansatzpunkte haben kann. Im Pflegealltag erscheinen diese differenzierten Ebenen zur Unterstützung persönlicher Kompetenzen häufig nicht so getrennt, sondern sind vielmehr überlappend. Diese Differenzierungen auf einer theoretischen Ebene wurden dennoch vorgenommen, da auch bei der Gesundheitsförderung in der Pflege nicht einfach nur patientenorientiert oder ganzheitlich fördernd zu handeln ist. Erst die gezielte Bezugnahme auf die Ausgestaltung von pflegerischen Aktivitäten zur Kompetenzförderung begründet professionelles gesundheitsförderndes Handeln. An dieser Stelle ist natürlich auch die Einbindung pflegerischer Gesundheitsförderung in ein ausgewähltes Pflegemodell unerlässlich. Auch wenn in diesem Buch nicht spezifisch darauf eingegangen wird, ist es selbstverständlich notwendig, dass Pflegende ihren gesundheitsförderlichen Interventionen immer eine pflegetheoretische Basis geben, die allein erst die Zielrichtung des professionellen Handelns begründet.

5.2.2 Pflegerische Interventionsstrategien zur Kompetenzförderung

Analog zu den Differenzierungen im vorhergehenden Abschnitt, in dem es um die unterschiedlichen Ebenen und Ansatzpunkte zur Kompetenzförderung ging, wird jetzt nochmals auf verschiedene pflegerische Handlungsstrategien oder Methoden eingegangen, die bei der personenzentrierten Gesundheitsförderung (vgl. Kapitel 6) Anwendung finden können.

Es geht dabei um Präzisierungen, die deutlich machen sollen, dass Begriffe, die Vorgehensweisen in der Pflege beschreiben, mit Begriffen, die Vorgehensweisen in der Gesundheitsförderung benennen, abgeglichen werden müssen, um Verwirrungen zu vermeiden. Auch wenn es bei den vorgestellten Strategien Überschneidungen gibt, soll das Spezifische der einzelnen Vorgehensweisen deutlich gemacht werden.

Beim Anleiten geht es darum, Patienten und/oder Angehörigen bestimmte Pflegetechniken zu lehren, die nötig sind, um möglichst selbstbestimmt handeln zu können. Konkrete Lernziele – in der Regel handwerkliche

Anleiten

Fertigkeiten – bestimmen auf der Basis lerntheoretischer Grundlagen das Vorgehen.

Schulen

Schulen hat die gleiche Zweckbestimmung wie Anleiten, wird jedoch vermehrt im Zusammenhang mit Gruppen verwendet. Hier müssen lerntheoretische Grundlagen um die Möglichkeiten des sozialen Lernens in der Gruppe erweitert werden. Sinnvoll wäre es, den Begriff der Patientenschulung um den Begriff der Gesundheitsbildung zu erweitern und damit auch aus pflegerischer Sicht die gesundheitsförderliche Dimension dieser traditionellen pflegerischen Aktivität zu betonen.

Bilden (Gesundheitsbildung)

In Anlehnung an die Ziele der Ottawa-Charta können pflegerische Patientenschulungen neben der Vermittlung von Fertigkeiten Elemente der modernen Gesundheitsbildung aufnehmen. Gesundheitsbildung zielt auf allgemeine, für die Teilnehmer erst noch zu übertragende Fragen der gesundheitlichen Lebensführung. Methodisch orientiert man sich dabei an den Prinzipien der Partizipation und des sozialen Lernens, das heißt, dass das Expertenwissen mit dem Teilnehmerwissen konfrontiert wird. Gesundheitsbildung beinhaltet dann soziales Lernen in der Gruppe, und das nicht nur als Organisationsform, sondern als regelrechter konzeptioneller Bestandteil. Eine gesunde Lebensweise ist eben nicht unmittelbar lehrbar, erst recht nicht unter den Bedingungen chronischer Beeinträchtigungen. Es gibt keine objektiven Kriterien für eine gesunde Lebensweise. Die Teilnehmer brauchen die Möglichkeit, ihr Erfahrungswissen mit dem pflegerischen Expertenwissen abzugleichen. Ihre subjektiven Probleme und Bedingungen sowie ihre Selbsttätigkeit bestimmen die Lehr- und Lernsituation in einem solchen Gesundheitsseminar. Deshalb geht es in der Gesundheitsbildung um Vermittlungs- und Ermöglichungsdidaktik, verbunden mit den Stichworten Subjektorientierung, positiver Gesundheitsbegriff, gesundheitliche Mündigkeit (vgl. Kapitel 6). So können die Forderungen aus der Ottawa-Charta nach Vermitteln, Vernetzen und nach Empowerment ganz praktisch umgesetzt werden.

In Zukunft wäre es also möglich und wünschenswert, Schulungen mit Seminaren zur Gesundheitsbildung so zu koppeln, dass nicht wie bisher Patientenedukation das Ziel ist, sondern die gesundheitliche Mündigkeit der Teilnehmer. Darüber hinaus sollten Pflegende in Zukunft auch unabhängig von Schulungen Seminare zur Gesundheitsbildung für alle Interessierten anbieten und sich damit als Gesundheitsprofession profilieren. Die klassischen Gesundheitsthemen wie gesundes Schlafen, Essen, Verdauen und Bewegen sollten ins alltägliche Angebot pflegerischer Institutionen integriert werden. Auch in Krankenhäusern und Altenheimen ist eine solche Tätigkeitserweiterung pflegerischer Aufgaben möglich und ohne großen Aufwand umsetzbar (vgl. Beispiele aus Kapitel 7 und 8).

Informieren und Aufklären

Beim Informieren und Aufklären werden in erster Linie Kenntnisse und Wissen vermittelt, sei es über die Wirkung von Medikamenten, die Notwendigkeit von Flüssigkeitsaufnahme oder hygienischer Maßnahmen. Information kann persönlich vermittelt werden, aber auch durch eine sorgfältige Auswahl von Büchern, Broschüren, Gesundheitsmagazinen oder durch Zugang zum Internet. Auch Ausstellungen zu Gesundheitsthemen können in Sozialstationen oder stationären Einrichtungen informierende und aufklärende Wirkung entfalten.

Die Unterscheidung zwischen Informieren/Aufklären und Beraten ist sehr wichtig. In einem Beratungsgespräch werden keine Ratschläge gegeben, wird nicht angeleitet oder überzeugt. Es geht vielmehr darum, mit der zu beratenden Person individuelle Lösungsstrategien zu erarbeiten. Bedürfnisse und Erfordernisse werden herauskristallisiert, Möglichkeiten und Ressourcen aufgezeigt. Als eine interdisziplinäre Verständigungsgrundlage über Beratung erweist sich die Definition von NESTMANN:

Beraten

> **Definition:**
> „**Beratung** ist eine professionelle Unterstützungsleistung, die in einem gemeinsamen Prozess der Orientierung, Planung, Entscheidung und Handlung versucht, bio-psychosoziale Ressourcen und sozialökologische und ökonomische Ressourcen von Umweltsystemen (soziale Beziehungen und Netzwerke; Organisationen und Institutionen; gebaute und natürliche Umwelt) zu entdecken, zu fördern, zu erhalten und aufeinander zu beziehen" (NESTMANN 1997, S. 174).

Ziel einer psychosozialen Beratung ist es, die Entfaltung von Einzelnen in formellen und informellen sozialen Systemen zu ermöglichen sowie selbstbestimmtes und selbstkontrolliertes Gestalten von Alltag und Leben. Es geht darum, Belastungen und Krisen zu verhindern bzw. möglichst früh anzugehen sowie deren Folgen konstruktiv zu bewältigen (nach NESTMANN 1997, S. 174).

In der Pflege findet Beratung u.a. im Kontakt zwischen Pflegenden und Gepflegten statt. „Dieser Kontakt entsteht", wie KOCH-STRAUBE es formuliert, "in einer Phase akuter Erkrankung oder chronischer Belastungen, in der Stress und Angst erlebt werden und vielerlei Versuche, diese Belastungen zu überwinden. Es ist eine Phase hoher Irritation und Sensibilität, in der ein Teil der Erlebens- und Verhaltensmuster vorübergehend oder dauerhaft unbrauchbar geworden ist und neue erst entwickelt werden müssen" (KOCH-STRAUBE 2001, S. 75). Dieser wichtige Teil pflegerischer Beratung ist aber in diesem Zusammenhang nicht gemeint. Hier geht es um Gesundheitsberatung als eine verhaltenspräventive Strategie. Ziel der Gesundheitsberatung ist es, Kompetenzen im selbstbestimmten Umgang mit Gesundheit zu fördern und konkrete Verhaltensänderungen zu erleichtern. Im Fokus steht das Individuum (der Patient, aber auch die Angehörigen) und das Thema Gesundheit bzw. die Beratungspartner mit ihren Wünschen, unter bestimmten persönlichen Bedingungen so gesund wie möglich leben zu können.

Anleiten, Schulen, Bilden, Informieren bzw. Aufklären und Beraten setzen als pflegerische Strategien der Gesundheitsförderung also jeweils unterschiedliche Akzente in den Vorgehensweisen und in den entsprechend angestrebten Zielen.

Im Sinne von Public Health lassen sich die übergeordneten Ziele pflegerischer Gesundheitsförderung im Hinblick auf die Kompetenzstärkung von Patienten und Klienten nochmals folgendermaßen zusammenfassen:

Ziele pflegerischer Gesundheitsförderung auf der Verhaltensebene

Pflegende unterstützen und befähigen ihre Patienten/Klienten so,

- dass sie aufgeklärt, informiert, selbstbestimmt und selbstbewusst ihr gesundheitsbezogenes und krankheitsbezogenes Verhalten steuern können;
- dass sie therapeutische und rehabilitative Versorgungsentscheidungen mit beeinflussen können (selbstständige und selbstbewusste Ausübung der Patientenrolle);
- dass sie in geeigneter Weise ihre verbliebenen Gesundheitspotenziale erhalten und gegebenenfalls auch gesundheitsbezogene Veränderungen in Angriff nehmen können (vgl. HURRELMANN 2000).

Wie oben bereits erwähnt, richten sich die bisher aufgeführten Handlungsmöglichkeiten für Gesundheitsförderung in der Pflege eher auf das Verhalten von Individuen oder Gruppen. Im Sinne des in Kapitel 4 vorgestellten Mehrebenen-Modells soll pflegerische Gesundheitsförderung aber ebenso auf der strukturellen und politischen Ebene ansetzen.

5.3 Pflegerische Handlungsfelder zur Veränderung der Gesundheitsbedingungen

Im Zentrum stehen hier die Strukturen der sozialen und materiellen Umwelt, die es für mehr Gesundheit zu verändern gilt. Aus diesen Strukturen leiten sich viele Determinanten für soziale Benachteiligung im Gesundheitswesen ab. Pflegeberufe haben in unterschiedlicher Art immer auch auf Armut, soziale Ungleichheit und Mängel in der Basisgesundheitsversorgung reagiert. Um hier die aktuellen pflegerischen Handlungsmöglichkeiten innerhalb der heutigen Diskussion um Gesundheitsförderung aufzuzeigen, werden drei Bereiche herausgegriffen, die für die Public Health-orientierte pflegerische Arbeit zentral sind.

5.3.1 Förderung von unterstützenden sozialen Netzwerken

Ziel und Inhalte

Hier ist das Ziel, bestehende soziale Bindungen zu stärken, neue Netzwerkbindungen zu entwickeln und Nachbarschafts- und Gemeindeintegration fördern. Die bereits im vorigen Kapitel angesprochene psychosoziale Kompetenzförderung wird in diesem Zusammenhang von der Förderung des persönlichen Verhaltens auch auf die Förderung von Strukturen gelenkt, die vorhanden sein müssen, damit soziale Netzwerke entstehen können. Pflegende können hier Aufgaben in der Mobilisierung und Stabilisierung von Laienpflege übernehmen. Es geht um die Pflege durch Familienangehörige, Lebenspartner sowie informelle Helfer (Ehrenamtliche). Allein das Feld der Zusammenarbeit mit Angehörigen bietet nicht nur in der ambulanten Pflege, sondern gerade auch in stationären Einrichtungen wie Krankenhäusern, Rehabilitationskliniken oder Altenheimen vielfältige und wichtige Ansatzpunkte zur Förderung sozialer Unterstützungssysteme für Patienten. Es lohnt sich, auch hier ein Zentrum pflegerischer Gesundheitsförderung zu etablieren. Daneben arbeiten Pflegende an der Vernetzung von Laiensystemen mit professionellen Helfersystemen, indem sie z. B. mit den örtlichen Selbsthilfegruppen und Selbsthilfekontaktstellen zusammenarbeiten.

Über den Versorgungsauftrag hinaus können in der ambulanten pflegerischen Arbeit die Strategien des Vermittelns und Vernetzens dadurch Platz finden, dass Pflegende soziale Unterstützungsmöglichkeiten und gesundheitsrelevante Angebote in der Gemeinde ausfindig machen und sie ihren Patienten und Angehörigen nahe bringen (Selbsthilfegruppen, Sportvereine, Volkshochschulkurse, Bürgerinitiativen, Gesprächskreise usw.). In den letzten Jahren sind in vielen Gemeinden dazu auch Vernetzungsbüros für Senioren oder Freiwilligenarbeit entstanden, die bisher von Pflegenden noch zu wenig wahrgenommen werden.

5.3.2 Gemeindebezogene Gesundheitsförderung

Gemeindeorientierung als Prinzip der Gesundheitsförderung basiert auf der Erkenntnis, dass in der örtlichen Umgebung eines Menschen seine wesentlichen Belastungs- und Unterstützungsfaktoren zu finden sind. So geht es in der gemeindebezogenen Gesundheitsförderung darum, gesundheitsbezogene Aktionen zu unterstützen oder zu initiieren, die z. B. besonders gefährdete Gruppen in der Gemeinde betreffen z. B. in Bezug auf Verkehrssicherheit oder Gewaltprävention.

Ziel und Inhalte

Andererseits ist der Fokus auch darauf gerichtet, die Einflussnahme von Bürgern, Versicherten und Patienten auf die Organisation und die Gestaltung gesundheitsbezogener Dienstleistungen zu verbessern. Die Stichworte dazu sind Bürgerbeteiligung und Empowerment. Pflegende könnten hier in ihrer Rolle als Gemeindeschwester als zentrale Anlaufstelle (starting point) für jegliche Fragen gesehen werden, die mit Gesundheit und Gesundheitsbedingungen in Zusammenhang gebracht werden. Als diejenige Profession, die über ihre originäre pflegerische Arbeit dem privaten Leben von Patienten am nächsten ist, erkennt und dokumentiert sie Gesundheitsbedürfnisse von Individuen, Familien und dem Gemeinwesen und ist dann entsprechend der jeweiligen Notwendigkeiten selbst aktiv oder handelt als Koordinatorin für interdisziplinäre Gesundheitsarbeit.

5.3.3 Gesundheitsförderung in Settings

Bei dieser Strategie, die vor 15 Jahren von der WHO ins Leben gerufen wurde, steht die Verbindung von Arbeit an gesellschaftlichen Strukturen mit Lernmöglichkeiten für die Personen in sozial abgrenzbaren Systemen im Zentrum (vgl. BARITSCH/CONRAD 1999). Ziel dieses gesundheitsför-

Ziel und Inhalte

derlichen Ansatzes ist es, Einfluss zu nehmen auf die Gestaltung der gesellschaftlichen Voraussetzungen für Gesundheit. Auch die Spitzenverbände der Krankenkassen in Deutschland heben in einer gemeinsamen Erklärung die Möglichkeiten dieses Vorgehens gerade zum Nutzen sozial Benachteiligter hervor: „Gerade sozial benachteiligte Zielgruppen sind in der Regel überfordert, aus eigener Kraft Verhaltensänderungen in ihren Alltag zu integrieren. Sie sind besonders darauf angewiesen, dass ungünstige Bedingungen, Strukturen bzw. soziale Bezüge, in denen sie leben, mit Hilfe von außen verändert werden" (Spitzenverbände der Krankenkassen 2000, S. 81).

In Settings wie z. B. Betrieben, Schulen, Kindergärten oder Krankenhäusern soll durch diesen Ansatz eine Verbesserung der Organisationskultur in Richtung Gesundheit erreicht werden. Im Deutschen Netz gesundheitsfördernder Krankenhäuser haben sich solche Krankenhäuser zusammengeschlossen, die konkrete Projekte zur Gesundheitsförderung durchführen. In der Präambel lautet die zentrale Aussage: „Die Krankenhäuser des Netzes gesundheitsfördernder Krankenhäuser sind bestrebt, neben einer bestmöglichen medizinischen Versorgung auch über die Medizin hinausweisende Unterstützung zu geben für einen höheren Gesundheitsgewinn der Patienten, der Mitarbeiter und der Allgemeinheit. Assoziierte krankenhausnahe Institutionen helfen, diese Bemühungen zu verwirklichen" (zit. nach RUSTLER/GILL 2002, S. 89). Hauptziele des Netzwerks sind,

● Gesundheitsförderung fest in die Organisationsstruktur eines Krankenhauses zu integrieren und
● durch konkrete Projekte gesundheitsfördernde Werte und Standards in die medizinischen, pflegerischen und organisatorischen Abläufe einzubringen.

In diesen Projekten spielen Pflegende als Aktive zum Teil große Rollen, wie z. B. in Projekten zur Arbeitszeitgestaltung, zur gesundheitsgerechten Verwendung von Arbeitsmitteln und zur patientenorientierten Gestaltung von Arbeitsprozessen und Kooperationsbeziehungen.

Projekte   Im Jahresbericht von 2001 wurden über 270 Projekte vorgestellt. Ruster gibt daraus eine Auswahl zu Orientierung über die unterschiedlichen Inhalte, von denen nur die ersten neun zitiert werden sollen:

● „Auf dem Weg zur Besserung: Patienten stärken ihre Bewegung und Ernährung,
● Vernetzung der sozialen Dienste der Region,
● Einführung eines ärztlichen und pflegerischen Verlegungsbogens,
● Kunst und Kultur im Krankenhaus,
● Einführung einer modernen Arbeitszeitgestaltung im Hinblick auf Gesundheitsförderung,
● Sterbe- und Trauerbegleitung,
● Nichtrauchertraining für PatientInnen und MitarbeiterInnen,
● Kooperationsprojekte Selbsthilfegruppen,
● Stressbewältigung" (RUSTLER/GILL 2002, S. 91 f.).

Aber auch in Settings wie Betrieben, Kindergärten oder „Healthy Cities" könnten Pflegende in Zukunft eigene Akzente setzen. In „Prävention", der Zeitschrift für Gesundheitsförderung (3/2002), werden alle bisherigen Settings, in denen in Deutschland gearbeitet wird, mit ihren neuesten Entwicklungen vorgestellt.

5.4 Orte pflegerischer Gesundheitsförderung

Die bisherigen Ausführungen befassten sich mit pflegespezifischen Handlungsfeldern und Handlungsstrategien im Bereich der Gesundheitsförderung. An welchen Orten pflegerische Gesundheitsförderung zukünftig vermehrt stattfinden wird, ist noch weitgehend offen und hängt sowohl mit zukünftigen Schwerpunktsetzungen in der weiteren Professionalisierung zusammen (z. B. Ausrichtung der Studiengänge) als auch mit neuen präventionspolitischen Weichenstellungen.

Orte, an denen pflegerische Gesundheitsförderung auch heute schon stattfindet, sind die traditionellen pflegerischen Einrichtungen wie Krankenhaus, Altenheim oder Sozialstation. Über diese Einrichtungen können Pflegende je nach Bedarf auch direkt in Familien, Schulen oder Kindergärten tätig werden, wenn auch das Feld der schulischen und der vorschulischen Gesundheitserziehung in Deutschland zurzeit noch durch Sozialpädagogen abgedeckt wird. Aber auch neue Arbeitsfelder in Krankenkassen, Gesundheitsämtern, ambulanten Beratungsstellen (Patientenstellen, Seniorenbüros), in der Verbraucherberatung, in Selbsthilfekontaktstellen und in Verbänden müssen in Zukunft mit pflegerischem Know-how besetzt werden. Erst mit einer solchen Ausweitung des professionellen Handlungsfeldes wird die geforderte Public Health-Relevanz der Pflege wirklich offensichtlich werden.

Übung:
Erkundigen Sie sich bei dem für Sie zuständigen Gesundheitsamt nach aktuellen Aufgabenfeldern, die dem Bereich der Gesundheitsförderung zu zuordnen sind. Überlegen Sie, inwieweit hier pflegerelevante Aufgabenstellungen anfallen.

6 Praxis einer salutogenetisch orientierten Gesundheitsbildung

Kritik an traditioneller Gesundheitserziehung

Der hier vorgestellte Ansatz zur Praxis der Gesundheitsförderung in der Pflege baut auf den Grundannahmen der WHO-Konzeption auf und integriert die salutogenetische Perspektive. In diesem Kapitel geht es zunächst um Aspekte des methodisch-didaktischen Vorgehens im Sinne der Gesundheitsbildung (vgl. Kapitel 5.2.1). Das traditionelle pädagogische Konzept der Gesundheitserziehung hat seit den 80er-Jahren erhebliche Kritik erfahren, da es sich einerseits zu einfach am Modell der Risikofaktoren orientiert und andererseits vielfach als autoritativ angesehen wird. In der Tat ist autoritative Gesundheitserziehung mit eindeutigen Vorgaben für das, was gesund ist, und das, was krank macht, immer in der Gefahr, wegen der belehrenden Grundhaltung einen normativen Charakter zu bekommen. Sie verweist dann häufig auf die Unmündigkeit und Erziehungsbedürftigkeit des Patienten. In die gleiche Richtung geht auch der in der Pflege häufig verwendete Begriff der „Patientenedukation".

Partizipativer Ansatz

Der hier vorgestellte partizipative Ansatz der Gesundheitsbildung setzt sich von der autoritativen Gesundheitserziehung ab. In Tabelle 4 werden zur Verdeutlichung der Unterschiede die Methoden der partizipativen Gesundheitsbildung mit denen der traditionellen Gesundheitserziehung verglichen.

Tab. 4:
Kontrastierung von Gesundheitserziehung und personenzentrierter Gesundheitsförderung

Gesundheitserziehung		Personenzentrierte Gesundheitsförderung
Orientierung am Krankheitsbegriff	↔	Orientierung an den Formen und Möglichkeiten von Gesundheit
Versuche der Normsetzung: das ist gesund, das macht krank	↔	Subjektives, auf die individuellen Bedürfnisse bezogenes Gesundheitsverständnis
Traditioneller Erziehungsansatz, der Gesundheitserzieher als Vormund des Patienten	↔	Emanzipatorischer Bildungsansatz im Sinne von Befähigen und Ermöglichen
Individualisierung von Gesundheitsrisiken	↔	Betonung der Wechselwirkung von Verhalten und Verhältnissen
Moralische Appelle und Angsterzeugung	↔	Entdeckung und Entfaltung von Gesundheitspotenzialen, Kräfte wecken
Beschränkung auf Symptome und das Ignorieren von Ursachen	↔	Bewusstseinsbildung über die Ursachen riskanter Verhaltensweisen
Strategie der Einwirkung von außen, dadurch die Verstärkung von Konsumhaltungen und Abhängigkeiten	↔	Ermöglichung von Selbsthilfe, Selbstheilung und gesundheitlicher Mündigkeit

> **Übung:**
> Suchen Sie Beispiele der Motivation zu gesundheitsbezogenen Verhaltensänderungen, die aus der traditionellen Gesundheitserziehung stammen und an Krankheiten orientiert sind, z. B. beim Rauchen oder in Bezug auf Bewegung. Setzen Sie diesen Beispielen gesundheitsorientierte Motivationen entgegen (z. B. ohne Rauchen schaffe ich die Treppen mit Leichtigkeit).

Lernprozesse in der Gesundheitsförderung sind Wachstumsprozesse, sie brauchen Zeit und Unterstützung. Das Wachsen bezieht sich dabei auf das Bewusstsein über Zusammenhänge, auf die Erfahrung am eigenen Leib und auf neue Handlungsspielräume. Auf allen drei Ebenen geschieht Lernen über die Verbindung von Theorie und Praxis im Sinne von Erfahren, Verarbeiten und wieder neu Erfahren. Dabei werden keine starren Wege vorgeschrieben oder Rezepte verteilt, vielmehr werden vielfältige Anregungen gegeben zur Auseinandersetzung des Menschen mit seiner Umgebung.

In dem hier vorgestellten Ansatz wird Bildung, bezogen auf gesundheitliche Aktivitäten, unter folgenden Gesichtspunkten gesehen: Gesundheitsbildung

Gesundheitsbildung

- ist ein lebenslanger Prozess, der für alle Alters- und Entwicklungsstufen und in allen Lebensbereichen relevant ist.
- zeichnet sich durch die Momente der Selbstverantwortlichkeit, der Selbstbestimmung und der Selbstbildung aus.
- zielt auf die verantwortungsbewusste Auseinandersetzung des Subjekts mit seinen objektiven Lebensverhältnissen.
- bezieht sich auf den ganzen Menschen als Einheit von „Kopf, Herz und Hand" (vgl. HAUG 1991, S. 25 ff.).

Gesundheitsbildung als ein zentraler Bereich der personenzentrierten Gesundheitsförderung hat also ihren Ausgangspunkt in der Organisation von Lernprozessen aller Art, die etwas mit Gesundheit zu tun haben oder die sich auf Gesundheit auswirken.

Nachfolgend sollen auf unterschiedlichen Ebenen inhaltliche und methodische Anregungen für einen so verstandenen Lernprozess gegeben werden. Es geht dabei sowohl um die Vermittlung von Informationen als auch um Anregungen zur Überprüfung von Einstellungen und Werthaltungen in Sachen Gesundheit und nicht zuletzt um die Entwicklung von Handlungsmöglichkeiten für ein gesünderes Leben. Im Vordergrund steht die erkenntnisbezogene Erarbeitung gesundheitlicher Möglichkeiten und kein programmatisches Gesundheitstraining. Gesundheitliche Handlungsweisen werden vor dem biografischen und sozialen Hintergrund eines Menschen gesehen.

Im Mittelpunkt: Lernprozesse

Ein weiterer wichtiger methodischer Gesichtspunkt in dem hier vorgestellten salutogenetischen Ansatz ist die Motivationsstärkung durch die Entfaltung individueller gesundheitlicher Potenziale. Dazu ist es unerlässlich, sich mit den Menschen, die über ihre Gesundheit lernen wollen, ihrem Gesundheitshandeln, ihrem Gesundheitsverständnis, ihren Lebenssituationen und ihren Motiven zu befassen. Drohungen (z. B. „Wenn Sie das nicht lassen, werden Sie krank!") und das Verweisen auf das Unver-

Motivationsstärkung

mögen (z. B. „Sie haben ja schon wieder nicht ausgetrunken!") wirken demotivierend, während z. B. Verweise auf das Vermögen („Das ist Ihnen doch schon öfter gelungen") und die Ermöglichung kleiner Erfolge motivationsstärkend wirken. Motivationsstärkung beinhaltet, dass Informationen so vermittelt werden und Werthaltungen und Handlungen in der Weise angeregt werden, dass der Wunsch, Neues zu lernen und auszuprobieren, so groß wird, dass eine gesundheitsbezogene Lebensweise davon dauerhaft beeinflusst wird.

Der Ansatz beinhaltet viele selbstreflexive Übungsaufgaben, durch die erfahrungsbezogene Lernprozesse initiiert und gesteuert werden können. Sie sind alle auf die Entfaltung und Wiederentdeckung individueller Potenziale gerichtet, zunächst für die Pflegenden selbst, dann zur Umsetzung an Patienten. Die Initiierung dieser Lernprozesse zu mehr Gesundheitsbewusstsein und zu besserem Gesundheitsverhalten erfolgt in der Regel dadurch, dass zwischenmenschliche Kommunikations- und Interaktionsprozesse erfolgreich in Gang gesetzt werden. Es sind bezogen auf die patientenorientierte Perspektive „interaktionsintensive Leistungen", die in das alltägliche pflegerische Handeln einfließen können und sollten (vgl. BADURA 1994 b, S. 69).

Durch die Übungsaufgaben kann der Leser Teile des vorgestellten Ansatzes zunächst erfahren und ausprobieren und damit letztlich selbst entscheiden, wo und wie zukünftig Gesundheitsförderung eingesetzt werden soll. Es geht um fünf Schritte, durch die mit unterschiedlicher Schwerpunktsetzung das oben thematisierte methodisch-didaktische Vorgehen realisiert werden kann:

Schritte einer salutogenetisch orientierten Gesundheitsbildung

- Gesundheitsorientierung fördern,
- Gesundheitsverhalten prüfen,
- Selbstwertgefühl und Selbstkompetenz stärken,
- gesunde Verhältnisse schaffen,
- Ausdrucksformen für Gesundheit finden.

Diese fünf Strategien werden in den folgenden Kapiteln jeweils ausführlich begründet und dargestellt.

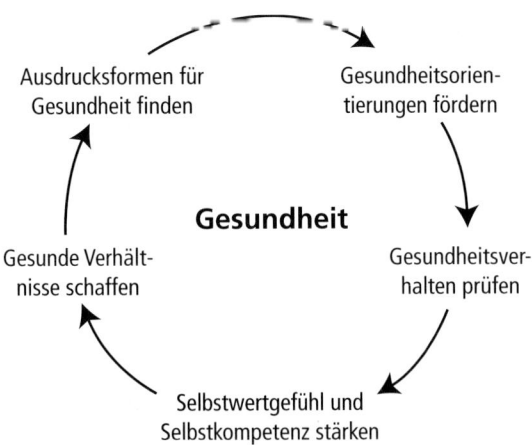

Abb. 16:
Schritte einer salutogenetisch orientierten Gesundheitsbildung

6.1 Gesundheitsorientierung fördern

Menschen fühlen sich von vielen Risiken bedroht, sei es die Gefahr zu verunfallen oder durch Schadstoffe und schädliche Strahlungen zu erkranken oder auch die latente Bedrohung von Arbeitslosigkeit oder Ehescheidung. Das Denken und Handeln ist häufig auf die umgebenden möglichen Risiken gerichtet, d. h. der „pathologische Blick" ist geschärft. Angstvoll werden Vermeidungs- und Ausweichstrategien eingesetzt, man fühlt sich ohnmächtig als Opfer der Verhältnisse, kraftlos und ist leicht verletzbar. Menschen erfahren Kränkungen, und viele dieser kleinen Kränkungen können mit der Zeit richtig krank machen.

In Pausengesprächen, auf Parties oder beim Kaffeeklatsch sind beispielsweise auch Gespräche über Krankheiten und Katastrophen sehr beliebte Gesprächsthemen. Im Zuge der vielen Risiken und Krankheiten schrumpfen die Vorstellungen von Lebenschancen und von Gesundheit immer weiter ein. Träume von einem besseren Leben gehen dabei verloren. „Gesundheitsorientierung fördern" heißt, diese Lebenschancen und Hoffnungen wieder bewusster wahrzunehmen und Bilder von Gesundheit erneut lebendig werden zu lassen. Mit den nachfolgenden Übungen soll deshalb versucht werden, den „pathologischen Blick" um den „gesunden Blick" zu erweitern.

Konzentration auf die Lebenschancen

Jeder Mensch hat im Laufe seines Lebens auch Gesundheitserfahrungen gemacht. Es sind Erfahrungen von bewusstem Wohlfühlen, von Aufgehobensein, von Verbundenheit, von Glück oder auch Phasen der Zufriedenheit mit sich und den anderen. Diese Erfahrungen können sehr unterschiedlich aussehen; sie verweisen auf die unterschiedlichen persönlichen Bedürfnisse.

Gesundheitserfahrungen lebendig werden lassen

> **Übung:**
> Setzen Sie sich in Ihrem Stuhl zurück oder machen Sie einen kleinen Spaziergang und versuchen Sie, sich zwei persönliche Gesundheitserfahrungen in Erinnerung zu rufen. Versuchen Sie, Ihr damaliges Gefühl zu beschreiben und alle zugehörigen Bedingungen, die Ihnen diese Gesundheitserfahrung ermöglichten. Schreiben Sie diese Erinnerungen auf und teilen Sie sich – wenn Sie in einer Arbeitsgruppe sind – solche Gesundheitserfahrungen untereinander mit.

Häufig sind solche Erfahrungen an Urlaubssituationen gebunden oder an Zeiten der Jugend. In der Regel enthalten sie wenig Alltagsbezüge. Wenn das wirklich so ist, dass Erfahrungen des Gesundsein nur Sonntagserfahrungen sind oder nur im Urlaub möglich zu sein scheinen, dann sollten der Alltag überprüft werden.

> **Übung:**
> Überprüfen Sie anhand der Bedingungen, die Sie für Ihre Gesundheitserfahrungen aufgeschrieben haben, inwieweit diese Bedingungen auch in Ihrem Alltag herstellbar wären.

Häufig werden die alltäglichen Lebensbedingungen mehr als Belastung denn als Chance zur aktiven Lebensgestaltung betrachtet. Romantisie-

rend wird zurück in die Vergangenheit oder in andere Kulturkreise ge-
schaut und davon ausgegangen, dass dort bessere Lebensbedingungen
herrschen.

Übung:
Versetzen Sie sich zurück in die Lebensbedingungen Ihrer Mutter/Ih-
res Vaters oder in die Ihrer Großeltern, als diese in Ihrem Alter waren.
Zeichnen Sie sich gedanklich einen Tagesablauf oder auch einen Jah-
resablauf. Wenn Sie könnten, würden Sie tauschen wollen? Hätten Sie
lieber zur damaligen Zeit gelebt als heute? Begründen Sie Ihre Entscheidung und tauschen Sie sich über Ihre Meinungen in der Arbeitsgruppe aus.

Es gibt in der Gesellschaft eine Reihe guter gesellschaftlicher Bedingungen, die ein gesundes Leben ermöglichen könnten: es besteht Demokra-
tie, die offizielle Arbeitszeit ist so gering wie kaum in einer anderen
Gesellschaft, der Gesundheitsschutz am Arbeitsplatz ist verhältnismäßig
fortgeschritten, das Bildungs- und Kulturangebot ist breit und gut zugänglich. Deutschland gehört zu den reichsten Gesellschaften der Welt.
Auch wenn diese Bedingungen gruppenspezifisch sehr unterschiedlich
ausgestaltet sind, so stellen sie prinzipiell gesellschaftliche Entfaltungs-
chancen dar.

Übung:
Welche Ihrer äußeren Lebensbedingungen ermöglichen Ihnen Gesundheit, welche erschweren sie?

Aber nicht nur im Hinblick auf die gesellschaftlichen Bedingungen ist
mehr Gesundheitsorientierung möglich. Wie steht es mit der individuellen körperlichen, emotionalen und sozialen Ausstattung oder – anders
ausgedrückt – mit der persönlichen Vermögensseite? Ist sich der Einzelne
dieser Seite genauso bewusst wie der Risikoseite?

Übung:
Benennen Sie Ihre Stärken. Wo sind Sie konstitutionell gut ausgestattet? Wo liegen Ihre Stärken im Umgang mit Menschen? Gibt es etwas,
über das Sie sich freuen, dass es zu Ihrem Vermögen gehört? Notieren
Sie Ihre Überlegungen und achten Sie einen Tag lang sehr bewusst da
rauf, wie Sie Ihr immaterielles Vermögen ausgeben.

Die individuelle Gesundheitsorientierung kann auch gefördert und ge-
stärkt werden, indem man über sich hinweg auf andere schaut. Gibt es
im Familien- und Bekanntenkreis oder auch in der Arbeitsumgebung
Menschen, von denen man annimmt, dass sie mehrheitlich gesund sind?
Was macht einen Menschen zu einem gesunden Menschen? Welche
Attribute sind dabei wichtig?

Übung:
Versuchen Sie innerhalb der nächsten Woche sehr aufmerksam die
Ihnen begegnenden Menschen zu betrachten. Wer macht warum auf
Sie einen gesunden Eindruck? Tauschen Sie diese Eindrücke in der

Arbeitsgruppe miteinander aus. Gibt es gemeinsame Attribute von Gesundheit? Wie lassen sich diese kategorisieren? Welches sind eher ausgefallene und seltene Attribute?

Über die Wahrnehmung gesunder Eigenschaften in der sozialen Umgebung werden nicht nur verschiedene Formen von Gesundheit sichtbar, sondern der Einzelne bekommt auch Vorbilder oder Modelle, die sein Handeln und Sein in Richtung Gesundheit positiv beeinflussen können.

6.2 Gesundheitsverhalten prüfen

Definition:
Mit **Gesundheitsverhalten** ist der Teil des Verhaltens gemeint, der sich bewusst auf die Erhaltung der Gesundheit bezieht.

Das Gesundheitsverhalten ist besonders von der Gesundheitspsychologie untersucht worden. Dabei geht es um die Erforschung individueller Bemühungen zur Verhaltensänderung. Gesundheitliches Verhalten und Risikoverhalten werden in Bezug auf ihren Ablauf und ihre Intentionen analysiert, um aus diesem Verständnis heraus besser auf das Verhalten Einfluss nehmen zu können.

Gesundheitspsychologie

Das individuelle Gesundheitsverhalten steht aber immer auch in engem gesellschaftlichen Kontext. Das wird besonders deutlich, wenn der Wandel gesundheitsbezogener Verhaltensweisen betrachtet wird. Die gesellschaftlichen Veränderungen des technischen Fortschritts haben neue Gefährdungspotenziale mit sich gebracht, auf die zwar individuell unterschiedlich reagiert wird, die aber dennoch typische Muster im Gesundheitsverhalten erkennen lassen und die z. T. auch durch gesundheitspolitische Maßnahmen unterstützt werden.

Gesellschaftlicher Rahmen

So wurden beispielsweise im 19. Jahrhundert zur Bekämpfung ansteckender Krankheiten die Grundlagen der Hygiene geschaffen im Sinne eines Gesundheitsverhaltens, das vor allem auf Sauberkeit, Gründlichkeit und Ordnung gerichtet war. Dieses Verhalten stand in engem Zusammenhang mit staatlichen sozialhygienischen Maßnahmen, wie der Versorgung der Bevölkerung mit Trinkwasser und die Organisation von Abwasser- und Abfallbeseitigung. Die große Abnahme besonders schwerer infektiöser Krankheiten, wie z. B. TBC, Cholera und Scharlach, wird heute auf diese veränderten hygienischen Praktiken zurückgeführt. Die individuellen Bemühungen um Gesundheit waren in dieser Zeit sehr auf Körperpflege, Sauberkeit bei Lebensmitteln und im Haushalt sowie die Beachtung hygienischer Regeln im Alltag bezogen. Dieses Verhalten kommt in der Regel „Nach dem Stuhlgang, vor dem Essen, Händewaschen nicht vergessen" anschaulich zum Ausdruck.

> **Übung:**
> Welches sind nun die heutigen, zeittypischen Varianten des Gesund-
> heitsverhaltens? Überlegen Sie sich, was Sie bzw. was Menschen Ihrer
> näheren Umgebung tun, um gesund zu bleiben. Notieren Sie einige
> dieser Verhaltensweisen mit Ihren Zielsetzungen.

Einige zeittypische Varianten des Gesundheitsverhaltens sind z. B. Bewe-
gungsübungen (Gymnastik, Jogging), Entspannungsübungen, Diäten,
Stressmanagement und Antirauchertraining. Diese Gesundheitsstrate-
gien gehen zurück auf das Risikofaktorenkonzept der Medizin, in dem
Bewegungsarmut, Stress, falsche Ernährung und Rauchen eindeutig als
Risikofaktoren für die Gesundheit bzw. als ungesunde Verhaltensweisen
identifiziert worden sind. Wer heute gesund bleiben oder werden will,
sollte diese Verhaltensweisen nach Möglichkeit vermeiden.

6.2.1 Grundlagen der Verhaltensmedizin

Verhaltensmedizin und -therapie

Die Verhaltensmedizin geht davon aus, dass Problemverhalten, das zu
Krankheiten führt oder das die Genesung verhindert, erlerntes Verhalten
ist, das über verhaltenstherapeutische Maßnahmen verändert werden
kann.

Die Verhaltenstherapie basiert auf der Grundannahme, dass Menschen
ihr Verhalten nach den Prinzipien der „klassischen" oder der „operanten
Konditionierung" erlernen. Nach den gleichen Prinzipien kann ein z. B.
gesundheitsschädliches Verhalten verlernt, d. h. in der Fachsprache „gelöscht" und stattdessen gesundheitsförderliches Verhalten systematisch
aufgebaut werden.

Klassische Konditionierung

Bei der klassischen Konditionierung wird eine physiologische Reaktion
mit einem neutralen Reiz gekoppelt. Pawlow beschrieb und erforschte
als Erster diesen Lernvorgang, und zwar entdeckte er ihn zuerst bei Hun-
den. Hunde haben vermehrten Speichelfluss, wenn sie Futter bekommen.
Speichelfluss ist eine physiologische Funktion auf den Reiz Nahrung. Als
Pawlow das Futter wiederholt gleichzeitig mit einem anderen, an sich
neutralen, d. h. bedeutungslosen Reiz wie z. B. einem Geräusch, anbot,
stellte er fest, dass der Speichelfluss bereits auf das Geräusch allein erfolgte: Es hatte eine Konditionierung stattgefunden.

Bei Menschen spielt das klassische Konditionieren, insbesondere bei
emotionalen Reaktionen, eine Rolle. So ist z. B. Angst die physiologische
Reaktion auf einen starken Schmerzreiz. Wird der Schmerz erstmals mit
einem bestimmten, eigentlich neutralen Reiz, wie z. B. dem Zahnarzt-
stuhl oder dem weißen Arztkittel, gekoppelt, so kann bereits der Stuhl
oder der Kittel allein die Angst auslösen. Ein anderes Beispiel sind ge-
wohnheitsmäßige, starke Raucher. Nach einem bestimmten zigaretten-
freien Intervall löst bereits der Anblick von Zigaretten den Wunsch aus
zu rauchen. Wird die Rauchsituation oft mit Kaffee, Bier oder dem Sitzen im Lieblingssessel verbunden, so löst nach einiger Zeit bereits der
Duft von Kaffee, das Glas Bier oder der Sessel allein den Wunsch nach
einer Zigarette aus. Solche Konditionierungen würden in einem Nicht-

rauchertraining, das verhaltenstherapeutisch orientiert ist, untersucht und berücksichtigt.

Das zweite grundlegende Lernprinzip ist die operante Konditionierung: Verhalten wird durch seine Konsequenzen gesteuert. Wenn auf ein bestimmtes Verhalten eine Belohnung oder ein angenehmer Zustand folgt, wird dieses Verhalten öfter eingesetzt.

Operante Konditionierung

> **Beispiel:**
> Wenn ich morgens mit dem Fahrrad ins Büro fahre, merke ich, dass ich mich bis weit in den Vormittag hinein wach und leistungsfähig fühle – das werde ich in Zukunft öfter machen.

Wenn allerdings auf ein Verhalten Ablehnung, Bestrafung oder ein unangenehmer Zustand folgt, wird dieses Verhalten in Zukunft weniger eingesetzt. Es gab und es gibt in der Gesundheitserziehung und auch in der Gesundheitsförderung viele Strategien zur Veränderung, die auf solchen verhaltenstherapeutischen Erkenntnissen beruhen. „Das Prinzip der operanten Konditionierung ist besonders für den Aufbau gesundheitsfördernden Verhaltens wichtig. Wenn bekannt ist, auf welche Verstärker (Lob, Zuwendung, Geld oder andere Belohnungen) eine Person besonders reagiert, lassen sich diese Verstärker gezielt einsetzen, um ein gewünschtes Verhalten zu erzielen" (KUHLMANN 1994, S. 35).

Das heißt, immer wenn eine Person das gewünschte gesundheitsförderliche Verhalten zeigt, wird dieses Verhalten belohnt mit einer Konsequenz, die der Person besonders angenehm ist. Das Bonusheft der Krankenkassen ist nach diesem Prinzip gestaltet. Wenn ich regelmäßig zur Zahngesundheitsuntersuchung gehe, erhöht die Krankenkasse die Zuschüsse zum Zahnersatz um 10 %.

> **Übung:**
> Nennen Sie ein für Sie typisches gesundheitliches Risikoverhalten. Wann verhalten Sie sich so? Benennen Sie die Umstände, wann dieses Risikoverhalten gehäuft auftritt.

> **Übung:**
> Nennen Sie ein für Sie typisches Gesundheitsverhalten und beschreiben Sie, wie es bei Ihnen verstärkt wird, sodass Sie es beibehalten. Auf welche Verstärker (Geld, Lob, gutes Aussehen, Anerkennung usw.) reagieren Sie besonders gut?

Die Veränderung des Verhaltens über Konditionierung kann gelingen, kann aber auch erhebliche Probleme mit sich bringen, vor allem dann, wenn sie ausschließlich und mechanisch angewendet wird. Dazu folgende Überlegungen:

Probleme bei der Konditionierung

- Bestimmte gesundheitsbezogene Verhaltensweisen sind lebensgeschichtlich geprägt. Sie sind an innere Werte und Überzeugungen gebunden, die nur sehr schwer über aktuelle Verhaltensänderungen aufgelöst werden können.
- Problemverhalten macht im Lebenssystem eines Menschen Sinn. Es wird häufig eingesetzt als Bewältigungsstrategie zur Reduktion emo-

tionaler Spannungen. Wird dieses Problemverhalten „gelöscht", werden unter Umständen andere gesundheitsgefährdende Verhaltensweisen aufgebaut.

> **Beispiel:**
> Er hat aufgehört zu rauchen, isst aber seither doppelt so viel.

- In der heutigen Konsumgesellschaft vermitteln einige der beschriebenen gesundheitsschädigenden Verhaltensweisen einen wesentlichen Teil dessen, was als Lebensqualität gilt. Nicht mehr Rauchen, keinen Alkohol trinken, weniger Fett essen, Kaffee und Süßigkeiten meiden, nicht mehr die Bequemlichkeit eines Autos genießen. Was bleibt da noch an Freuden und Genuss?
- Das Prinzip der Konditionierung entspricht in vielen Fällen nicht dem Prinzip der gesundheitlichen Mündigkeit, in dem der eigene Wille zur Veränderung im Zusammenhang mit einer selbstständigen Suche nach den geeigneten Wegen und Zielen im Vordergrund steht.

> **Übung:**
> Warum handeln Sie trotz besseren Wissens manchmal gegen Ihre Gesundheit? Überprüfen Sie Ihre Beweggründe an einem Problemverhalten, von dem Sie wissen, dass es Ihnen gesundheitlich eigentlich nicht gut tut, und schreiben Sie diese auf. Reflektieren Sie Ihre Beweggründe vor dem Hintergrund der oben angestellten Überlegungen.

Verhaltensänderung ist ein Prozess, der vom ersten Gedanken an eine mögliche Veränderung bis zur dauerhaften Integration des neuen Verhaltens in den Alltag abläuft und der sowohl von den individuellen Fähigkeiten, von den Lebenszielen und von den aktuellen äußeren Lebenszusammenhängen bestimmt wird. Bei jeder Veränderung zu gesundheitsbewusstem Verhalten – egal ob man es bei sich selbst erreichen will oder ob Patienten in ihrem Verhalten zu mehr Gesundheit unterstützt werden sollen – sollten vier wichtige Punkte beachten:

- In welcher Phase der Verhaltensänderung befindet sich der Patient?
- Ist eine Veränderung wirklich erwünscht/gewollt?
- Sind Fähigkeiten, Strategien und erforderliches Wissen für die Veränderung vorhanden?
- Lässt die Umgebung Veränderungen zu bzw. wird sie diese unterstützen?

6.2.2 Ein Prozessmodell des Gesundheitsverhaltens

SCHWARZER (1996) hat ein sozial-kognitives Prozessmodell des Gesundheitsverhaltens entwickelt, in dem deutlich wird, welche unterschiedlichen Stadien bei der Veränderung des Gesundheitsverhaltens berücksichtigt werden müssen. Er unterscheidet die Motivations- und die Volitionsphase. In der Motivationsphase geht es darum, zwischen unterschiedlichen Handlungsalternativen zu wählen, eventuell eine Bereitschaft zur Handlungsänderung zu entwickeln und sich auf eine Zielintention festzulegen. In der Volitionsphase wird die festgelegte Zielintention realisiert.

Die Motivationsphase umfasst drei Komponenten, die gemeinsam maßgebend sind für die Bildung einer Zielintention:

Motivationsphase mit…

● Risikowahrnehmung,
● Handlungsergebniserwartung,
● Selbstwirksamkeitserwartung.

Bei der Risikowahrnehmung geht es um die Einschätzung, ob ein von Experten thematisiertes gesundheitliches Risiko von einer Person überhaupt als solches wahrgenommen und bewertet wird. „Diese Einschätzung der eigenen Verwundbarkeit (Vulnerabilität) wird meist durch Fragen operationalisiert wie ‚Für wie wahrscheinlich halten Sie es, dass Sie einmal an Lungenkrebs erkranken werden?' Ferner ist das Ausmaß des wahrgenommen Schweregrads der Erkrankung ausschlaggebend dafür, wie hoch das eigene Risiko eingeschätzt wird" (RENNER/SCHWARZER 1999, S. 10 f.). Eine hohe Risikowahrnehmung hat möglicherweise eine hohe Motivation zur Folge.

Risikowahrnehmung

> **Übung:**
> Erstellen Sie für sich eine Reihenfolge der Schwere der persönlichen Risikowahrnehmung folgender riskanter Verhaltensweisen: Ohne Helm Rad fahren, Alkohol trinken, Bewegungsarmut. Begründen Sie Ihre Auswahl.

Die Autoren verweisen auf ein generelles Problem in der Risikowahrnehmung, das sie als Tendenz zum unrealistischen Optimismus bezeichnen. Selbst gut informierte Menschen unterliegen – wenn es um sie selbst geht – dem unrealistischen Optimismus, das eigene Risiko als relativ gering einzuschätzen.

Aber selbst eine hohe Risikowahrnehmung bedeutet nicht zwangsläufig eine hohe Motivation zur Einleiten einer neuen Verhaltensweise. Es müssen weitere kognitive Faktoren berücksichtigt werden.

Ganz allgemein sind Handlungsergebnis-Erwartungen subjektive Vorstellungen darüber, ob Handlungen zum Erfolg führen. Je höher diese Konsequenzerwartung ist, desto höher ist möglicherweise die Motivation. Die subjektiven Vorstellungen, ob ein gesundheitsbezogenes Verhalten wirklich der eigenen Gesundheit hilft, werden von sehr unterschiedlichen objektiven und subjektiven Faktoren bestimmt.

und Handlungsergebnis-Erwartungen

> **Übung:**
> Beantworten Sie für sich die folgende Aussage: „Wenn ich regelmäßig an der frischen Luft sportlich aktiv wäre, wäre ich weniger anfällig für Erkältungskrankheiten." Begründen Sie Ihre Antwort.

Handlungsergebnis-Erwartungen können durch eine systematische Gesundheitsaufklärung beeinflusst werden. Allerdings sind auch sie wie die Risikowahrnehmung nur notwenige, aber keine hinreichenden Voraussetzungen zur Verhaltensänderung.

„Damit gesundheitsbezogene Vorsätze gebildet werden, muss die Person auch davon überzeugt sein, dass sie tatsächlich in der Lage ist, diese

sowie Selbstwirksamkeits-Erwartungen

schwierigen Gesundheitshandlungen auch erfolgreich ausführen zu können" (RENNER/SCHWARZER 1999, S. 11). Es gibt immer Barrieren, die bei der Umsetzung gesunder Verhaltensweisen hinderlich sind. In der Selbstwirksamkeits-Erwartung geht es um die Überzeugung, diese Barrieren überwinden zu können.

> **Übung:**
> Welches sind Ihre persönlichen Barrieren zu mehr Bewegung im Alltag?

Die Erfahrung von Selbstwirksamkeit („Wenn ich das will, dann schaffe ich das!") ist ein wichtiger Faktor für die Intentionsbildung.

Die Motivationsphase umfasst also die drei Komponenten Risikowahrnehmung, Handlungsergebnis-Erwartung und Selbstwirksamkeit. Sie alle wirken zusammen bei einem Vorsatz zur Veränderung eines Gesundheitsverhalten wie „Ab Morgen gehe ich dreimal die Woche wenigstens eine halbe Stunde laufen."

Volitions- oder Realisierungsphase mit...

präaktionaler Phase...

Der Vorsatz mündet in die zweite Phase des vorgestellten Prozessmodells, die Volitions- oder Realisierungsphase. „Sie lässt sich wiederum unterteilen in eine präaktionale Phase und eine aktionale Phase. In der präaktionalen Phase wird die beabsichtigte Handlung im Detail geplant. Das Wie und Wo der Handlung wird festgelegt, wobei eine ganze Reihe alternativer Ausführungsideen generiert werden kann" (RENNER/SCHWARZER 1999, S. 13).

> **Übung:**
> Skizzieren Sie detailliert, wie Sie einen Vorsatz wie „Ab nächster Woche werde ich dreimal in der Woche laufen!" umsetzen könnten (wann, wo, mit wem).

und aktionaler Phase

Dann wird das neue Verhalten praktiziert oder auch schädigendes Verhalten unterlassen (Rauchen, Alkoholkonsum). Das erfordert in der Regel einen sehr aktiven Bewältigungsprozess, da meistens damit verbunden ist, auf etwas Gewohntes oder Reizvolles zu verzichten. In dieser

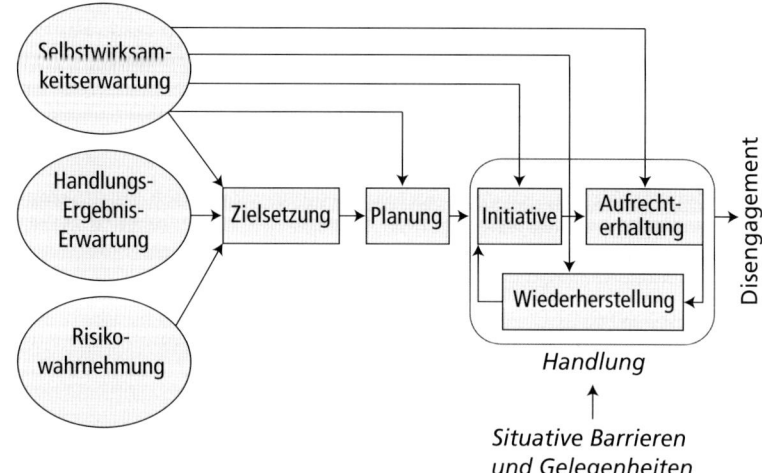

Abb.17:
Sozial-kognitives Prozessmodell des Gesundheitsverhaltens von SCHWARZER (1996)

aktionalen Phase sprechen die Autoren von der notwendigen Handlungsausführungskontrolle, in der es darum gehe, sowohl die neuen Verhaltensweisen beizubehalten als auch die Intention gegen so genannte Distraktoren (Störungen) abzuschirmen.

> **Übung:**
> Überlegen Sie, welche Störungen Sie zu kontrollieren hätten, wenn Sie tatsächlich dreimal in der Woche laufen würden.

Letztlich muss auch mit dem Abbruch der neuen Verhaltensweise gerechnet werden. Dann dauert es häufig eine Zeit, bis der Prozess wieder neu ansetzt. Rückschläge und Misserfolge kommen häufig vor.
Das hier vorgestellte Prozessmodell gibt Hilfestellungen zur Überprüfung von persönlichen Widerständen oder auch äußeren Bedingungen, die das Gesundheitsverhalten beeinflussen.

6.3 Selbstwertgefühl und Selbstkompetenz stärken

Dieses zentrale Anliegen der Gesundheitsförderung deckt sich vielfach mit den Zielen der modernen Pädagogik. Anhand der folgenden Schritte werden unterschiedliche Wege zur Stärkung des Selbstwertgefühls aufgezeigt:

- Bedürfnisse erkennen und ernst nehmen (Bedürfnisorientierung) und auf vorhandene Fähigkeiten und Möglichkeiten verweisen (Ressourcenorientierung),
- gesundheitliche Mündigkeit fördern,
- Körperwahrnehmung unterstützen,
- Ermutigung zur Orientierung an den eigenen Sinnen.

6.3.1 Bedürfnisse erkennen und ernst nehmen

Die Stärkung des Selbstwertgefühls beginnt mit dem Ernstnehmen der Ausgangssituationen von Einzelnen und Gruppen, mit der Thematisierung ihrer Anliegen, Bedürfnisse und Wünsche. Wenn Patienten Bedürfnisse und Wünsche äußern, bei denen davon auszugehen ist, dass sie gegen ihre Gesundheit gerichtet sind, dann kann mit ihnen zusammen versucht werden herauszufinden, wo die Widersprüche liegen. Es widerspricht jedoch dem Ansatz der Gesundheitsförderung, den Weg zum „richtigen" Leben durch Vorschriften und Verbote zu weisen. An einem Beispiel soll eine solche Situation demonstriert werden.

> **Beispiel:**
> Ein Patient kann nicht einschlafen und bittet um eine Tablette.
> Mögliche Reaktionen:
> 1. Sie geben dem Patienten, was er wünscht.

> 2. Sie verweigern ihm die Tablette und informieren ihn darüber, dass Schlaftabletten schädigende Nebenwirkungen haben. Sie sagen, es würde sicherlich auch ohne Schlaftabletten gehen.
> 3. Sie bringen ihm einen Tee und erklären, dass dieser sehr viel besser für seine Gesundheit ist als eine Tablette.
> 4. Sie fragen den Patienten, was ihn denn nicht einschlafen lässt. Sie versuchen, mit ihm zusammen herauszufinden, ob Sorgen, Schmerzen, Lärm oder anderes die Gründe sein könnten. Sie erhellen damit die Umstände seiner Schlafstörung und ermitteln mit ihm zusammen, was ihm in ähnlichen Fällen schon einmal geholfen hat (Ressourcenorientierung) oder zeigen ihm neue Möglichkeiten auf. Sie geben ihm Bedenkzeit und akzeptieren dann seine Entscheidung.

In den Varianten 1 und 4 werden die Bedürfnisse des Patienten ernst genommen. In den Varianten 2 und 3 wird der Patient gesundheitserzieherisch bevormundet. Variante 1 enthält keine gesundheitsbildenden Aspekte, während in Variante 4 der Patient sowohl ernst genommen als auch zu eigenverantwortlichem gesundheitsbezogenem Handeln ermutigt wird, nach Möglichkeit über bereits vorhandene Ressourcen.

Respekt und Toleranz für verschiedene Wege zu mehr Gesundheit und Wohlbefinden und Ermutigung zum Ausprobieren von Alternativen sind die Grundgedanken für ein solches Vorgehen. Die Stärkung des Selbstwertgefühls läuft über die Betonung von Fähigkeiten und Ressourcen. Im Vordergrund steht, was der Patient kann oder schon einmal gekonnt hat; hier sollte die Unterstützung ansetzen. Dieses Vorgehen hat neben der Stärkung des Selbstwerts auch gesundheitliche Mündigkeit zum Ziel.

6.3.2 Gesundheitliche Mündigkeit fördern

> **Definition:**
> **Mündigkeit** beinhaltet die Fähigkeit und den Willen zu eigenständigem Denken, Urteilen und Handeln auf der Basis ausreichenden Wissens.

Untrennbar gehören dabei Rechte und Pflichten zusammen, was soviel heißt, dass die Stärkung des Selbstwertgefühls auch mit einer Aufforderung und Ermutigung zu eigenverantwortlichem Handeln verbunden ist. Hier bestehen bei vielen Patienten immer wieder große Schwierigkeiten, denn das bisherige Gesundheitssystem hat dazu erzogen, Gesundheitsprobleme vertrauensvoll in die Hände von Experten zu legen und dann abzuwarten, was diese raten.

> **Übung:**
> Welches sind die Hintergründe für dieses Verhalten? Zeichnen Sie anhand des folgenden Zitats von KANT zum Thema „Was ist Aufklä-

rung" aus dem Jahre 1784 Parallelen zu heutigem Verhalten in Sachen Krankheit und Gesundheit auf.

„Faulheit und Feigheit sind die Ursachen, warum ein so großer Theil der Menschen, nachdem sie die Natur längst von fremder Leitung frei gesprochen, dennoch gerne zeitlebens unmündig bleiben; und warum es Anderen so leicht wird, sich zu deren Vormündern aufzuwerfen. Es ist so bequem, unmündig zu sein. Habe ich ein Buch, das für mich Verstand hat, einen Seelsorger, der für mich Gewissen hat, einen Arzt, der für mich die Diät beurtheilt usw., so brauche ich mich ja nicht selbst zu bemühen. Ich habe nicht nöthig zu denken, wenn ich nur bezahlen kann; andere werden das verdrießliche Geschäft schon für mich übernehmen. Dass der bei weitem größte Theil der Menschen (darunter das ganze schöne Geschlecht) den Schritt zur Mündigkeit, außer dem das er beschwerlich ist, auch für sehr gefährlich halte, dafür sorgen schon jene Vormünder, die die Oberaufsicht über sie gütigst auf sich genommen haben. Nachdem sie ihr Hausvieh zuerst dumm gemacht haben und sorgfältig verhüteten, dass diese ruhigen Geschöpfe ja keinen Schritt außer dem Gängelwagen, darin sie sie einsperrten, wagen durften, so zeigen sie ihnen nachher die Gefahr, die ihnen droht, wenn sie es versuchen, allein zu gehen. Nun ist diese Gefahr zwar eben so groß nicht, denn sie würden durch einige Mal Fallen wohl endlich gehen lernen; allein ein Beispiel von der Art macht doch schüchtern und schreckt gemeiniglich von allen ferneren Versuchen ab" (KANT 1784, S. 35).

Unsicherheiten in der körperlichen Selbsteinschätzung und mangelndes Selbstvertrauen bezüglich der körperlichen Selbstwahrnehmung sind heute das Resultat der messenden, technikzentrierten Medizin in Verbindung mit der Interpretationsmacht der Ärzte. Patienten brauchen deshalb

- medizinische und pflegerische Aufklärung darüber, welche Bedeutung die diversen Diagnose- und Therapieverfahren für ihren Heilungsprozess haben;
- Unterstützung bei der Auseinandersetzung und Wahrnehmung ihrer Rechte.

Übung:
Erkundigen Sie sich bei der Bundesarbeitsgemeinschaft der PatientInnen-Stellen in Bremen (Braunschweiger Str. 53 b, 28205 Bremen) nach Adressen nahe liegender Patientenstellen, die durch Information, Beratung, Erfahrungsaustausch und Öffentlichkeitsarbeit die Stellung der Patienten im Gesundheitswesen stärken.

Die Stärkung des Selbstwertgefühls in Hinsicht auf gesundheitliche Mündigkeit erfordert aber neben der Weitergabe von Wissen auch die Ermutigung zu eigenen Erfahrungen mit und über den Körper.

6.3.3 Körperwahrnehmung unterstützen

Sensible Körperwahrnehmung ist die Grundlage für Selbstvertrauen. Nur wer sehr genau fühlen und wahrnehmen kann, was gut tut bzw. was krank macht, kann eigene Entscheidungen treffen. „Unser Körper ist als Leib Versammlungsstätte unserer Gestimmtheit, Gebärden und Gedanken, Mittelpunkt unseres subjektiven Erlebens und Orientierungspunkt unserer Wahrnehmung" (MILZ 1992, S. 173).

Der Körper ist das Sensibilisierungsorgan, über das positive wie negative Meldungen empfangen werden. Es ist notwendig, diese Meldungen anzunehmen und verstehen zu lernen. Nur in dieser Akzeptanz liegt die Möglichkeit, rücksichtsvoll mit sich selbst zu werden und letztlich auch mit den Mitmenschen.

> **Übung: „Zur Ruhe kommen"**
> Diese sehr einfache Übung lässt sich im Sitzen, im Liegen, im Stehen, allein oder in Gruppen durchführen. Sie suchen sich eine Position, die für Sie bequem ist und in der Sie Ihren Brustkorb aufrecht halten. Schließen Sie die Augen und begleiten Sie mit Ihrem Fühlen und Denken Ihren Atem. Lassen Sie ihn aus- und einströmen.
> Legen Sie beide Hände so auf Ihren Bauch, dass Sie möglichst viel Körperfläche mit den Händen erspüren. Nehmen Sie das Auf und Ab, das Heben und Senken Ihres Körpers wahr und genießen Sie bewusst Ihren Lebensrhythmus.
> Nehmen Sie Ihre Hände und Arme wieder in eine entspannte Position. Horchen Sie in sich hinein! Spüren Sie eine Körperstelle ganz besonders? Welche Signale sendet sie aus? Treten Sie in einen inneren Dialog mit dieser Körperstelle, sagen Sie ihr etwas, als Antwort auf die Signale.
> Atmen Sie dreimal sehr bewusst und lang aus, öffnen Sie dabei Ihre Augen. Bewegen Sie Ihren Körper dehnend so, dass es Ihnen gut tut.
> Wenn Sie die Übung in einer vertrauten Gruppe durchgeführt haben, sollten Sie sich über ihre spezifischen Körpersignale austauschen und vielleicht auch über Teile Ihres inneren Dialogs. Sie bekommen dadurch die Gelegenheit, Anteil zu nehmen an den unterschiedlichen Arten der Selbstaufmerksamkeit.

Bei Wohlbefinden und Gesundheit ist sich der Einzelne seines Körpers kaum bewusst. Bei Missbefinden und Krankheit wird der Körper oder Teile von ihm häufig als hilflos und abgespalten als Fremdkörper empfunden wie z. B. „Mein Rücken macht nicht mehr mit!" Die naturwissenschaftliche Medizin hat dieses objekthafte Verhältnis vieler Menschen zu ihrem Körper noch verstärkt. Nicht mehr was ein Mensch in sich fühlt, ist für viele medizinische Krankheitsdiagnosen wichtig, sondern was ein Experte misst. Zunehmend sind Menschen auf diese Messwerte angewiesen, um zu wissen, wie sie sich fühlen. Wenn Patienten ermutigt werden, in sich hineinzuhören, auf ihren Körper zu achten und seine Signale wahrzunehmen, dann wird ihnen geholfen, Unabhängigkeit zurückzugewinnen. Sie lernen selbst zu fühlen, was in ihrem Körper abläuft und wo Unregelmäßigkeiten das Befinden stören und sind so nicht mehr ausschließlich auf die Übersetzungen durch Experten angewiesen.

In der Regel können Experten diese individuellen Zusammenhänge ohnehin nur begrenzt begreifen.

Diese Ermutigung zur Körperwahrnehmung ist nicht gegen die Medizin gerichtet, sondern eine Möglichkeit der Pflegenden, dem Patienten Selbstvertrauen zu geben und ihn zu den Geheimnissen seines Körpers zu führen. Körperbewusstsein ist die wesentlichste Voraussetzung für selbstbestimmtes Gesundheitsverhalten. Die Bedeutung von Körpererfahrung hebt auch Helmut Milz hervor:

„‚Objektives' Wissen über den menschlichen Körper kann als ordnungsgebender Faktor Sicherheit vermitteln, Orientierung schaffen, Vertrauen suggerieren sowie gezielte, oft lebensrettende medizinische Eingriffe ermöglichen. Wenn es sich aber einseitig und dominant über oder an die Stelle von subjektiver Körpererfahrung setzt, dann richtet es auch erheblichen Schaden an. Die wissenschaftliche Utopie des ‚gläsernen menschlichen Körpers' als objektives, klassifizierbares, normierbares, manipulativ planbares Gebilde ist nicht zu verwirklichen. Sie wird stets verhüllt bleiben vom ‚geheimnisvollen Körper', der durch eine Vielzahl von subjektiven, unbekannten, unbewussten Faktoren des einzelnen Menschen, von seinen aktuellen Bedürfnissen, Motiven, Notwendigkeiten zur Anpassung und Veränderung, nicht zuletzt von seinen ‚irrationalen' Affekten beeinflusst wird" (Milz 1992, S. 172).

Zu Selbstwahrnehmung und bewusster Körpererfahrung können Patienten in vielerlei Hinsicht ermutigt werden. Die nachfolgenden Übungen sollen Anregung zu vielfältigem Ausprobieren geben.

Übungen: „Körperbewusstsein"
- Suchen Sie sich einen Platz, an dem Sie für einige Minuten ungestört Sonnenlicht empfangen können (zu meiden ist allerdings brennende Sommermittagshitze). Schließen Sie die Augen und konzentrieren Sie sich auf die Wirkung der Sonne, der Wärme, des Lichts in Ihrem Körper und in Ihrem Gemüt. Versuchen Sie anschließend diese Wirkung zu beschreiben. Gelingt Ihnen dieses Beschreiben nicht beim ersten Mal, probieren Sie die Übung immer wieder.
- Nehmen Sie ein Bad mit einer für Sie sehr angenehmen Wassertemperatur und verfeinern Sie es mit einem ätherischen Öl bzw. einem Badezusatz, z. B. Melisse oder Rosmarinöl. Versuchen Sie sehr bewusst, die Bewegungen des Wassers auf Ihrer Haut zu erspüren und andererseits auch den Duft des Öls wahrzunehmen. Duftstoffe verändern das Befinden; sie beruhigen, entspannen und können stimmungsaufhellend wirken.
- Lassen Sie jede Einreibung, egal ob Sie sich nur die Hände, das Gesicht oder den ganzen Körper einreiben, zu einer sehr bewussten, auf sich selbst bezogenen Handlung werden, bei der Sie die Beschaffenheit Ihrer Haut immer wieder neu wahrnehmen.
- Wenn Sie einen Patienten einreiben oder ihn waschen, ermuntern Sie ihn nachzufühlen, ob Ihre Hände vielleicht als zu kalt oder als zu warm empfunden werden, ob Ihr Druck zu stark oder zu lasch oder angenehm empfunden wird.

> ● Bringen Sie Ihren Körper durch Laufen, Kniebeugen oder ähnliches auf Hochtour. Spüren Sie anschließend in sich hinein. Beschreiben Sie detailliert, was in Ihrem Körper los ist.

Zur Stärkung des Selbstwertgefühls gehört auch eine Ermutigung zur stärkeren Orientierung an den eigenen Sinnen, denn über die Sinne wird Sinn erfahren. Menschen entdecken ihre Umgebung über Augen, Ohren, Nase und Haut. Vieles muss man erst am eigenen Leibe erfahren haben, um zu wissen, worum es sich handelt, z. B., wie eine hektische Umgebung das Ernährungsverhalten oder wie wohltuend ein Waldspaziergang alle Sinne beeinflusst.

6.3.4 Ermutigung zur Orientierung an den eigenen Sinnen

Durch Sehen, Hören, Tasten, Riechen wird die Umgebung täglich neu entdeckt. Viele Menschen lassen diese Sinne systematisch zu Gunsten des Fernsehers oder des Computers verkümmern. Die heutigen Arbeitsbedingungen sind ebenfalls häufig völlig unsinnig. Sie führen zu Erfahrungsdefiziten, die der Gesundheit schaden. „Wer nicht mehr richtig hinhört und häufig wegschaut, nichts mehr fühlt oder niemanden mehr riechen kann, der lebt nur noch von einem dünnen Rinnsal an Erfahrungen. Dementsprechend dürftig und glanzlos ist dann das Lebensgefühl, das ja nur auf den gewohnten Eindrücken gründen kann" (SCHIPPERGES et al. 1988, S. 131).

Kulturell besteht die Tendenz, sich mehr auf die Fernsinne (Sehen und Hören) zu verlassen und dabei die Nahsinne wie Riechen, Schmecken, Fühlen oder Tasten zu vernachlässigen.

> **Übung: „Blind Essen"**
> Führen Sie diese Übung als Gruppenleitung in einer Arbeitsgruppe durch. Sie bereiten einige Teller mit unterschiedlichen Häppchen von Nahrungsmitteln zu, wie z. B. ein Stück Gurke, Brot, Apfel, Kiwi, Schokolade etc. Sie lassen die Teilnehmer blind probieren, indem jedes Stückchen zunächst ertastet, errochen und dann erschmeckt wird. Tauschen Sie sich über diese Sinneserfahrungen aus. Vergleichen Sie sie mit Ihren alltäglichen Sinneserfahrungen beim Essen.

Gerade bei der Ernährung wird dem Auge, das mit isst, ein häufig höherer Stellenwert beigemessen als dem Schmecken und Riechen. Wie könnte es sonst sein, dass der leuchtend rote, aber relativ geruch- und geschmacklose Apfel mehr Käufer findet als ein natürlich gewachsener, nicht gewachster, etwas weniger schöner Apfel. Schmecken, Riechen und Tasten gelten als Nahsinne. Sie sollten genauso aktiviert und gepflegt werden wie die Fernsinne.

Der Geruchssinn beispielsweise gilt als ein guter und bewährter Orientierungssinn. Über die Nase wird Genüssliches aufgenommen. Über die

Nase wird aber auch Ekelhaftes erfahren, sodass man sich davon abwendet. Über den Geruchssinn werden wie bei kaum einem anderen Sinn Erinnerungen, Vorfreuden und Abwehrhaltungen ausgelöst.

> **Übung:**
> Diese Übung erfordert drei kleine Gruppen und eine Gruppenleitung. Sie stellen in einem Raum zwei oder drei Duftlampen auf. Füllen Sie diese mit unterschiedlichen Aromen (z. B. Eukalyptus, Lavendel, Blutorangen). Die Teilnehmer versammeln sich um eine dieser Duftnoten und versuchen, das Aroma auf sich wirken zu lassen. Sie sammeln Assoziationen und Erinnerungen zu diesen Gerüchen und beachten ihre jeweiligen Gefühlsverbindungen. Lassen Sie die Teilnehmer nach dem Rundgang um alle drei Duftlampen ihre Erfahrungen austauschen.

Einzelne Sinne lassen sich als Träger spezieller Wahrnehmungen erfahren. Eine wirklich sinnliche Erfahrung beruht aber auf dem Gebrauch aller Sinne, so, wie sie sich in einem lebendigen Organismus aufeinander beziehen. Milz spricht in diesem Zusammenhang vom „Orientierungssinn" als Gesamtleistung aller Sinnesorgane. „Sich orientieren bedeutet, etwas zu untersuchen, zu erkunden, sich anzupassen, zu optimieren, Unterschiede herauszufinden, in Einklang oder ins Gleichgewicht mit seiner Umwelt zu gelangen" (MILZ 1992, S. 192).

Orientierungssinn

Die Notwendigkeit, sich auch in Zeiten der Krankheit über sinnliche Erfahrungen in Beziehung zur Umwelt zu setzen, wird in der Krankenpflege besonders über basale Stimulation vermittelt. Basale Stimulation ist ein Prinzip der individuellen Entwicklungsförderung speziell für schwerst beeinträchtigte Patienten. Durch gezielte sensorische Anregungen wird die Körperwahrnehmung des Patienten aktiviert. „Über basale Stimulation wird eine Beziehung zum Patienten durch somatische, vestibuläre und vibratorische Anregungen aufgenommen; hinzu können dann orale, auditive und visuelle Angebote kommen, die dem Patienten helfen, ein elementares Körperselbstbild, eine elementare Raum-Zeit-Orientierung aufzubauen und Beziehung zu seiner Umwelt aufzunehmen" (FRÖHLICH 1993, S. 160).

Basale Stimulation

6.4 Gesunde Verhältnisse schaffen

Wie bereits erwähnt betont die Konzeption der Gesundheitsförderung der WHO die Bedeutung gesunder gesellschaftlicher Verhältnisse für die Entwicklung von Gesundheit. Es geht um eine gesundheitsgerechte Gestaltung der sozialen und natürlichen Umwelt im Sinne der Strategie „Gesundheit für alle". Wie lässt sich dieser Ansatz nun im Konzept der personenzentrierten Gesundheitsförderung umsetzen? Ein Blick auf die lebensbedrohlichen ökologischen und sozialen Entwicklungen in der Welt lässt das einzelne Individuum vor einer solchen Aufgabe schnell resignativ zurückschrecken. Und trotzdem geht es hier nicht nur um die

Gesundheitsgerechte Gestaltung der Umwelt

Verantwortung und um das Handeln von Politikern. Jeder ist nicht nur Nutzer, sondern in seinem Rahmen auch Gestalter der Welt. Die Fragen, die sich daraus ableiten, sind Fragen nach den Bildern von einer gesundheitsförderlichen Lebenswelt, nach den individuellen Einflussmöglichkeiten auf Veränderungen und Handlungspotenziale. Zur Beantwortung dieser Fragen mögen folgende Anregungen dienen, die nachfolgend erläutert werden: Visionen lebendig werden lassen, Einfluss auf eigene Verhältnisse nehmen, Kräfte entfalten.

6.4.1 Visionen lebendig werden lassen

Am Beginn einer Veränderung steht neben der Wahrnehmung ungesunder zerstörerischer Lebensumstände die Vorstellung einer günstigeren Lebensumwelt. Jeder trägt sie in mehr oder weniger großen Ausschnitten in sich. Visionen eines besseren Lebens beziehen sich auf die unterschiedlichen Ebenen des Zusammenlebens, vom nachbarschaftlichen Zusammenleben angefangen über kommunales, nationales, europäisches Zusammenleben bis hin zur Weltwirtschaft. Visionen eines lebensförderlichen Zusammenlebens sind Visionen von Gesundheit. Sie beziehen sich auf alle Wünsche, Hoffnungen und Sehnsüchte, die der Einzelne in sich trägt und in denen Muster gewünschter gesellschaftlicher Zukunft sichtbar werden.

Aufgabe von Gesundheitspädagogen ist es nun, diese Wünsche und Sehnsüchte offensichtlich werden zu lassen, sie ernst zu nehmen, sodass die Menschen anfangen, ihre Fantasie als gesellschaftliches Gestaltungselement tatkräftig einzusetzen. In seinem Buch „Projekt Ermutigung" schreibt Robert JUNGK: „Wirklich ist nicht nur das offensichtlich Greifbare, sondern auch vieles, das schon spürbar im Werden ist, sich aber meist erst in leisen Signalen den Aufmerksamen mitteilt" (JUNGK 1990, S. 59).

Arbeit mit Visionen in der Krankenpflege Mit zwei Übungsbeispielen sollen Anregungen dazu gegeben werden, wie auch im Bereich der Krankenpflege mit Visionen gearbeitet werden kann. Patienten haben in der Regel viel Zeit, über ihre aktuellen Lebensumstände nachzudenken. Sie sind häufig traurig oder missmutig über krankmachende Bedingungen an ihrem Arbeitsplatz oder in ihren familiären Lebensumständen.

Übung: „Gesundheitsgespräch"
Suchen Sie sich einen auffällig ruhigen, in sich gekehrten Patienten für ein „Gesundheitsgespräch" heraus. Teilen Sie ihm Ihr Gesprächsinteresse mit und ermitteln Sie, inwieweit der Patient interessiert ist, über seine krankmachenden bzw. gesundmachenden Bedingungen nachzudenken. Ermutigen Sie den Patienten, seine Vorstellungen und Wünsche bezogen auf gesundheitsförderlichere Lebensumstände zu benennen, etwa mit der Frage „Welche äußeren Bedingungen wünschen Sie sich für mehr Gesundheit?". Differenzieren Sie gegebenenfalls die Fragestellung, indem Sie Wohnbedingungen, familiäre Bedingungen, Arbeitssituationen, Beziehungen, gesundheitliche Versorgungsstruktu-

ren etc. gesondert ansprechen. Sammeln Sie diese Wünsche und Vorstellungen, indem Sie sie aufschreiben und im Anschluss an das Gespräch nach Möglichkeit so ordnen, dass der Patient seine Visionen gesünderer Lebensverhältnisse regelrecht vor Augen hat.

Der Entwurf solcher Zukunftsvisionen von einem besseren Leben lässt verloren geglaubte Ideale wieder lebendig werden und zeigt möglicherweise Alternativen zu den als zerstörerisch erlebten Bedingungen auf. Wunschträume sind die Bilder der Hoffnung, und Hoffnung setzt die Kräfte der Veränderung in Gang.

Das zweite Übungsbeispiel bezieht sich auf individuelle Wünsche und Hoffnungen und ist konkret auf die Arbeitsbedingungen in der Krankenpflege gerichtet. Diese Arbeitsbedingungen werden häufig als nicht gesundheitsförderlich erlebt. Personalmangel, hierarchische Strukturen, körperliche und seelische Belastungen erschweren die Arbeit mit den Patienten. Pflegeexperten haben dazu Stellung genommen und neue Leitbilder entworfen.

Übung:
Wie steht es um Ihre eigenen, sehr konkret auf ihre Arbeitssituation bezogenen Leitbilder? Welche Gestaltungsfantasien haben Sie und wie könnten Sie diese im kollegialen Zusammenhang mobilisieren?

Übung: „Entwurf eines idealen Arbeitstages"
In einer Arbeitsgruppe erarbeiten Sie ein Zukunftsszenario für einen idealen Arbeitstag in der Pflege. Vorgeschlagen wird folgendes Vorgehen:
Jeder Teilnehmern überlegt sich ein für ihn zentrales Element für die Gestaltung eines idealen gesundheitsförderlichen Arbeitstages, wie z. B. mehr Ruhe oder Solidarität untereinander oder Patientenorientierung. Jeder schreibt seinen Begriff auf und heftet ihn an seine Jacke. Alle Teilnehmer gehen im Raum umher und suchen sich Kollegen mit dem gleichen oder einem passenden Gestaltungsbegriff. Es bilden sich Arbeitsgruppen, in denen sich die Teilnehmer zunächst einmal nur ihre Begriffe gegenseitig erläutern. So werden die ersten Wunschvorstellungen eines jeden Teilnehmers deutlich. In jeder Gruppe werden diese verschiedenen Wunschbilder aufgeschrieben, um sie dann unter einem gewählten Schwerpunktbegriff der Gesamtgruppe vorzustellen. Jede Arbeitsgruppe entwirft nun auf der Grundlage ihrer vorliegenden Wunschbilder eine gemeinsame Utopie von einem idealen Arbeitstag, die durchaus sehr abstrakt und ohne nachweisliche Bezüge zur Realität sein kann. Jeder darf sozusagen frei „spinnen", ohne dass die üblichen Ideenkiller, wie z. B. „Das geht doch sowieso nicht" oder „Dazu ist doch keiner bereit", zum Einsatz kommen. Nach Möglichkeit sollten diese Zukunftsvisionen schriftlich und gestalterisch auf einem Plakat festgehalten und in einem gemeinsam genutzten Raum gut sichtbar aufgehängt werden. Vielleicht beflügeln sie auch die Fantasie anderer.

Solche Fantasiewelten sind das Produkt eigener Orientierungen, die in Beziehung gesetzt werden zur Ideenwelt der anderen, was wiederum die eigene Fantasie weiter anregt. Das Ergebnis dieser gemeinsamen Arbeit sind unterschiedliche, fantasievolle Denkansätze, in denen zentrale Wertvorstellungen, wie z. B. solidarisches und patientenorientiertes Arbeiten, Selbstbestimmung oder Humanität ihren praktischen Ausdruck finden.

Visionen sind, wie oben angesprochen, erste und notwendige Voraussetzung für Veränderungen, Einflussmöglichkeiten eine zweite.

6.4.2 Einfluss auf eigene Verhältnisse nehmen

Aus Fantasiewelten können in Teilausschnitten konkrete Utopien werden. So werden abstrakte Visionen unter der Vorstellung, etwas von diesen Wunschbildern realisieren zu wollen, auf ein konkretes Niveau gebracht. Es entsteht ein spezifisches Veränderungsbild, mit dem für die Gestaltung einer gesünderen Zukunft bei anderen geworben werden kann. „Das charakteristische Merkmal der konkreten Utopie ist jedoch ihre objektiv-reale Möglichkeit. Das Mögliche oder Vorstellbare wird zu einer ‚Produktivkraft' für die Gestaltung des Wirklichen" (ifat 1993, S. 11).

Einfluss kann in solchen Teilbereichen genommen werden, bei denen auch bei anderen latent Veränderungspotenzial gespürt wird. Einfluss nehmen bedeutet nicht, etwas alleine neu zu gestalten, sondern vielmehr Veränderungen anzustoßen, d. h. einen sozialen Prozess in Gang zu setzen und sich dann daran zu beteiligen.

> **Übung:**
> Suchen Sie sich ein oder zwei Ansatzpunkte zur Veränderung Ihrer Verhältnisse heraus, z. B. ungestörte Pausenregelung in der Krankenpflege oder intensivere nachbarschaftliche Kommunikation in Ihrem Wohnbereich. Sprechen Sie die betreffenden Menschen an und organisieren Sie ein gemeinsames Treffen. Notieren Sie sich die Reaktionen auf Ihre Einflussnahme und teilen Sie diese in für Sie positiv und negativ empfundene Reaktionen ein.

6.4.3 Kräfte entfalten

Gesunde Verhältnisse schaffen heißt immer auch, Kräfte bei anderen Menschen zur Entfaltung zu bringen. Der Einzelne kann beispielsweise die nachbarschaftlichen Kommunikationsstrukturen nicht verbessern. Er könnte allerdings durch seine Einflussnahme ein Nachbarschaftsfest initiieren, zu dem alle Nachbarn ihr bevorzugtes Salatrezept in ein Mitbringsel verwandeln. Er könnte auch zu gegenseitigen Hilfsdiensten anregen, indem jeder eine praktische Fähigkeit oder bei Bedarf Tipps und Hilfen anbietet, wie Fahrrad reparieren, Kochen etc. Kräfte entfalten meint in diesem Sinne, Fähigkeiten hervorzulocken und für Gemein-schaftsinteressen nutzbar zu machen.

> **Übung:**
> Erkunden Sie in Ihrem Arbeitsfeld besondere Fähigkeiten einzelner Kollegen, z. B. besondere Kenntnisse und Fähigkeiten in der Vollwert-ernährung, in alternativen Heilmethoden, in Design und Gestaltung. Diskutieren Sie über eine selbstorganisierte Fortbildungsreihe, in der Kollegen ihr Spezialwissen weitergeben könnten.

6.5 Ausdrucksformen für Gesundheit finden

Wenn Gesundheit kein Zustand ist, sondern – wie oben thematisiert – die Fähigkeit zur Auseinandersetzung zwischen Mensch und Umwelt auf der Basis sensibler Wahrnehmungen der eigenen sowie der mitmensch-lichen Bedürfnisse, dann können zusammenfassend bestimmte persönli-che Ausdrucksformen einer so verstandenen „ganzheitlichen Ge-sundheit" festgehalten werden:

- Körperbewusstsein,
- konstruktives Denken,
- Gefühlsorientierung,
- Mitmenschlichkeit,
- Umweltbewusstsein,
- Sinnbezug.

Diese Ausdrucksformen zeigen, wie Gesundheit und Wohlbefinden per-sönlich gelebt und erlebt werden können. Sie zeigen auch, wie Gesund-heit bei Patienten möglich ist, auch wenn Sie bettlägerig oder chronisch krank sind.

> **Übung:**
> Anhand der nachfolgenden Liste wurde versucht, diese Ausdrucksfor-men von Gesundheit mit Inhalten und mit Bedeutungen zu füllen. Wenn Sie Lust haben, können Sie überprüfen, inwieweit Sie persön-lich diese Ausdrucksformen von Gesundheit realisieren und wo Sie Ihre Stärken und Schwächen haben. Betrachten Sie diese Liste nur als Orientierungshilfe, an der Sie eigene Vorstellungen entwickeln sollten.

Körperbewusstsein
Ich kümmere mich um meinen Körper.
Ich gehe achtsam mit ihm um.
Ich höre auf seine Signale.
Ich pflege ihn bewusst und ausreichend.
Ich fühle mich wohl in meinem Körper.
Ich bewege mich ausreichend.

Ich stärke mich mit vielen gesunden Lebensmitteln.
Ich ruhe und schlafe genug.

Konstruktives Denken
Ich nutze meinen Verstand konstruktiv.
Ich beteilige mich an Problemlösungen.
Mir kommen oft gute Ideen, wie man etwas besser gestalten könnte.
Ich habe persönliche Ziele, die ich verfolge.
Ich finde an den Menschen meiner Umgebung meistens mehr positive als negative Eigenschaften.
Ich denke ebenso oft über meine Fähigkeiten und Möglichkeiten nach wie über meine Schwächen und Grenzen.

Gefühlsorientierung
Ich drücke meine Gefühle aus.
Ich vertraue meinen Gefühlen.
Ich zeige es, wenn ich fröhlich oder auch wenn ich traurig bin.
Ich spreche darüber, wenn ich gekränkt bin.
Ich äußere Unmut, wenn ich ihn in meinem Bauch spüre.
Ich kann gut damit umgehen, wenn Menschen sich mir gegenüber emotional verhalten.

Mitmenschlichkeit
Ich fühle mich mit meinen Mitmenschen verbunden.
Ich gehe auf andere Menschen zu und beziehe sie in Aktivitäten mit ein.
Ich kümmere mich um mir nahe stehende Menschen.
Ich freue mich, wenn ich Hilfe erfahre und zeige es auch.
Ich kann das Anderssein der anderen gut akzeptieren.
Ich nehme Anteil am Leben anderer.
Ich freue mich, dass ich gute Freunde habe.

Umweltbewusstsein
Ich nehme meine Umwelt wichtig.
Ich zeige Interesse an Umweltproblemen.
Ich achte auf sparsamen Energie- und Wasserverbrauch.
Ich fahre nach Möglichkeit wenig mit dem Auto und achte auf die Geschwindigkeit.
Ich unterstütze durch meinen Einkauf ökologische Anbauweisen.
Ich fördere das schon bestehende Umweltbewusstsein durch gezielte Argumentationen.

Sinnbezug
Ich erfahre mein Leben als sinnvoll.
Mein persönliches Dasein erscheint mir sinnvoll.
Mein tägliches Leben ist oft voller Freude und Befriedigung.
Ich habe trotz bestehender Risiken Vertrauen in die Zukunft.
Die Art, wie ich Menschen, die Welt und meine Existenz sehe, gibt mir auch in schwierigen Situationen Mut und Kraft.

7 Gesundheitsthemen heute – Anregungen zum Lernen und Lehren von Gesundheit

Die Methoden und Strategien der salutogenetisch orientierten Gesundheitsförderung werden in diesem Kapitel auf Gesundheitsthemen bezogen, die im Zentrum der Aufmerksamkeit stehen. Es geht um Ernährung, Bewegung, Zeiteinteilung und Sucht – vier beispielhafte Themen, die in einem Atemzug mit Gesundheit bzw. Gesundheitsdefiziten genannt werden. Im Mittelpunkt steht die Frage, wie diese typischen Themen zur Gesundheitserziehung im Licht der salutogenetisch orientierten Gesundheitsförderung so aufbereitet werden können, dass Menschen davon wirklich angeregt und bewegt werden. Diese Fragen sollen in der Weise behandelt werden, dass die Antworten in verschiedener Hinsicht Anregungen geben können

Ernährung, Bewegung, Zeiteinteilung und Sucht

- zur individuellen Gesundheitsbildung,
- zum gezielten gesundheitsförderlichen Umgang mit Patienten,
- zur Gestaltung eigener Gesundheitsseminare mit Patienten, Angehörigen und Interessierten.

Selbstverständlich eignen sich nicht alle Übungen zur Übernahme für alle Bereiche. Ziel ist es, wie in Kapitel 6 beschrieben, Wachstumsprozesse anzuregen, wobei Wachsen sich auf das Bewusstsein von Zusammenhängen, auf die Erfahrung am eigenen Leib und auf neue Handlungsspielräume bezieht. Ferner soll nach den Schritten des in Kapitel 6 vorgestellten Konzepts vorgegangen werden:

Bei der Förderung von Gesundheitsorientierung geht es um die Frage, wie die Themenbereiche Ernährung, Bewegung, Stress, Sucht inhaltlich so gestaltet werden können, dass die Gesundheitschancen – also alles, was in diesen Themenbereichen der Gesundheit dient – genauso deutlich werden können wie die Krankheitsrisiken – also alles, was in diesen Themenbereichen der Gesundheit schaden könnte.

Gesundheitsorientierung fördern

Die Prüfung des Gesundheitsverhaltens erfolgt anhand der Frage, warum sich Menschen nicht gesundheitsgerecht verhalten.

Gesundheitsverhalten prüfen

Hinsichtlich der Stärkung der Selbstkompetenz wird die Frage gestellt, wie Menschen auf dem Weg zu mehr Gesundheit unterstützt werden können.

Selbstkompetenz stärken

Um gesunde Verhältnisse zu schaffen, soll die Frage lauten: Welche Bedingungen müssen verändert werden, um sich selbst und anderen in diesen unterschiedlichen Bereichen mehr Gesundheit zu ermöglichen?

Gesunde Verhältnisse schaffen

Zur Feststellung unterschiedlicher Ausdrucksformen von Gesundheit wird der Frage nachgegangen, wie gesundes Ernährungs-, Bewegungs- und Genussmittelverhalten aussehen kann.

Ausdrucksformen von Gesundheit

7.1 Ernährung oder „Die Lust am Essen?"

Die Ernährung stellt neben der Atmung den intensivsten ständigen Kontakt des Menschen mit seiner Umwelt her. Hieraus ergibt sich die Frage, wie die Ernährung gestaltet werden muss, um sich möglichst freudvoll zu ernähren und zugleich ein möglichst langes, gesundes und aktives Leben zu erreichen.

Wandel der Ernährungs-
ratschläge

Ernährungsratschläge in Verbindung mit neuen wissenschaftlichen Erkenntnissen über die „richtige" Ernährung gibt es viele. Sie sind in den letzten Jahren über Zeitungen, Bücher und Fernseher immer wieder mitgeteilt worden. Das Wissen über Inhaltsstoffe der Nahrung und ihre Bedeutung und Wirkung im menschlichen Organismus ist heute viel größer als früher. Leider gibt es auch viele widersprüchliche Informationen. Was heute gesund ist, ist es morgen nicht mehr, die Diätvorschriften für Patienten, z. B. nach Magenoperationen, wechseln ständig. Das hängt mit einer naturwissenschaftlich orientierten Ernährungsforschung zusammen, in der Nahrungsmittel in ihre kleinsten Bestandteile zerlegt und diese in ihrer Beziehung zum menschlichen Körper untersucht und analysiert werden.

Ganzheitliche Ernährungs-
zusammenhänge

Ganzheitliche Ernährungszusammenhänge gehen bei dieser biologischen Sichtweise völlig verloren. Nahrungsaufnahme ist demnach ebenso wenig auf den Aspekt des „Einverleibens von ‚Stoffwechselmaterial' zurückzuführen wie Sexualität auf den Aspekt der ‚Arterhaltung' reduziert werden kann" (Pudel/Maus 1990, S. 154). Die Gesundheitsförderung setzt hier an. Sie bezieht die psychischen, sozialen, kulturellen und ökologischen Erkenntnisse der modernen Ernährungsforschung in ihre Aufgabenfelder mit ein.

Fehlernährung

Weltweit gibt es zunächst zwei Hauptgründe für Fehlernährung und Krankheiten: zum einen der Mangel an Nahrungsmitteln und zum anderen der Überfluss. In den Industriestaaten bestimmt das überreichliche Nahrungsangebot verbunden mit den Problemen der industriellen Lebensmittelproduktion das Ernährungsverhalten der Menschen. Das Zuviel und die falsche Auswahl aus dem reichhaltigen Angebot führt zu ernährungsbedingten Erkrankungen. Deshalb ist das Ernährungsthema ein wichtiges Gesundheitsthema. Es ist aber zugleich auch ein soziales Thema im Sinne der ungleichen Verteilung von Lebensmitteln und ein ökologisches Thema bezogen auf den Raubbau an der Natur.

7.1.1 Warum ist genussvolles Essen wichtig für die Gesundheit? – Gesundheitsorientierung fördern

Begriffliche Klärung

Nachfolgend soll nicht mehr von Ernährung gesprochen werden, sondern von Essen. Der Begriff Ernährung vermittelt eine sachliche Distanz zu einem sinnlichen Thema, die der persönlichen Gesundheit nicht dienlich ist. Menschen treffen sich in einem Restaurant oder sie laden sich gegenseitig ein, nicht um sich zu ernähren, sondern um gemeinsam zu essen und sich dabei ein genussvolles Erlebnis zu verschaffen. Auch in der alltäglichen Nahrungsaufnahme spielt bei vielen Menschen die Lust am Essen eine größere Rolle als die Nahrungsaufnahme zur Sättigung des Hungergefühls. Darüber hinaus soll hier auch der Begriff der Nahrungsmittel vermieden und im traditionellen Sinne von Lebensmitteln gesprochen werden. Damit wird deutlich, dass das, was gegessen wird, dem Leben dient. Das Fleisch von krank gezüchteten Tieren kann z. B. in diesem Sinne wohl kaum als Lebensmittel bezeichnet werden, also Mittel zum Leben sein. Anhand der nachfolgenden fünf Themen wird beispielhaft aufgezeigt, wie die Gesundheitsorientierung beim Thema Essen gefördert werden kann:

- Essen mit Lust,
- Essen mit Genuss,
- Essen, was gut ist,
- Essen mit Wohlgefühl,
- Essen beginnt mit der Zubereitung.

Essen mit Lust bestimmt den Lebenslauf eines Menschen von Geburt an ganz existenziell. Beim Stillen ist die Nahrungsaufnahme über das Saugen des Säuglings mit großer Lust und Befriedigung verbunden. Mit dem Stillen setzt aber auch der erste Beziehungs- und Erziehungsprozess ein. „Das Produkt, das durch das Zusammenwirken der einverleibenden Tätigkeit des Kindes – das Saugen – und der kräftigenden Tätigkeit der Mutter – das Stillen – zum Wachsen gebracht wird, ist der seine menschlichen Anlagen entwickelnde Leib des Kindes" (HEINDL 1991, S. 23). Erziehung wird in den ersten Lebenswochen weitgehend über Ernährung vermittelt und diese existenzielle Verknüpfung von Erziehung und Ernährung schafft grundlegende Voraussetzungen für die körperliche, emotionale und die soziale Entfaltung des Kindes.

Essen mit Lust

Frühkindliche Bedeutung des Essens

Die genannten Aspekte dieser frühkindlichen Bedeutung des Essens verweisen auf die starke affektive Beteiligung bei der Nahrungsaufnahme. Was wir mögen, was wir essen, wie wir es essen und wie wir dabei empfinden, das sind alles miteinander verknüpfte Sachverhalte. Und was ein Essen zu einem guten Essen macht, ist nicht nur eine biologische, sondern ebenso sehr eine emotionale und eine soziale Frage. Die Lust auf Essen, die Lust beim Essen und die Befriedigung nach dem Essen ist dabei nicht nur legitim, sie ist eine gute Verknüpfung zwischen dem Notwendigen und dem Schönen.

> **Übung:**
> Was macht für Sie ein Essen zu einem guten Essen? Sammeln Sie Ihre persönlichen Assoziationen. In einer Gruppe können Sie anschließend Ihre Assoziationen vergleichen und möglicherweise in zusammengehörige Bereiche gliedern.

Mit dieser Übung ist das nächste Thema zur Gesundheitsorientierung angesprochen. Es geht um das Essen mit Genuss und die Frage, was zu einem genussvollen Essen gehört. Hier gibt es sicherlich sehr unterschiedliche individuelle Ausprägungen und Anspruchshaltungen, aber es

Essen mit Genuss

gibt auch relativ übereinstimmende, kulturell vorgegebene Ausprägungen. Sie betreffen

- den Ort (die Imbisshalle oder das Waldhaus mit Seeblick),
- die Tischzubereitung (Plastikgeschirr oder edles Porzellan),
- die Dauer (10 Minuten oder einen ganzen Abend lang),
- das Aussehen der Speisen (lieblos auf dem Teller verteilt oder geschmackvoll garniert),
- den Geschmack (geschmacklos oder raffiniert gewürzt),
- die Menschen, die mitessen (der Chef, den ich nicht leiden kann, oder die beste Freundin),
- das Ambiente (Motorenlärm und Abgase oder Kerzen und Tafelmusik),
- gemeinsame Tischsitten.

Diese Liste ist sicherlich nicht vollständig. Zudem sind mit den genannten Beispielen zur Veranschaulichung einer Kategorie Extreme benannt. Ein genussvoller Essensstil im Alltag erfordert Zwischenlösungen.

Übung:
Vielleicht haben Sie aus Ihren Übungen weitere Kategorien und ganz andere Beispiele gefunden. Fügen Sie diese der obigen Liste für die nächste Übung hinzu.

Übung:
Wie könnten Sie unter den genannten Genussaspekten das Essen der Patienten im Krankenhaus besser gestalten?
- bei mobilen Patienten, die ihr Bett verlassen können,
- bei immobilen Patienten, die im Bett essen müssen,
- bei Patienten, denen Sie Essen geben.

Lassen Sie Ihre Fantasie spielen. Wenn Sie in einer Gruppe von Kollegen arbeiten, sammeln Sie alle Einfälle und versuchen Sie, einige zu realisieren.

Essen, was gut ist

Mit dem Thema „Essen, was gut ist" ist die Qualität der Lebensmittel angesprochen. Lebensmittel sind umso qualitätsreicher, je frischer, unbehandelter und unverarbeiteter sie gegessen werden. Das Hauptgewicht sollte auf pflanzlichen Lebensmitteln wie Getreide, Gemüse und Obst liegen. Der Dauerstreit zwischen Vegetariern und Nicht-Vegetariern bringt für die Gesundheit wenig. Ein Blick auf die Geschichte zeigt: „Wenn wir die kulturelle Entwicklung des Menschen in all ihren Windungen verfolgen und uns auf die letzte ‚Minute' der geologischen Zeit konzentrieren, in der die Domestizierung, die Nutzbarmachung von Pflanzen und Tieren erfolgte, dann können wir sehen, dass nahezu alle Menschen, die jemals gelebt haben, Mitglieder von Gesellschaften waren, in denen ein spezielles pflanzliches Nahrungsmittel ‚gut' war. Existenzgrundlage der meisten großen (aber auch vieler kleiner) sesshaften Kulturen war der Anbau eines speziellen komplexen Kohlenhydratträgers, also etwa von Mais, Kartoffeln, Reis, Hirse oder Weizen. Auch andere pflanzliche Nahrungsmittel, Öle, Fleisch, Fisch, Geflügel, Früchte, Nüsse und Gewürze – deren Bestandteile größtenteils einen hohen

Nährwert besitzen – werden gegessen, doch werden sie von denen, die sie verzehren, selbst in aller Regel als zweitrangige, wenn auch notwendige Zusätze zur Hauptspeise, dem viel wichtigeren Stärketräger, betrachtet" (MINTZ 1992, S. 35).

In der Zusammensetzung der Nahrung sollten tierische Produkte also eine untergeordnete Funktion haben. Insgesamt hat sich in den letzten Jahren ernährungswissenschaftlich und ernährungspraktisch das Konzept der Vollwert-Ernährung als gesundheitsrelevant durchgesetzt. Es ist unkompliziert und kann langsam in die Ernährungsgewohnheiten aufgenommen werden.

Vollwert-Ernährung ist eine Ernährungsweise, in der ernährungsphysiologisch wertvolle Lebensmittel sowohl schmackhaft als auch abwechslungsreich zubereitet werden. Es werden vornehmlich pflanzliche Lebensmittel wie Vollgetreide, Gemüse und Obst gegessen – möglichst aus kontrolliertem Anbau – sowie Milch und Milchprodukte. Ungefähr die Hälfte der Lebensmittel wird als Frischkost verzehrt. Fleisch und Eier spielen eine untergeordnete Rolle. Vollwert-Ernährung unterscheidet sich von der üblichen Mischkost vor allem durch das Vermeiden übertriebener Be- und Verarbeitung der Lebensmittel, da auf diesen Wegen viele Vitalstoffe zerstört werden.

Übung:
Welche Lebensmittel essen Sie gerne roh? Versuchen Sie, Ihre Vorlieben durch verschiedene Argumente zu begründen.

Wer zu viel isst, zu schnell oder auch zu heiß bzw. zu kalt, fühlt sich nach einer Mahlzeit nicht behaglich, sondern regelrecht unwohl. Was aber ist zu viel oder wie wird das individuell angemessene Maß erreicht? Auch hier gibt es wissenschaftliche Ergebnisse darüber, wie hoch die wünschenswerte Energiezufuhr pro Tag sein sollte, abhängig vom Klima, dem Alter, der Körpergröße und der körperlichen Tätigkeit. Das Kalorienzählen ist allerdings ein äußerst aufwendiges und wenig genussorientiertes Verfahren zur Kontrolle der täglichen Energiezufuhr. Ein weitaus besseres Kontrollinstrument sind die Sinne, d. h. die eigene Körperwahrnehmung.

Essen mit Wohlgefühl

Übung:
Bitten Sie Ihre Gruppe, zum nächsten Treffen ohne vorhergehende Mahlzeit zu kommen, egal ob es sich zeitlich um morgens, mittags oder abends handelt. Stattdessen sollte jeder ein Lieblingsgericht oder Obst oder Brotaufstrich mitbringen. Beginnen Sie das Treffen mit der Aufforderung, dass jede Person reflexiv dem Erleben von Hunger bzw. Appetit nachgeht und seine Befindlichkeit auf einem Blatt Papier festhält.
Bereiten Sie gemeinsam eine Mahlzeit mit den mitgebrachten Speisen vor und essen sie diese anschließend gemeinsam. Bei diesem Essen sollte ausnahmsweise nicht die Kommunikation, sondern vielmehr die Selbstbeobachtung im Vordergrund stehen. Die Abläufe der Sättigung sollten bewusst nachempfunden bzw. beobachtet werden. Diese Eigenbeobachtungen sollten einzeln schriftlich festgehalten werden.

In einer gemeinsamen Runde kann das eigene Erleben in Bezug auf Hunger/Appetit/Sättigung thematisiert und anschließend auch theoretisch verdeutlicht werden.

Hunger kommt aus dem althochdeutschen „hungar" und bedeutet „brennendes Gefühl". Hunger ist das auftretende Verlangen nach Nahrung, das bei leerem Magen auftritt und nach dem Essen verschwindet bzw. durch das Sättigungsgefühl verdrängt wird. Hunger und Sättigungsgefühl sind Teile der Regulationsvorgänge, die für ausreichende Energie-, Mineral- und Vitaminversorgung des Körpers sorgen. Der Hunger wird durch zwei Faktoren ausgelöst:

- durch reflektorische rhythmische Kontraktionen des leeren Magens und
- durch Reizung von Glukostat-Zellen im Sättigungszentrum des Hypothalamus, die den erniedrigten Blutzuckerspiegel registrieren (vgl. Meiers Lexikon 1981).

Appetit kommt aus dem lateinischen und wird mit „Esslust", aber auch mit „heftigem Verlangen", mit „Begierde" übersetzt. Der Appetit beruht aber nicht nur auf einer endogenen Steuerung durch den Organismus, sondern er wird durch Umweltfaktoren mit gesteuert. Diese werden mit zunehmendem Lebensalter für die Steuerung immer dominanter. Der Appetit wird dann abhängig von Gewohnheiten, Umgebungsbedingungen und Stimmungslage, von entfalteten Geschmacks-, Geruchs- und anderen Sinnesreizen. Im Verlauf verschiedener Krankheiten kann es zu Störungen des Appetits kommen, wie Appetitlosigkeit, aber auch Appetitsteigerung (Basedow-Krankheit, Zuckerkrankheit). Beiden Störungen liegen sehr häufig auch seelische Ursachen zugrunde. So wird häufig vor allem deshalb mehr gegessen, weil es vergleichsweise einfach ist, dadurch Befriedigungen zu bekommen, die anderswo oft verweigert werden. Dies macht deutlich, in welchem emotionalen Zusammenhang die persönliche Nahrungsaufnahme steht.

Zum Wohlbefinden nach dem Essen gehört bei den Mahlzeiten auch das langsame Essen in Verbindung mit intensivem Kauen. Wird das Wort Mahlzeit wörtlich genommen, dann wird die Nahrung beim Essen ausreichend zerkleinert, genügend Speichel abgesondert, die Nahrung optimal im entsprechenden Speichel gelöst und auf die Körperwärme wohl temperiert. Zudem kann sich der Geschmack der Speisen beim langsamen Essen optimal entfalten.

Übung:
Nehmen Sie ein Stück altes Vollkornbrot und kauen Sie einen Bissen sehr achtsam 20- bis 30-mal. Vollziehen Sie nach, was dabei geschieht. Nehmen Sie den zweiten Bissen und kauen Sie viel weniger. Benennen Sie die unterschiedlichen Erfahrungen.

Ferner gehört zum Wohlbefinden beim Essen und Trinken auch eine angenehme Temperatur der Speisen und Getränke. Zur Zeit besteht die Gewohnheit, Kaffee und Tee sehr heiß zu trinken oder auch Suppen und andere Speisen sehr heiß zu essen. Fruchtsaftgetränke, Cola, Bier und Mineralwasser werden dagegen eiskalt getrunken. „Die günstigste Tem-

peratur, die unsere Speisen und Getränke aufweisen sollten, ist mund-
warm. Bei dieser Temperierung können alle chemischen Verdauungspro-
zesse, die ja schon im Mund beginnen, optimal ablaufen, und der Organismus ist nicht gezwungen, zusätzliche Energie dafür aufzuwenden"
(MASSOTH 1984, S. 99).

> **Übung:**
> Nehmen Sie einmal eine Woche lang sehr bewusst Ihre Getränke re-
> lativ mundwarm zu sich. Was machen Sie dabei für Erfahrungen?

Zum Wohlbefinden nach dem Essen gehört auch die Verdauung, ein sehr
wichtiges, allerdings häufig tabuisiertes Thema. Ballaststoffreiche Voll-
werternährung regt die Tätigkeit des Darms an und wirkt sich auf eine
regelmäßige Verdauung insgesamt positiv aus. Auch nach Jahren der
Einnahme von Abführmitteln kann durch vermehrten Ballaststoffver-
zehr (Vollgetreide, Obst, Gemüse) die Darmtätigkeit wieder angeregt
werden. Zudem steht das Geschehen im Darm in unmittelbarer Abhängigkeit zum Immunsystem. Die Qualität der Nahrung ist mitbestimmend
für die Qualität der Immunleistungen eines Menschen. Essen und Befindlichkeit haben also sowohl kurzfristige als auch langfristige Aspekte.

Das Zubereiten von Essen stellt auf den Essensvorgang ein. Gutes Essen | *Essen beginnt mit der*
muss zunächst in der Vorstellung gut sein. Dazu gehört der gedankliche | *Zubereitung*
Entwurf der Speisenzusammenstellung, das Besorgen und sorgfältige
Aussuchen der Lebensmittel; dazu gehören aber auch die sinnlichen Erfahrungen bei der Zubereitung der einzelnen Speisen. Essenszubereitung
ist ein kreativer Akt, denn nie schmeckt ein Gericht oder eine Salatsoße
genauso wie beim letzten Mal. Zutaten werden variiert, probiert, ergänzt usw. Kochen kann eine äußerst gesundheitsförderliche Tätigkeit
sein, wenn man sich dieser Tätigkeit bewusst zuwendet. Kochen ist eine
Insel in der vorprogrammierten, wenig gestaltbaren Alltagswelt, auf der
sich der Einzelne wenigstens für kurze Zeit individuell und sinnlich
entfalten kann. Man kann aussuchen, anfassen, wahrnehmen, riechen,
gestalten, abschmecken, sich vorfreuen und dann letztlich genießen, was
zubereitet wurde. Zudem kocht man nicht nur für sich selbst, sondern
man ist in Gedanken auch häufig bei den Mitessern, deren Vorlieben
ebenfalls berücksichtigt werden und deren Lob freut und stolz macht.
All diese Attribute gehören auch zu einer ganzheitlichen Gesundheits-
betrachtung.

7.1.2 Wie ernähren wir uns? – Gesundheitsverhalten prüfen

Trotz reichhaltigen Wissens über ernährungsphysiologische Zusammen- | *Ernährungsverhalten*
hänge ist das Ernährungsverhalten vieler Menschen nicht gesundheitsförderlich. Ein Bewusstsein, was, wann und wie gegessen wird, ist kaum
vorhanden. Schließlich ist das Essen nur eine von vielen alltäglichen Tätigkeiten, das häufig überlagert wird von anderen Themen. Mit dem folgenden Fragebogen (vgl. Tab. 5) kann das persönliche Essverhalten

überprüft werden. Eine solche Überprüfung ist wie ein Innehalten, eine Art Selbstprüfung, die dazu beitragen kann, sich an guten Gewohnheiten zu freuen oder auch schlechte Gewohnheiten wieder abzulegen.

Tab. 5:
Fragebogen zum Ernährungsverhalten

Mahlzeit	Getränke	Nahrungs- mittel	Obst	Süßes Knabberei	Essens- stil
Frühstück					
Zwischenmahlzeit					
Mittagessen					
Zwischenmahlzeit					
Abendessen					
Nachtessen					
Summe:					

Übung:
Überlegen Sie sich anhand des Fragebogens, was Sie gestern – egal, welche Besonderheiten der Tag hatte – an Speisen und Getränken zu sich genommen haben. Schreiben Sie alles auf und überlegen Sie sich, an welchen Stellen Sie mit Ihrem Essverhalten zufrieden sind und an welchen Stellen Sie etwas verändern möchten.
Sie können diesen Fragebogen auch vergrößern und vervielfältigen und an ausgewählte Patienten verteilen; und er kann auch als Gesprächsgrundlage zum Thema Ernährungsgewohnheiten herangezogen werden.

Die Reflexion des eigenen Essverhaltens in Bezug auf persönliche Maßstäbe ist wichtiger für die Entwicklung eines gesundheitsbezogenen Essverhaltens als die Orientierung an Richtlinien für gesunde Ernährung. Zudem gibt eine solche Reflexion Anhaltspunkte, um persönliche Maßstäbe und Wertbezüge beim Essen überhaupt erst deutlich und bewusst werden zu lassen. Auch mit der nachfolgenden Übung kann eine solche Reflexion eingeleitet werden.

Übung:
Nehmen Sie einen Zettel und notieren Sie Ihre Lieblingsgerichte. Sie können diese Übung auch sehr gut in einer Gruppe durchführen (der Familie, den Arbeitskollegen, der Lerngruppe, Patientengruppe). Jeder beurteilt im Anschluss an diese Auflistung der Lieblingsgerichte, welche der Speisen hohen gesundheitlichen Wert haben und welche eher nicht. Zweifel sollten angesprochen und gemeinsam diskutiert werden.

Die individuelle Nahrungsaufnahme geschieht in der Regel nicht primär nach gesundheitlichen Kriterien. Sie ist in ein Bündel höchst unterschiedlicher Motivationen eingebettet. Die Tabelle 6 zeigt beispielhaft eine Motivliste für die Auswahl von Lebensmitteln.

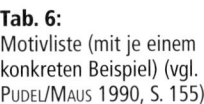

Tab. 6:
Motivliste (mit je einem konkreten Beispiel) (vgl. Pudel/Maus 1990, S. 155)

- Sensorische Qualität (Erdbeeren mit Schlagsahne sind der höchste Genuss)
- Hunger, Appetit (Ich habe einfach Hunger/Ich muss das jetzt essen)
- Ökonomische Bedingungen (Das ist im Sonderangebot, das kaufe ich)
- Kulturelle Einflüsse (Morgens Brötchen mit Kaffee)
- Traditionelle Einflüsse (Omas Plätzchen zu Weihnachten)
- Habituelle Bedingungen (Ich esse immer eine Suppe vor der Mahlzeit)
- Emotionale Wirkung (Ein Stück Kuchen in der Stresssituation)
- Soziale Gründe (Bei Fondue lässt es sich gut unterhalten)
- Soziale Statusbedingung (Die Schulzes laden wir zu Hummer ein)
- Angebotslage (Man isst das Mensaessen, weil es dies gerade gibt)
- Gesundheitsüberlegungen (Soll gesund sein, also esse ich das)
- Fitnessüberlegungen (Soll gut für's Joggen sein)
- Schönheitsansprüche (Halte Diät, um schlank zu bleiben)
- Verträglichkeit (Grünkohl esse ich nicht, vertrage ich nicht)
- Neugierverhalten (Mal sehen, wie das schmeckt)
- Angst vor Schaden (Esse ich nicht mehr, weil da Schadstoffe drin sind)
- Pädagogische Gründe (Wenn Du Schularbeiten machst, bekommst Du ein Bonbon)
- Krankheitserfordernisse (Zucker darf ich nicht essen, wegen meines Diabetes)
- Magische Zuweisungen (Sellerie esse ich für die Potenz)
- Pseudowissenschaftlich (10 harte Eier zum Abnehmen)

Übung:
Welche der in Tabelle 6 genannten, häufig unbewussten Motive bestimmen in der letzten Zeit verstärkt Ihre Lebensmittelauswahl?

Auch bewusst gesteuertes Gesundheitsverhalten ist in der Regel nicht kontinuierlich oder geradlinig auf das Erreichen eines bestimmten Ziels gerichtet. Es variiert immer wieder zwischen guten Vorsätzen, eingeschlagenen Wegen, Abzweigungen und Aushandlungen mit sich selbst über neue bzw. andere Versuche. Darin hat jeder Einzelne genug Erfahrung gesammelt. Mit der nächsten Übung sollen anhand dieser eigenen Erfahrungen Veränderungsmotivationen bzw. Demotivationen aufgezeigt und bewusst gemacht werden. Dazu wurden wiederum einige Fragen zusammengestellt, die sich im ersten Abschnitt mit gelungenen Veränderungen bzw. Umstellungen im Essverhalten befassen und im zweiten Teil mit Vorsätzen, die immer irgendwie scheitern.

Übung: Umstellungserfahrungen

1. Nennen Sie einen Bereich, in dem Ihnen eine kleine Umstellung zu gesundheitsbewusster Ernährung relativ dauerhaft gelungen ist. Beschreiben Sie die Anfänge. Wer oder was hat Sie motiviert? Kam es zu Fehlschlägen? Wie kam es dazu, wie haben Sie sie bewältigt? Wie lange hat der Umstellungsprozess gedauert?
2. Nennen Sie einen Bereich, in dem Sie trotz besseren Wissens Ihre Ernährung nicht verändern. Warum verändern Sie nichts? Wie legitimieren Sie Ihre „nicht gesundheitsbezogene Ernährung"? Welche Voraussetzungen müssen erfüllt sein, damit Sie sich umstellen? Reflektieren Sie Ihre guten und Ihre weniger guten Essgewohnheiten und beantworten Sie die oben gestellten Fragen. In einer Gruppe können die Antworten gesammelt und nach folgenden Kriterien ausgewertet werden: Welche Motivationen sind für Umstellungsprozesse wichtig? Wie lange dauern Umstellungsprozesse? Was hemmt oder demotiviert die Umstellung?

Diese Übung zeigt gesundheitspsychologische Aspekte des Essverhaltens auf. Untersuchungen in diesem Zusammenhang haben gezeigt, dass z. B. bezogen auf die Gewichtsabnahme Blitzdiäten oder auch häufig Diätwiederholungen nicht zum Ziel führen oder sogar langfristig die Essprobleme verschärfen können. Eine Gewichtsabnahme kann nur langsam und dauerhaft erreicht werden, wobei der Weg einer ausgewogenen Ernährung wichtiger ist als Diäten oder Kalorienzählen.

7.1.3 Zum eigenen Schönheitsideal ermutigen – Selbstkompetenz stärken

In der engen Verknüpfung von Essen und äußerer Erscheinung liegt die Bedeutung der Stärkung des Selbstwertgefühls. Viele Menschen mit Essproblemen fühlen sich in ihrer Haut bzw. in ihrem Körper nicht wohl. Dazu mögen individuelle seelische Probleme, ganz sicher aber gesellschaftliche Normvorgaben beitragen. Diese Normvorgaben sind aus medizinischer Sicht aufgestellt worden. Das Idealgewicht liegt 10 bis 15 % unterhalb des BROCA-Referenzgewichts (BROCA-Formel: Ein erwachsener Mann soll soviel Kilogramm wiegen wie er Zentimeter über 1 Meter groß ist).

Schlankheitsideal

Sie korrespondieren mit dem gängigen Schlankheitsideal, das als Maßstab für äußere Schönheit seit Jahren in den Köpfen und Gefühlen der Menschen verankert ist. Das Motto heißt: Schlank ist schön und gesund. Jede Abweichung von diesem Schlankheitsideal, vor allem in Richtung vollschlank, wird schnell als persönlicher Makel empfunden. Hinzu kommt das negative Image der Übergewichtigen. Sie sind nicht wie ehemals die Gemütlichen, Geselligen, Verträglichen, sondern die Willensschwachen und Unkontrollierten. Die Hauswaage unter jedem Bett erinnert allmorgendlich wieder an die erhobenen Zeigefinger von Medizin und Gesellschaft. Vor allem die Frauen unterwerfen sich diesem normierten Gesundheits- und Schönheitsideal: „Heute indes hat man mehr als die Hälfte (52 %) der deutschen Frauen aller Altersstufen mindestens eine Schlankheitsdiät hinter sich. Jede sechste Frau behauptet sogar, mehr als 15 Diäten durchgemacht zu haben" (PUDEL/MAUS 1990, S. 162). Häufige Diäten, so ergaben Untersuchungen, verschärfen das Gewichtsproblem und reduzieren sogar die Chance einer langfristigen Gewichtsabnahme.

Wie können aber Gesundheitsberater gegen solche Ideale, die noch massiv durch kommerzielle Werbung unterstützt werden, vorgehen? Die Stärkung der Selbstkompetenz könnte hier über vier Ansätze erfolgen:

Vier Ansätze zur Stärkung der Selbstkompetenz

- Mut zur positiven Auseinandersetzung mit dem eigenen Körperbild: So wie es große und kleine Menschen gibt, wird es immer auch dicke und dünne Menschen geben. Braucht der Einzelne für sein Selbstbewusstsein wirklich die Orientierung am Mittelmaß? Wann fühlt man sich wohl in seinem Körper?
- Reflexive Überprüfung des Verhältnisses zwischen Essen und Befindlichkeit: Wann ist Essen ein Genuss ohne Reue? Wann plagen Unwohlsein und Schuldgefühle?
- Alternativen finden: Was macht außer Essen noch Freude? Unter welchen Umständen kann man sich diesen Bereichen mehr als bisher zuwenden?
- Ermunterung zum Ausbau der Kochkenntnisse von der Quantität zur Qualität: Wie wird man als Liebhaber des Essens auch zum Liebhaber und Experten ausgesuchter Lebensmittel?

Übung:
Versuchen Sie, zu jedem der genannten Punkte ganz persönliche Antworten zu finden.
Erstellen Sie aus den genannten Anregungen einen Leitfaden für ein Gesundheitsgespräch mit einem Patienten, der krankheitsfördernde Essgewohnheiten hat.

7.1.4 Voraussetzungen für gesunde Ernährungsverhältnisse schaffen

Aus allen bisherigen Argumentationen wird deutlich, dass gesundes Essen nicht nur eine Frage des persönlichen Verhaltens ist, sondern ebenfalls eine Frage der gesellschaftlichen Rahmenbedingungen. Welche Lebensmittel werden wie und wo angeboten? Wie sieht der Speiseplan in Gemeinschaftsverpflegungen aus? Welchen Stellenwert nimmt die Verpflegung in den Arbeitsbedingungen ein? Welche Zusammenhänge gibt es zwischen Geldverdienen und der Produktion ungesunder Nahrungs-

Gesellschaftliche Rahmenbedingungen

mittel? Welche Zusammenhänge gibt es zwischen Überernährung in der reichen Welt und Hunger in der armen Welt?

> **Übung:**
> Schreiben Sie einige dieser Assoziationen zu den verschiedenen Fragen der gesellschaftlichen Rahmenbedingungen für gesundes Essen auf. Beziehen Sie sie auf Ihre momentanen Arbeitsbedingungen. Wenn Sie in einer Gruppe arbeiten, vergleichen Sie Ihre Punkte. Suchen Sie sich einen Punkt heraus, von dem Sie meinen, dass er zur Veränderung dieser Rahmenbedingung mit beitragen könnte. Diskutieren Sie Vorgehensschritte mit Gleichgesinnten.

Konsumverhalten ändern

Einen Beitrag zur Schaffung gesünderer Verhältnisse im Ernährungsbereich kann der Einzelne sicherlich durch sein Verhalten als Konsument leisten. Indem beispielsweise ökologisch angebaute Produkte gekauft werden, wird diese umwelt- und gesundheitsgerechte Produktionsweise unterstützt. In der freien Marktwirtschaft bestimmt zwar einerseits das Angebot die Nachfrage (durch gezielte Werbekampagnen), aber andererseits bestimmt die Nachfrage auch das Angebot. Ökologisch produzierende Bauern können sich also nur behaupten, wenn ihre Produkte auch gekauft und nachgefragt werden.

Der hohe Fleischkonsum trägt u. a. indirekt dazu bei, dass die Armen immer ärmer werden. Durch den Übergang von der pflanzlichen Nahrung zur Fleischnahrung gehen wertvolle Kalorien verloren, die global gesehen einen wesentlichen Beitrag zur Abschaffung des Hungers in der Welt leisten könnten. Als Verbraucher hat der Einzelne auch hier die Möglichkeit, weniger tierische Produkte nachzufragen.

Eine weitere Möglichkeit, gesunde Verhältnisse zu schaffen, ist die Einflussnahme auf die jeweilige Gemeinschaftsverpflegung, z. B in Krankenhäusern. Über kleine, unaufwendige Projekte kann hier zunächst einmal ein Bewusstsein geschaffen werden.

> **Übung:**
> Machen Sie auf Ihrer Station – in Absprache mit Ihrer Stationsleitung und den anderen Kollegen – bei den Patienten eine Umfrage zur Zufriedenheit mit dem Essen. Lassen Sie beliebte von unbeliebten Speisen unterscheiden und geben Sie die Ergebnisse der Küche weiter. Ermöglichen Sie dem Küchenpersonal, direkt mit den Patienten darüber zu sprechen, was man gegenseitig für gesunde Ernährung hält und welchen Etat die Küche im Vergleich zu den anderen Krankenhausbereichen zur Verfügung hat.
> Diskutieren Sie mit Kollegen Ihre eigenen Essmodalitäten auf Station (Was? Wo? Wie?). Sammeln Sie Veränderungsideen. Stellen Sie diese auf einem großen Plakat zusammen und hängen sie es im Stationszimmer auf. Bitten Sie alle Kollegen, Markierungen hinter die Vorschläge zu setzen, die sie auch gerne verändern würden. Bei der nächsten Stationsbesprechung greifen Sie diese Vorschläge zur Realisierung auf.

7.1.5 Ausdrucksformen gesunder Ernährung

Es gibt verschiedene Ansprüche an eine gesunde Ernährung. Sie sollte

- gesundheitsverträglich sein (Ziel: Gesundheit),
- sozialverträglich sein (Ziel: soziale Gerechtigkeit),
- umweltverträglich sein (Ziel: Schonung der Umwelt).

Zur Verwirklichung dieser Ansprüche sollen nachfolgend sechs Orientie-   Orientierungsbereiche
rungsbereiche aufgezeigt werden, die genügend Spielräume lassen für
eine individuelle Gestaltung des Essens. Es geht um

- einen genussvollen Essensstil,
- eine gute Qualität der Lebensmittel,
- eine vollwertige Nahrung,
- eine richtige Zusammenstellung,
- ein Essen in Maßen,
- eine schonende Zubereitung.

> **Übung:**
> Geben Sie diesen Orientierungsmaßstäben Ihre individuellen Aus-
> drucksformen, d. h., Sie füllen die einzelnen Punkte mit Ihren Ideen
> aus.

Wenn eine neue Essenskultur verwirklicht werden soll, die sich nicht nur
auf Ausnahmen, sondern auf den Alltag bezieht, dann sind andere Prioritäten der täglichen Zeiteinteilung und vielleicht auch andere Prioritäten im Konsum notwendig.

> **Übung:**
> Motivieren Sie Patienten dazu, eine Liste aufzustellen über die Zeit,
> die sie an einem Tag mit Essen, Einkauf und Essenszubereitung ver-
> bringen. Diskutieren Sie, ob das viel oder wenig ist und ob das aus-
> reicht, um ein Essen zu genießen.

Sowohl der Einkauf qualitativ guter Lebensmittel als auch der Selbstan-
bau, die Zubereitung und das Essen im Sinne des Genießens brauchen
Zeit. Im Sinne der Gesundheit und der Lebensfreude sollte sich der Einzelne diese Zeit täglich nehmen, am besten zusammen mit seinem Nächsten. Sich die Zeit für das tägliche Essen zu nehmen bedeutet auch, sich
die Zeit füreinander zu nehmen. Werner Kollath hat als ein engagierter
Ernährungsberater die weitreichenden Verbindungen der Ernährung mit
allen anderen Lebensbereichen gesehen und sehr treffend beschrieben:
„Zum Genuss der natürlichen Genussmittel sowie aller wahren Güter
des Daseins bedarf es der inneren Ruhe, der äußeren Sicherheit und der
Verbundenheit mit den Menschen seines Lebenskreises sowie der Natur"
(KOLLATH 1981).

7.2 Bewegung und Lebendigkeit

Bewegung und Lebendig-
keit in der Pflege

Das Thema Bewegung und Lebendigkeit spielt in der Pflege eine dominante Rolle. Genesungsprozesse gehen in der Regel mit Bewegungspro-
zessen einher, da jeder Patient auf dem Wege zu seiner Gesundung immer
ein Stück wiedergewonnener Beweglichkeit erfährt und darüber auch
ganz konkret wiedergewonnene Lebendigkeit. In der aufmerksamen und
aktiven Begleitung dieser Erfahrung liegt für das Pflegepersonal eine große Möglichkeit, Gesundheitsförderung zu gestalten, den Patienten zu aktivieren und zu einer positiven Zukunftsorientierung zu motivieren.

Das Thema Bewegung und Körpererfahrung ist zudem ein wichtiger Er-
fahrungsbereich für die Pflegenden selbst. Rücken- und Nackenschmerzen in all ihren verschiedenen Ausprägungen gehören zu den am häu-
figsten genannten Beschwerden des Pflegepersonals. Das hat sicherlich
etwas mit den berufsspezifischen Aufgaben „Heben" und „Tragen" zu
tun, häufig aber auch mit mangelnder Fürsorge für die eigene Körperlichkeit und Bewegungsfähigkeit. So könnte das Motto heißen: „Bewege
Deinen Nächsten wie Dich selbst." Die Förderung des Körper- und
Bewegungsbewusstseins beim Pflegepersonal ist eine wichtige Voraussetzung zur Erweiterung der persönlichen und beruflichen Gesundheits-
kompetenz. „Wer sich seiner körperlichen Fähigkeiten, seiner Bewegungsmöglichkeiten sicher und bewusst ist, darüber verfügen kann, der
erweitert seine Persönlichkeit und kann dann meist auch selbstverständ-
licher mit der Körperlichkeit anderer umgehen" (SCHÖNING 1990,
S. 10).

7.2.1 Warum tut Bewegung gut? – Gesundheitsorientierung fördern

> **Übung:**
> Was assoziieren Sie mit Bewegung. Schreiben Sie alles auf, was Ihnen
> dazu einfällt. Ordnen Sie Ihre oder die Einfälle Ihrer Arbeitsgruppe
> nach den Kriterien Bewegung und Spaß und nach Bewegung und
> Mühsal.

Funktionales
Bewegungsverhalten

Der Drang nach Bewegung ist grundsätzlich in der menschlichen Natur
angelegt, er ist ein zentrales menschliches Bedürfnis. Der Umgang mit
diesem Bedürfnis wird heute – in Kompensation zur Bewegungsarmut
unserer Zeit – sehr funktional gesehen. Es wird häufig gesessen, sodass
die lustvollen Erfahrungen in und mit Bewegung vielfach vergessen werden. Man muss sich bewegen, damit man fit bleibt, damit die „Pumpe"
funktioniert oder damit man keine Rückenschmerzen bekommt. Um
sich zu vergewissern, ob man sich genug bewegt hat, werden die Kilome-
ter und der Puls gemessen. Mit dieser funktionalen Gestaltung des Bewegungsverhaltens wird ein wichtiger Ausdrucksbereich einseitig instru-

mentalisiert und die Gesundheit auf rein körperliche Aspekte begrenzt. Das kann auf Dauer zwanghaft und lustfeindlich werden. Mit Bewegung wird dann vorwiegend Mühsal, Anstrengung, Last usw. assoziiert. Im krankengymnastischen und häufig auch im pflegerischen Sinne ist allerdings kurzfristiges funktionales und zielgerichtetes Bewegungsverhalten zur Gesundung therapeutisch sehr sinnvoll. Das ist nicht zu verwechseln mit der allgemeinen Bewegungsbildung, in der es darum geht, Bewegungsbedürfnisse wieder zu entdecken und Bewegungsfreude zu fördern. Im Folgenden soll deshalb auf die allgemeinen, positiven Bewegungselemente eingegangen werden.

Die Bewegung ist ein Urphänomen des Lebens. Alles Lebendige ist in Bewegung, alles Erstarrte ist nicht oder nicht mehr lebendig. Je beweglicher der Einzelne sich empfindet, desto lebendiger fühlt er sich. In Bewegung drücken sich Veränderung und Wandlungsfähigkeit aus. Deshalb liegt in der Beweglichkeit kreatives und schöpferisches Potenzial. Durch seine Bewegungsfähigkeit ist der Mensch selbstständig und handlungsfähig. Er kann für sich und andere sorgen.

Bewegung als Zeichen für Leben und Gesundheit

Bewegung steht für Aktivität und Kraftentfaltung. Durch Bewegung kann der Mensch auf das, was ihn umgibt, einwirken, es formen und gestalten. Im Laufe der Menschheitsgeschichte haben die Menschen mit dieser Gestaltungskraft die Natur verändert und geformt.

Über Bewegung stellt der Mensch aber auch sich selbst dar. Mithilfe der Mimik, der Gestik und der Körperhaltung werden Gedanken und Gefühle leiblich und erhalten Gestalt. So werden Gemütsbewegungen in Körperbewegungen umgesetzt, was die Innigkeit des Verhältnisses zwischen Leib und Seele immer wieder verdeutlicht. Gibt es im Laufe des Lebens Verfestigungen bestimmter Gemütsbewegungen, so können sie sich dauerhaft in der Körperhaltung oder im Gesichtsausdruck abbilden.

Bewegung ist Lebensausdruck. Ein Säugling strampelt vor Lust, ein Kind hüpft vor Freude und ein Jugendlicher drängt nach Leistung und Wettbewerb. Seelische Freiheit zeigt sich in der Art der Ausführung von Bewegungen, wenn sie spontan und ungehemmt fließen können. Umgekehrt zeigt sich seelische Unzufriedenheit in der Hemmung von Bewegungsabläufen. So gilt in der bürgerlichen Gesellschaft bis heute häufig das Motto: „Reiße Dich zusammen und lasse nichts nach außen dringen." Wenn inneres seelisches Leben sich dann gar nicht mehr in Bewegung ausdrücken kann, wirkt der Mensch versteinert. „Die innere Beziehung eines Menschen zum Bewegungsphänomen gibt uns einen schnellen Aufschluss über die Grundstruktur seiner gesamten Individualität. In der Bewegung offenbart sich das treibende und gestaltende Element aller Lebenswirklichkeit" (BODE 1926, S. 11).

> **Übung:**
> Wir kennen viele „verkörperte Redensarten", wie z. B. „Viel auf dem Buckel haben". Suchen Sie weitere Redensarten, die die Verbindung von körperlichem Ausdruck mit seelischem Erleben aufzeigen.

Bewegung bedeutet also sehr viel mehr als die Fähigkeit, sich fortzubewegen oder eine Lageveränderung vorzunehmen. Sie steht als ein Kennzeichen für Leben und Lebendigkeit in dreifacher Ausformung: in der

Bewegung des Körpers, der Bewegtheit der Seele und der Beweglichkeit des Geistes. In diesem Sinne kann Bewegungsfeindlichkeit als Gegenspiel des Lebens, als Lebensfeindlichkeit interpretiert werden.

Dies zeigt, wie eng die Beziehung zwischen Beweglichkeit und Gesundheit ist. Dieser Zusammenhang lässt sich auch häufig in der Sprache ausdrücken. Wenn man „Schwung" hat, fühlt man sich gesund. Wenn man sich gesund fühlt, könnte man vor lauter Kraft „Berge versetzen".

Übung:
Motivieren Sie bettlägerige Patienten, alles zu bewegen, was sie ohne Mühe bewegen können: alle Partien der Gesichtsmuskulatur, die Schultern, die Finger und Hände, die Zehen und Füße. Machen Sie die Übung selbst, jetzt im Sitzen, bevor Sie weiterlesen. Wie fühlen Sie sich anschließend?

Übung:
Ergänzen Sie die obigen Thesen zur allgemeinen Bedeutung von Bewegung im pflegerischen Sinne: Versuchen Sie, zu jeder These Aussagen zu finden, die zur verbalen Unterstützung des Genesungsprozesses eines Patienten beitragen und ihm den Zusammenhang von Beweglichkeit und Gesundheit aufzeigen.

Neben diesen grundsätzlichen Bedeutungen von Bewegung für das Lebensgefühl und für die Lebendigkeit sind in der Pflege auch die vielen spezifischen Aufgaben der Bewegung von besonderer Bedeutung:

Aufgaben der Bewegung

- Erhaltung der körperlichen und geistigen Fähigkeit und Funktionen:
  – Kräftigung der Muskulatur, Sehnen und Bänder,
  – Stärkung des Bindegewebes,
  – Lösung von Verspannungen,
  – Anregung des Kreislaufs,
  – Aktivierung des Stoffwechsels,
  – Verbesserung der Organfunktionen.
- Steigerung des Wohlbefindens:
  – Rhythmisierung der Bewegungsabläufe,
  – Stärkung des Körperbewusstseins,
  – Förderung der Entspannungsfähigkeit,
  – Erhöhung der Ausdruckskraft,
  – Aktivierung der Denkleistung.
- Vorbeugung von Schäden und Beeinflussung von Erkrankungen:
  – Aktivierung der Eigenverantwortung,
  – Ablenkung von Unfähigkeiten,
  – Erhaltung der Restaktivitäten,
  – Ausgleich und Kompensation von Fehlhaltungen.

Übung:
Finden Sie zu einigen Aussagen Beispiele aus der aktivierenden Pflege, z. B. Stärkung der Muskulatur, Sehnen und Bänder: Die Lagerung eines Hemiplegikers auf der betroffenen Seite ermöglicht dem Patienten Aktivität auf der gesunden Seite. Er kann seine Arm- und Beinmuskulatur kräftigen.

7.2.2 Wie und wie viel bewegen wir uns? – Gesundheitsverhalten prüfen

Für Kinder ist die Welt eine Welt des Spiels und der Bewegung. Sie entdecken immer wieder neue und interessante Möglichkeiten, sich über Bewegung ihre Umgebung anzueignen. Kinder bewegen sich, wenn man sie lässt, aus eigenem Antrieb, häufig auch ohne erkennbaren Sinn und Zweck.

> **Übung:**
> Erinnern Sie sich, wann Sie sich in der letzten Zeit aus Gründen der Neugier bewegt haben, einfach um etwas Neues kennen zu lernen oder sich Ihre veränderte Umgebung anzuschauen?

Das Bewegungsverhalten ist biografisch geprägt. Was in der Kindheit über Bewegung und Sport in Familie, Schule und mit Gleichaltrigen an Erfahrungen gesammelt wurde, ist mitbestimmend dafür, in welcher Art und Weise sich der Erwachsene bewegt.

> **Übung:**
> Versuchen Sie sich eine Sportstunde aus Ihrer Kinder- oder Jugendzeit zu vergegenwärtigen. Schreiben Sie in Stichworten auf, wie Sie sich als Kind in diesen Sportstunden gefühlt haben.

Viele Menschen haben an ihren früheren Sportunterricht keine guten Erinnerungen. Sie haben sich als Versager erlebt, waren häufig die letzten, wurden vor allen Augen lächerlich gemacht oder wurden bei Spielen erst zum Schluss ausgewählt; alles Negativerfahrungen, die sich in der Weise festsetzen können, dass die Lust an sportlicher und spielerischer Bewegung dauerhaft vergangen ist. Andere Menschen haben genau die umgekehrten Erfahrungen gemacht. Im Sportunterricht waren sie die Größten, immer die Ersten und fühlten sich sicher und stark. Sie haben sich immer auf die Sportstunden gefreut und ihre Sportlehrer vergöttert. So ist es weitgehend bis heute geblieben. Sobald es um sportliche Aktivitäten geht, sind sie aufgrund ihrer guten Erfahrungen dabei.

Sportunterricht

Das Bewegungsverhalten ist auch durch die gegenwärtige Fitness-Welle mitbestimmt. Bewegung ist hier Körperarbeit und dient vor allem der Außendarstellung des eigenen Körpers. Durch gezieltes Körpertraining wird Leistungsfähigkeit, Jugendlichkeit, Gesundheit und Schönheit angestrebt. „Nicht die Befreiung des Körpers zum individuellen Empfinden und Ausdrücken, sondern seine Disziplinierung zur sozialen Funktionsfähigkeit, seine Absicherung gegen Schäden und Verfall scheint im Mittelpunkt der Fitness-Bewegung zu stehen. In der krampfhaften Jagd nach dem Fetisch Fitness werden Alterungsprozesse und Tod tabuisiert, der Körper hat – um jeden Preis – Dynamik und Kraft auszustrahlen. Dies ist eine ernste Angelegenheit, die nicht zum Spaß betrieben wird, erst recht nicht der Lust dient" (BECKERS et al. 1992, S. 7).

Fitness-Welle

Übung:
Überlegen Sie sich, inwieweit Ihr Bewegungsverhalten von der Fitness-Welle bestimmt ist. Fragen Sie sich, warum Sie Ausgleichssport oder Gymnastik betreiben, oder warum Sie ein schlechtes Gewissen haben, wenn Sie es nicht tun. Schreiben Sie alle unterschiedlichen Motivationen auf.

Übung:
Fragen Sie Patienten, welche Aktivitäten des Alltags, die mit Bewegung verbunden sind, ihnen Freude machen. Initiieren Sie damit ein Gespräch über Bewegungsgewohnheiten, vor allem über gute Erfahrungen im Zusammenhang mit Bewegung und Wohlbefinden.

Durch ein solches Gespräch können Sie dem Patienten wieder bewusst machen, dass angemessene körperliche Betätigung eine erfreuliche Erfahrung ist und ein wichtiger Faktor zur Verbesserung der Lebensqualität.

Wohn- und Arbeitsbedingungen

Das Bewegungsverhalten wird durch die Organisation des Alltags bestimmt. Die Wohn- und Arbeitsbedingungen bestimmen weitgehend das alltägliche Bewegungsverhalten. Ob man im vierten Stock ohne Aufzug wohnt, die Waschküche im Keller hat und im Garten kleine Kinder beaufsichtigen muss, oder ob man ebenerdig wohnt mit dem Auto vor der Tür, ist für die alltäglichen Bewegungen von großer Bedeutung. Auch ob man in der Krankenpflege arbeitet oder sich zurzeit in der Weiterbildung/Studium befindet, in der/dem viele Stunden sitzend mentale Arbeit verrichtet wird, ist für das Bewegungsverhalten sicherlich von ebenso großer Bedeutung. Die Krankenpflege ist beispielsweise noch einer der relativ bewegungsintensiven Berufe. Viele der neueren Berufe, z. B. in der elektronischen Datenverarbeitung, sind dagegen so bewegungsarm wie selten Berufe zuvor.

Übung:
Überlegen Sie sich, wie viel Zeit Sie täglich sitzend, gehend, stehend oder liegend verbringen. Notieren Sie Ihre Ergebnisse. Wo könnten und möchten Sie etwas verändern?

Zwangshaltungen und Haltungskonstanz führen langfristig zu einer verminderten Muskulatur und zur Verkürzung von Sehnen und Bändern. Für die Belastungsverhältnisse rund um die Wirbelsäule ist das Sitzen die ungünstigste Position. Der Mensch ist eben nicht für das Sitzen geschaffen, sondern für die Bewegung.

Übung:
Wo sparen Sie in Ihrem außerberuflichen Alltag Bewegung durch Maschinen ein? Achten Sie einen Tag einmal sehr bewusst auf diesen Zusammenhang, angefangen von der elektrischen Zahnbürste bis zur Fernbedienung am Fernseher.

Gerade für Menschen, die sich nicht gerne in Sportvereinen oder Gymnastikgruppen betätigen, ist eine einfache und effektive Änderung des Bewegungsverhaltens durch die Änderung täglich wiederkehrender Bewegungsabläufe zu erreichen. Verbunden mit der Erfahrung, dass Bewegung erfrischt, lässt sich der Alltag zu Hause und im Beruf bewegungsintensiver gestalten.

> **Übung:**
> Sammeln Sie zusammen mit Kollegen oder Familienmitgliedern alle Ideen zum Thema „mehr Bewegung in den Alltag bringen". Suchen Sie sich ein paar für Sie passende Anregungen heraus, und probieren Sie, diese in Ihren Alltag zu integrieren.

Aus dem bisher Gesagten ist deutlich geworden, dass in der Pflegeplanung die Lebensaktivität „sich bewegen" eine äußerst vielschichtige und komplexe Angelegenheit ist. Gerade hier sind die Grenzen zwischen vorbeugenden und heilenden Aspekten äußerst fließend. In der Regel sind Patienten in ihrer Bewegungsfähigkeit eingeschränkt. Die bestehenden Bewegungs- und Mobilisationsprobleme müssen individuell und unter Berücksichtigung aller Bewegungsressourcen des Patienten gelöst werden. Die Überprüfung seines Bewegungsverhaltens auf der Basis der oben genannten Thesen ist für Patienten, die akut bewegungseingeschränkt sind, zunächst nur eine Möglichkeit, Gewohnheiten bezüglich Bewegung und Sport zu erfragen, um in der Mobilisation daran anknüpfen zu können. Auch im Hinblick auf Entlassungsgespräche kann die Überprüfung des Bewegungsverhaltens wichtige Anregungen zur Gesunderhaltung geben. Im Zentrum der Gesundheitsförderung im Krankenhaus liegt allerdings die Stärkung der Selbstkompetenz des Patienten auf der Grundlage seines Selbstständigkeitsgrades.

7.2.3 Körpergefühl vermitteln und Bewegung unterstützen – Selbstkompetenz stärken

Wenn die Pflegende und der Patient alle erforderlichen Informationen über eine mögliche Bewegungseinschränkung bzw. -therapie haben, geht es beim Thema „Selbstkompetenz stärken" um die Ausschöpfung und Mobilisierung des größtmöglichen Selbsthilfepotenzials. Das betrifft die Körperwahrnehmung und das Bewegungsverhalten und kann bereits bei der Lagerung beginnen. Liegt ein Patient verspannt und unbeweglich, so wird er sich kränker fühlen, als wenn er sich leichter und beweglicher erlebt. Die Pflegende kann mit ihm einfache Entspannungs- und Atemübungen durchführen oder auch durch Umgebungsveränderungen den Patienten schrittweise zur Lösung seiner Körperspannung ermutigen. Nachfolgend dazu ein Beispiel aus der Kinästhetik, das man zunächst an sich selbst probieren kann.

Ausschöpfung und Mobilisierung des größtmöglichen Selbsthilfepotenzials

> **Übung:**
> Setzen Sie sich auf einen harten Stuhl oder auf den Fußboden. Fühlen Sie Ihre Auflageflächen und beachten Sie, ob eine Körperseite stärker

> gegen den Stuhl drückt als die andere. Setzen Sie sich dann für einige
> Minuten mit ihrer rechten Sitzhälfte auf Ihre rechte Hand. Sie haben
> die Ebene, auf der Sie sitzen, um einige Zentimeter erhöht. Bewegen
> Sie in dieser Position Ihren Kopf, Ihre Schultern, Ihren Brustkorb und
> Ihre Beine in verschiedene Richtungen. Dann ziehen Sie die Hand wie-
> der unter dem Sitzbeinhöcker hervor. Was nehmen Sie jetzt für Ver-
> änderungen im Körpergefühl wahr? Wahrscheinlich spüren Sie unter
> der unterstützten Körperseite eine Vertiefung. Es ist aber nicht der
> Stuhl, der sich verändert hat, sondern Ihre Körperspannung.

Dieses einfache Prinzip kann in der Pflege nutzbar gemacht werden. „Sie
können einer Patientin, die über unspezifische Schmerzen klagt, ein
zusammengerolltes Handtuch (oder einen Tennisball) geben und Sie bitten, es unter ein Körperteil zu legen. Nach einiger Zeit nimmt sie das
Handtuch wieder fort, und Sie bitten sie, das neue Gefühl zu beachten,
das durch die Entfernung der Unterstützung entsteht. Weisen Sie die Patientin an, auch andere Teile des Körpers zu unterstützen. Die Patientin
beteiligt sich Schritt für Schritt an der Lösung der Körperspannung, die
ihr Schmerz verursacht" (HATCH et al. 1992, S. 118).

Die Kinästhetik zeigt viele Möglichkeiten zur Unterstützung der Selbst-
beweglichkeit der Patienten und ist eine ideale Anleitung zur Stärkung
der Selbstkompetenz in der Pflege. Das Selbsthilfepotenzial eines Patienten kann sich täglich verändern und deshalb sollte es auch immer wieder
neu thematisiert werden, indem z. B. gefragt wird: „Gelingt es Ihnen
heute besser als gestern?"

Gesundheitsbildung bei Patient und Pflegekraft Unterstützungsleistungen sind danach immer wieder neu anzupassen.
Diese aktive Beachtung des sich wieder entwickelnden Kräftepotenzials
des Patienten ermöglicht Gesundheitsbildung in mehrerer Hinsicht:

- Der Patient wendet sich psychisch seinen Gesundungserfolgen zu.
- Der Patient entwickelt ein neues Körperbewusstsein (auch bei blei-
  bender Behinderung).
- Der Patient wird auf Mobilisation vorbereitet.
- Die Pflegende weckt die Regenerations- und Selbstheilungskräfte des
  Patienten.
- Die Pflegende entlastet sich von körperlichen Hilfseinsätzen, die ihrer
  eigenen Gesundheit abträglich sind.

Dabei sollten alle zur Verfügung stehenden Selbsthilfegeräte, die für den
Patienten nützlich sind, zum Einsatz kommen und dem Patienten ausführlich erklärt werden. Wichtig ist auch hier das Ausprobieren und Erfahren. Nicht für jeden Patienten ist z. B. der Bettbügel als Hilfe zum
Aufrichten geeignet. Manchmal ist eine Strickleiter, die am Fußende des
Bettes fixiert ist, besser geeignet, da man sich mit ihrer Hilfe schonend
zum Sitzen aufrollen kann.

Eine vorhandene Gehfähigkeit des Patienten sollte so gut wie möglich
zur Stärkung der Selbstkompetenz genutzt werden. Der Patient kann das
Essen am Tisch oder im Aufenthaltsraum einnehmen. Man sollte ihn
dazu ermuntern, für seine Getränke selbst zu sorgen, damit er auch das
trinken kann, was er gewohnt ist und was ihm gut tut. Mobile Patienten
sollten soweit wie möglich in die Gestaltung ihres Tagesablaufs mit

einbezogen werden. Dies vermittelt ihnen Orientierung, Sicherheit und zunehmende Unabhängigkeit, und es erspart den Pflegenden unnötige Wege.

Nachfolgend soll nochmals auf die Bedeutung der Kinästhetik in der Pflege eingegangen werden. Es ist eine noch relativ junge Bewegungslehre, die ganz konkrete Handlungsansätze zur Gesundheitsentwicklung von Patienten und Pflegenden vermittelt. Sie erweitert die Bewegungsfähigkeit und das Bewegungsbewusstsein von Pflegenden und Patienten. Bewegung geschieht wie beim Tanzen miteinander über die Vermittlung von Bewegungsimpulsen. Dabei ist die Erfahrung wichtig, die jede einzelne Person macht und welche Bedeutung sie ihr gibt. „Kinästhetik in der Krankenpflege ist ein Programm zur Entwicklung von Handlungs- und Bewegungsfähigkeiten der Pflegenden. Die Pflegende erlernt Grundsätze, die sie befähigen, ihre Bewegung und ihren Körper zur gezielten Führung von Bewegung und Organisation des Körpers des Patienten zu nutzen. Die Pflegende erlangt Fähigkeiten zur Interaktion, die die Patientin in wirksamer Art und Weise bei der Erhaltung ihrer grundlegenden Funktionen unterstützen" (HATCH et al. 1992, S. 21).

Kinästhetik in der Pflege

7.2.4 Voraussetzungen für bessere Bewegungsmöglichkeiten schaffen

Die Arbeits-, Wohn- und andere Lebensbedingungen bestimmen das Bewegungsverhalten. Mit Autos und öffentlichen Verkehrsmitteln werden Wege zwischen Arbeits-, Kauf- und Wohnhäusern zurückgelegt. Innerhalb dieser Häuser bringen Aufzüge und Rolltreppen Menschen an die gewünschten Orte. Zur Kommunikation ist es nicht mehr notwendig, Räume zu verlassen. Man liest Zeitung, telefoniert oder sitzt vor dem Fernseher. In der Arbeitswelt hat sich durch den technischen Wandel und die Rationalisierung der Einsatz körperlicher Energien auf ein Minimum reduziert. Um für den Alltag gesunde Bewegungsverhältnisse zu schaffen, gäbe es also viele sehr unterschiedliche Ansatzpunkte. Nachfolgend soll nur auf den Arbeitsbereich und hier speziell auf die Pflege eingegangen werden.

Lebensbedingungen und Bewegungsverhältnisse

> **Übung:**
> Überlegen Sie, wie und wo in Ihrem Arbeitszusammenhang Maschinen körperliche Energie ersetzen.

Der Einsatz von Maschinen hat Menschen von schwerer körperlicher Belastung in der Arbeitswelt weitgehend befreit. Er hat aber auch neue körperliche Belastungen geschaffen, weil Menschen im Produktionsgeschehen nur noch kleine, dafür jedoch relativ gleichförmige Bewegungen ausführen müssen. Diese lasten die Bewegungsfähigkeit des Menschen nicht aus bzw. belasten ihn einseitig. Da Zeit zum Kostenfaktor geworden ist, wurde Arbeit so rationalisiert, dass alles, was Zeit kostete, umorganisiert wurde. Dabei fielen vor allem Wegstrecken weg, die Menschen gegangen waren, um Informationen zu vermitteln, Gegenstände zu bringen oder zu holen oder um miteinander in Kommunikation zu tre-

Bewegung in der veränderten Arbeitswelt

ten. Wege sparen heißt aber nicht nur Zeit und Geld sparen, sondern auch Bewegung; die übrige Arbeit wird dabei verdichtet. Es wird heute in kürzerer Zeit mehr gearbeitet, möglichst ohne sich dabei zu bewegen. Die elektronische Datenverarbeitung hat dem Wegesparen erhebliche Dienste geleistet.

Übung:
Welche körperlichen Belastungen erfahren Sie durch die Organisation Ihrer Arbeit?

Bewegung und körperliche Belastung im Kranken-pflegeberuf

Wie oben bereits angesprochen, ist die Krankenpflege ein relativ bewegungsintensiver Beruf. Der Einsatz körperlicher Energie ist zur Ausübung dieses Berufs unverzichtbar. Damit allein sind aber noch keine gesunden Arbeitsbedingungen des Pflegepersonals gegeben. Die körperlichen Belastungen der Wirbelsäule stellen den höchsten Belastungsfaktor in der Pflege dar. Entsprechend sind Rückenschmerzen der berufsspezifische Ausdruck ungesunder Bewegungsverhältnisse in der Pflege. Im patientennahen Bereich sind alle Arbeitsverrichtungen am Bett eines Patienten tendenziell rückengefährdend:

● Betten machen,
● Patienten waschen,
● Patienten drehen,
● Patienten im Bett aufrichten,
● Patienten im Bett höher lagern,
● Patienten auf die Bettkante setzen,
● Transferaktionen,
● Patienten führen,
● Zwangshaltungen des Pflegepersonals bei ärztlichen Assistenzaufgaben,
● einseitiges langes Stehen.

In patientenfernen Bereichen gibt es ebenfalls Tätigkeiten, die das Risiko der Rückenbelastung in sich tragen:

● Betten und Essenwagen schieben,
● Wäschesäcke, Waschschüsseln, Getränke- und Medikamentenkisten tragen,
● Patientengegenstände transportieren (z. B. Fernseher),
● medizinische Geräte transportieren,
● Möbel verrücken,
● Schreibarbeiten verrichten.

Übung:
Bei welchen der genannten Pflegetätigkeiten verspüren Sie häufig Rücken- oder Gelenkbeschwerden? Notieren Sie sehr differenziert jede Tätigkeit, vielleicht müssen Sie weitere hinzufügen.
Erstellen Sie eine eigene Liste von rückenbelastenden Pflegetätigkeiten, die für Ihre Station spezifisch sind. Schreiben Sie sie auf ein großes Plakat, das Sie im Stationszimmer aufhängen. Bitten Sie alle Kollegen, Kreuze hinter die Tätigkeiten zu setzen, die ihnen immer wieder Beschwerden verursachen. Halten Sie die Tätigkeitsbereiche gesondert fest, die sehr häufig als beschwerdeverursachend genannt wer-

> den. Machen Sie sie zum Thema einer nächsten Stationsbesprechung
> und überlegen Sie sich gemeinsam mit den Kollegen mögliche Gegen-
> maßnahmen.

Neben kleinen Tipps zu individuellen Verhaltensänderungen, um Schädigungen zu vermeiden, sollten bei dieser Übung vor allem die Arbeitsverhältnisse diskutiert und aktiv verändert werden. Es geht um eine gesunde
Arbeitsplatzgestaltung: um die baulichen Verhältnisse der Station und
der Zimmer, um die Ausstattung mit technischen Hilfsmitteln (z. B. hö-
henverstellbare Betten), die Zimmerbelegung, um die Ausstattung mit
ergonomischen Stühlen und Schreibtischen und die Gestaltung der Pfle-
geutensilien wie Visitenwagen. Zur Überprüfung der Arbeitsplatzgestaltung sollten die Fachkräfte für Arbeitssicherheit und die Betriebsärzte
hinzugezogen werden. Die Betriebsärzte sind gesetzlich dazu verpflichtet, bei arbeitsphysiologischen, arbeitspsychologischen und sonstigen ergonomischen Fragen der Arbeitsplatzgestaltung und des Arbeitsablaufs
zu beraten. Zu ihren Aufgaben gehört auch die Ursachenforschung ar-
beitsbedingter Erkrankungen sowie die Einleitung von Maßnahmen zu
deren Vermeidung. Die Erfüllung dieser Aufgaben erfordert die Zusammenarbeit mit den betroffenen Arbeitnehmern. Erst durch ihre Initiative
und Mitarbeit können gesundheitsgerechte Bewegungsverhältnisse
gestaltet werden.

*Gesunde Arbeitsplatz-
gestaltung*

7.2.5 Ausdrucksformen gesunder Bewegung bzw. gesunden Bewegungsverhaltens

Gesunde Bewegung hat wie gesunde Ernährung objektive und subjektive
Dimensionen. Über die Art und die notwendige Dauer von Bewegung
haben Bewegungsspezialisten viele Untersuchungen gemacht, die zum
Teil ebenso spezifisch und einseitig sind wie einige wissenschaftliche Er-
nährungsvorschriften. Für den Zusammenhang von Bewegung und Lebendigkeit ist die Tatsache wichtig, dass arbeitsbedingtes Sitzen oder
arbeitsbedingte Fehlhaltungen durch regelmäßige Bewegung ausgegli-
chen werden müssen, um die Freude am eigenen Körper zu erhalten.
Welche Maßstäbe für die Körper- und Bewegungsbildung angelegt werden, bleibt letztlich dem persönlichen Körperempfinden überlassen. Anhand der nachfolgenden Kategorien sollen nochmals die verschiedenen
Dimensionen von Bewegung verdeutlicht und Mut zu der Erkenntnis
gemacht werden, dass gesunde Bewegung mehr Ausdrucksmöglichkeiten
hat als Schlanksein und Fitness.

Körperbewusstsein

* Ich mag meinen Körper und fühle mich wohl in ihm.
* Ich spüre meine muskulären Verspannungen, bevor ich Schmerzen
  bekomme.
* Ich weiß, wie ich meinen Körper zu halten habe, damit ich mich wohl
  fühle.

*Dimensionen von
Bewegung*

Ausdrucksfähigkeit

- Ich kann mich gut über meine Mimik und Gestik mitteilen.
- Ich tanze gerne.
- Ich bewege mich auch gerne vor anderen.
- Ich habe Freude an der Bewegung.
- Ich spüre häufig den Zusammenhang zwischen Bewegung und Wohlempfinden.

Spannung und Entspannung

- Wenn ich Verspannungen spüre, kann ich loslassen.
- Wenn ich mich darauf konzentriere, spüre ich beim Gehen den dynamischen Wechsel zwischen Anspannung und Entspannung.
- Wenn ich mich ausruhen will, finde ich schnell Entspannung.

Koordinationsfähigkeit

- Ich kann gut Balance halten, auch wenn ich auf einem Bein stehe oder auf Zehenspitzen.
- Wenn ich stolpere, kann ich mich immer wieder gut auffangen.
- Ich lerne kombinierte Bewegungsabläufe relativ schnell.

Kraft

- Ich habe genügend Muskelkraft, um die Bewegungen, die mir wichtig sind, auszuführen.
- Ich kann für einige Zeit ohne Rükenlehne gerade sitzen.
- Ich kann kurzfristig mittlere Lasten körpergerecht tragen.

Ausdauer

- Ich habe keine Angst vor andauernden Bewegungen, da ich mich in guter Kondition befinde.
- Ich komme nicht so schnell außer Atem.

Schnelligkeit

- Ich kann körperlich schnell reagieren, z. B., wenn mir etwas hinfällt, oder wenn ich in letzter Minute zur Straßenbahn rennen muss.

Beweglichkeit

- Ich kann Bewegungen mit großem Bewegungsumfang ausführen.
- Beim Dehnen meiner Arme und Beine spüre ich keine Einschränkungen.

> **Übung:**
> Sie können anhand der aufgeführten Kategorien sicherlich einige Punkte finden, in denen sich auch Ihre Bewegungsfähigkeit ausdrückt. Andere Punkte halten Sie vielleicht nicht für so wichtig und wieder andere möchten Sie vielleicht in Zukunft bewusster erleben.

7.3 Rhythmus und Gesundheit

Rhythmus steht für das Erleben einer verlässlichen orientierungsgebenden Zeitstrukturierung und wird dem Stresserleben entgegengestellt. Stress ist ein wesentliches Krankheits- bzw. Gesundheitsthema.

Über Stressbelastungen, körperliche und psychische Stressreaktionen und auch über Stressbewältigung ist in den letzten Jahren sehr viel geschrieben worden. Die Belastungsperspektive steht in der Bearbeitung dieses Themas eindeutig im Vordergrund, was schon an den Fragestellungen ablesbar ist: Wer und was macht Stress? Wie wird man dadurch krank? Wie kann Stress vermieden werden? Im Sinne der Gesundheitsförderung wird dieses Thema über die Belastungsperspektive hinaus auf ein wichtiges Gesundheitsthema hin erweitert. Es geht um Rhythmus als eine wesentliche Grundlage gesundheitlicher Entwicklung.

Stress

Die ökologische Bewegung der letzten zwanzig Jahre hat wieder deutlich gemacht, dass Menschen Teil der Natur sind. Aufgrund der Zerstörung der Natur wurden Ideen entwickelt, wie die Natur geschützt und erhalten werden kann. Der Mensch ist aber nicht nur stofflich in die Natur eingebunden, sondern wie sie auch durch eine vielschichtige zeitliche Ordnung geprägt, die sich aus den kosmischen Konstellationen ergibt. Jahresrhythmus, Mondrhythmus, Tagesrhythmus sowie die mit dem Mondumlauf zusammenhängenden Wochen- und Gezeitenrhythmen bilden eine komplexe Zeitstruktur, in die die Menschen biologisch und sozial eingebunden sind. Viele Körperfunktionen und Lebensvorgänge aller Organismen laufen nach tages- oder jahreszeitlichen Rhythmen ab. Im Gegensatz zu den Pflanzen und Tieren ist es für den Menschen charakteristisch, dass sein Verhalten nicht zwingend von den rhythmischen Schwankungen seiner Körperfunktionen bestimmt wird. Er hat im Laufe seiner zivilisatorischen Entwicklung immer mehr Freiheitsgrade entwickelt, indem er die Zeitstrukturen seiner Umwelt künstlich verändert hat, z. B. durch künstliche Beleuchtung, Klimatisierung, Motorisierung. Während zu Anfang des 19. Jahrhunderts in manchen Städten die Einführung einer nächtlichen Straßenbeleuchtung mit dem Hinweis auf die Störung der göttlichen Ordnung abgelehnt wurde (vgl. HILDEBRANDT 1990), arbeiten heute in den Industriestaaten mehr als 20 % aller Beschäftigten im Nacht- und Schichtdienst, bringen Flugzeuge die Menschen an einem Tag von einer Jahreszeit in die andere und verändern Frauen durch Hormongaben ihren Menstruationszyklus. Die naturgegebene Zeitordnung verliert an Bedeutung, und im Alltag verliert sich der Mensch und leidet zunehmend an der Entstrukturierung von Zeit.

Rhythmus und Menschheit

7.3.1 Warum ist Rhythmus wichtig für die Gesundheit? – Gesundheitsorientierung fördern

Rhythmus heißt „Fließen" und bezeichnet in diesem Zusammenhang die regelmäßige Wiederkehr natürlicher Vorgänge, z. B. bei Ebbe und Flut oder beim Ein- und Ausatmen.

> **Übung:**
> Richten Sie sich auf in Ihrem Stuhl, legen Sie die rechte Hand auf Ihre linke obere Seite (unterhalb des Schlüsselbeins). Schließen Sie Ihre Augen und spüren Sie über Ihre Hand den Rhythmus Ihres Atems. Bleiben Sie zwei oder drei Minuten in dieser Position und beschreiben Sie anschließend die Wirkung, die dieser empfundene Rhythmus auf Sie hatte.

Bedeutung von Rhythmus

Empfundener Rhythmus vermittelt ein Aufgehobensein in der Zeit. Ohne Tatkraft und Anstrengung kann man erleben, dass etwas Gewohntes wiederkommen wird. Der Einzelne kann darauf vertrauen und erfährt dadurch eine verlässliche Orientierung. „Alles Behagen am Leben", so schrieb GOETHE, „ist auf eine regelmäßige Wiederkehr der äußeren Dinge gegründet. Der Wechsel von Tag und Nacht, der Jahreszeiten, der Blüten und Früchte, und was uns sonst von Epoche zu Epoche entgegentritt, damit wir es genießen können und sollen, diese sind die eigentlichen Triebfedern des irdischen Lebens. Je offener wir für diese Genüsse sind, desto glücklicher fühlen wir uns" (SCHIPPERGES et al. 1988, S. 29 ff.).

Tag und Nacht

Mit dem Wechsel von Tag und Nacht verbindet sich der Wechsel von Hell und Dunkel, von Aktivität und Passivität, von Zusammensein und Alleinsein.

Rhythmus von Schlafen und Wachen

Der ausgewogene Rhythmus von Schlafen und Wachen ist für das Zusammenspiel der physiologischen Funktionen von zentraler Bedeutung. Mit dem Schlafbeginn werden viele Körpervorgänge auf Sparflamme gesetzt. Die Körpertemperatur fällt um einige Zehntelgrade, Puls und Atmung werden langsamer, der Blutdruck sinkt, und das Nervensystem ist im Schlaf vermindert erregbar. Der Schlaf vermittelt die lebensnotwendige Erholung, er erquickt Leib und Seele. Der Schlaf hat auch heilende Wirkung für Leib und Seele. Während des Schlafens heilen körperliche und seelische Wunden. Wer ist nicht schon mit Kummer ins Bett gegangen und mit neuer seelischer Kraft wieder aufgestanden. Im Schlaf entfalten sich auch verdrängte seelische Spannungen. Sie finden in Träumen ihr Ventil, was letztlich auch zur Entspannung beiträgt.

Die Dauer der Zeitperioden zwischen Schlafen und Wachen vermindert sich im Laufe des Lebens. Während ein Säugling bis zu 18 Stunden schläft, kann sich diese Dauer im Alter von 90 Jahren auf sechs Stunden verkürzen. Die Schlafrhythmik variiert aber auch individuell.

> **Übung:**
> Wie viel Stunden Schlaf benötigen Sie, um sich wohlzufühlen? Welches ist Ihr optimaler Wach-Schlaf-Rhythmus? Sind Sie ein Morgenmensch oder eher ein Abendmensch?

Schlafen und Wachen sind zwei sich gegenseitig bedingende und ergänzende Bedürfnisse. Nur wer am Morgen richtig ausgeschlafen und ausgeruht ist, besitzt die Energiebasis für die Entfaltung seiner Kräfte, und nur wer im Laufe des Tages durch entsprechende Aktivitäten seine Energien ausgeschöpft hat, fällt schneller in einen guten Schlaf.

Auch während des Tages bestehen biologisch vorgegebene Rhythmen, die die Verdauung, die Essensaufnahme und die Aktivitätskurve bestimmen. Die biologische Zeitordnung ist dabei eng mit unserer sozialen Zeitordnung verbunden. Eingebunden in gesellschaftliche Pflichten werden täglich wiederkehrende Aufgaben nach bestimmten Abläufen verrichtet. Es besteht kein Zweifel, dass von der tageszeitlichen Ordnung des Verhaltens auch ordnende Impulse auf die Tagesrhythmik der biologischen Funktionen ausgehen. Bei kleinen Kindern ist diese tages- und nachtzeitliche Ordnung noch so fundamental wichtig, dass sie bei Nichteinhaltung sofort quengelig und überdreht reagieren.

Tageszeitliche Ordnung

> **Übung:**
> Welches sind Ihre optimalen Essenszeiten? Welches ist Ihre Verdauungszeit? In welchem Zusammenhang steht die Beachtung dieser Rhythmen mit Ihrem Wohlbefinden?

Zu einer gesunden Tagesgestaltung gehört auch der rhythmische Wechsel von Aktion und Kontemplation. Der Mensch lebt zwischen Handeln/Gestalten und Denken/Betrachten, auch zwischen Eindrücken und Verarbeitung. Dieser Wechsel ist eine wesentliche Voraussetzung für sein Wohlergehen. Während es in früheren Zeiten „ora et labora" (bete und arbeite) hieß und die Tageszeitordnung in bestimmten Klöstern noch bis heute in diesen Rhythmus gegliedert ist, heißt es heute nur noch „labora". Die kurzen Zeiten für Besinnlichkeit müssen individuell zum Teil hart erkämpft werden.

Wechsel von Aktion und Kontemplation

> **Übung:**
> Welches sind Ihre typischen Besinnungszeiten im Verlaufe eines Tages, im Verlauf der Woche?

Auch die psychologische Leistungsbereitschaft unterliegt tagesrhythmischen Schwankungen, wobei es vormittags und nachmittags jeweils Gipfel der Leistungsbereitschaft gibt, die allerdings individuell variieren. Morgenmuffel, auch ‚Eulen' genannt, die sich erst langsam in den Tag hinein entfalten, haben das Maximum ihrer Leistungsbereitschaft später als Frühaufsteher, auch ‚Lerchen' genannt. „Leichtes Erwachen am frühen Morgen und alsbaldige Verfügbarkeit eines hohen Leistungspotenzials mit entsprechender Gestimmtheit, anhaltend bis zum Mittag, kennzeichnen also den Morgentyp, die ‚Lerche', und ein schwieriges Erwachen mit verlangsamter Entwicklung des Leistungspotenzials, dessen Optimum am Vormittag meist erst gegen 10 Uhr erreicht wird, ist für

Psychologische Leistungsbereitschaft

den Abendtyp, die ‚Eule‘, charakteristisch. Für beide Typen gilt dann ein Mittagstief etwa zwischen 12.30 Uhr und 15.00 Uhr und ein nochmaliger Anstieg der Antriebsentfaltung am Nachmittag, der abends bei den ‚Lerchen‘ linear rasch abfällt, bei den ‚Eulen‘ dagegen meist lange, bis vor Mitternacht, anhält“ (SCHIPPERGES et al. 1988, S. 101).

Diese Typenunterschiede lassen sich auch am Tagesgang der Körpertemperatur ablesen. SCHIPPERGES spricht bei dem gerade beschriebenen Phasenverlauf nicht von Leistungsbereitschaft, sondern von Antriebsentfaltung. Er verweist darauf, dass es nicht nur um die Entfaltung des Leistungspotenzials geht, sondern dass Antriebsentfaltung auch eine Aufgeschlossenheit der Gefühle und Stimmungen mit einschließt.

Übung:
Zu welcher Tageszeit haben Sie Ihre besten Schaffensperioden und wann ist Ihre Aufgeschlossenheit am größten? Gelingt es Ihnen, diese Schaffensperioden gut zu nutzen?

Die Woche Der siebentägige Wochenrhythmus stammt aus dem Vorderen Orient und wurde 321 n. Chr. von Konstantin dem Großen im Römischen Reich gesetzlich eingeführt. Über die Herkunft dieser Siebentägigkeit gibt es keine einheitliche Meinung: Den Juden war die Zahl sieben heilig. Es gibt einen nahezu siebentägigen Abstand der Mondphasen. Wissenschaftler sprechen von einer Circaseptanrhythmik der Körperfunktionen. „Wahrscheinlich hat sich die 7-Tage-Woche gegenüber anderen wochenähnlichen Lebensordnungen deswegen weltweit durchgesetzt, weil sie mit einer autonomen biologischen Zeitordnung korrespondiert“ (HILDEBRANDT 1990).

Der Wochenrhythmus hat heute für die Organisation des sozialen Miteinanders erhebliche Bedeutung. Arbeit und Freizeit wurden nach ihm organisiert.

Übung:
Welche soziale Bedeutung hat das Wochenende? Welche persönliche Bedeutung haben für Sie die einzelnen Wochentage?

Die Jahreszeiten In früheren Zeiten spielte auch der Jahresrhythmus für die Lebensgestaltung der Menschen eine wesentliche Rolle. Die Winterruhe, die Frühjahrsmüdigkeit und die Schaffenskraft der Sommermonate waren dafür symptomatisch. Aber auch die Nahrung war sehr stark an das jahreszeitliche Wachsen und Ernten entsprechender Pflanzen gebunden. Für den heutigen Menschen spielen jahreszeitliche Veränderungen seines Organismus meist keine merkliche Rolle mehr. Trotzdem gibt es sicherlich für jeden Menschen noch Relikte eines jahreszeitlich bedingten Lebensgefühls.

Übung:
Welche jahreszeitlich bedingten Erscheinungen erleben Sie bei sich, sowohl körperlich als auch psychisch? Notieren Sie einige dieser Auffälligkeiten Ihres Lebensgefühls im Frühling, im Sommer, im Herbst und im Winter.

Kennen Sie aus Ihren Erfahrungen in der Pflege jahreszeitlich bedingte Erkrankungen?

Wissenschaftler haben bei mehr als 100 Funktionen auch beim Menschen einen Jahresrhythmus nachgewiesen, der sich vor allem auf jahreszeitliche Umstellungen bezieht und durch den Jahreszeitenwechsel synchronisiert wird. „Die Maxima und Minima der Jahresrhythmik liegen gehäuft im Februar und August, weshalb wir annehmen dürfen, dass in diesen Monaten ein Phasenwechsel der sehr komplexen Jahresrhythmik erfolgt. Der in den Frühjahrsmonaten stark anwachsende Strahlungsreiz der Sonne hat eine vermehrte neuromuskuläre Erregbarkeit, auch eine Steigerung der exsudativen Diathese (Neigung zu stärkeren Entzündungsreaktionen), vor allem aber eine erhöhte Reaktions- und Leistungsbereitschaft zur Folge, die im Frühjahr einen ersten Gipfel und nach den Sommermonaten einen zweiten, wenn auch etwas geringeren Höhepunkt erreichen" (SCHIPPERGES et al. 1988, S. 102).

Rhythmus ist das Grundphänomen aller natürlichen Erscheinungen. Am eindringlichsten wird dieses in der Geburt und im Sterben erlebt. Wenn auch durch die Anpassungsfähigkeit des Organismus viele natürliche Lebensrhythmen zeitweise übergangen werden können, den Gesetzen des Alterns, des Werdens und Vergehens kann niemand ausweichen. Die Bereitschaft, diese Gesetzmäßigkeiten zu akzeptieren, sich immer wieder mit diesem Lebensgrundrhythmus auseinander zu setzen, bildet die Grundlage jeder Gesundheitsentwicklung. Das Ja zum Altern und letztlich das Ja zum Sterben ist ganz unmittelbar mit dem Ja zum Leben verbunden. Beim Übergang von einer Lebensentwicklungsstufe zur anderen, z. B. von der Kindheit zur Jugend oder vom Berufsleben zum Rentenalter, begegnet der Einzelne immer auch dem Sterben. Um die jeweils nächste Lebensphase wirklich leben zu können, muss jeder etwas hinter sich lassen, was unwiderruflich verloren ist. Das bewusste Erleben dieses zyklischen Lebensverlaufs macht die Endlichkeit der Existenz deutlich und zeigt zugleich, wie innig Leben und Tod miteinander verbunden sind. Mit dem Ja zum Sterben kann die Angst um die Existenz ein wenig verringert werden, die den Einzelnen daran hindert, sich dem Leben wirklich zu öffnen.

Leben und Sterben

Übung: Selbstreflexion
Wie geht es Ihnen, wenn Sie allmorgendlich in den Spiegel schauen. Wie nehmen Sie erste Falten oder erste graue Haare wahr?
Gehören Sie auch zu den Menschen, die ab einem gewissen Alter schon bei diesem ersten Blick morgens traurig werden darüber, dass das Altern auch bei Ihnen Spuren hinterlässt?

7.3.2 Wie gehe ich mit meiner Zeit um? – Gesundheitsverhalten prüfen

Arbeit und individuelle Leistungs- und Lebensrhythmen

Die Organisation der Arbeit nimmt häufig wenig Rücksicht auf die individuellen Leistungs- und Lebensrhythmen. Es gibt kaum individuelle Pausenregelungen oder Jahresarbeitsrhythmen. Die gesetzlichen Pausenregelungen sind an der Maxime der Arbeitszeitverdichtung orientiert, d. h. möglichst kurze Arbeitszeit am Stück, aber auch viel Freizeit am Stück. So müssen andere Faktoren gegen die endogenen biologischen Schwankungen arbeiten, wie z. B. eine hohe Leistungsmotivation, Drogen wie Kaffee, Zigaretten und manchmal auch Medikamente. Die einschneidensten Dysregulationen ergeben sich bei Nacht- und Schichtarbeitern. Der Organismus arbeitet gegen die natürlichen Phasenzusammenhänge, und der Erholungswert der Nacht ist ganz bis stark herabgesetzt. Diese Erholungsdefizite führen langfristig zu organischen Schäden. In der Pflege ist diese körperliche Herausforderung ein wesentliches Gesundheitsproblem.

> **Übung:**
> Wie erleben Sie die körperlichen und psychischen Auswirkungen der Nacht- bzw. Schichtarbeit? Wie finden Sie immer wieder zu Ihrem Rhythmus zurück?

Gestaltungsmöglichkeiten des Alltags

Neben der relativ fest organisierten Arbeitszeit gibt es für jeden noch viele Stunden zur freien Zeiteinteilung. Haus- und Familienarbeit werden erledigt, es wird geschlafen, gegessen und Hobbies nachgegangen. Wie wird dabei die Zeit eingeteilt? Wie ist das Verhältnis zwischen Belastung und Erholung im Verlauf eines Tages, im Verlauf der Woche? Dafür sollte zuerst einmal unterschieden werden, was unter Arbeit und was unter Freizeit verstanden wird.

> **Übung:**
> Beschreiben Sie, was Sie in den einzelnen Bereichen tun, und klären Sie, was Arbeit, Familienzeit, persönliche Freizeit für Sie sind. Notieren Sie daneben, wie viele Stunden in der Woche Sie ungefähr für diese einzelnen Bereiche verwenden:
> - Erwerbsarbeit und Wegezeit,
> - Nicht-Erwerbsarbeit,
> - Familienzeit (Partnerschaft, Kinder, Eltern),
> - persönliche Freizeit,
> - Rekreationszeit (Schlafen, Essen).
>
> Die Woche hat 168 Stunden. Überschlagen Sie die prozentuale Verteilung der fünf Bereiche und sehen Sie sich Ihre Zeiteinteilung in Ruhe an. Sind Sie mit dieser Verteilung zufrieden? Möchten Sie etwas verändern?

Oft fehlt es an Bewusstsein über die Gestaltungsmöglichkeiten des Alltags. Der Mensch funktioniert nach Zeitordnungen, die beim genaueren Hinsehen als fremdbestimmt erscheinen. Damit geht auch das Bewusstsein für den Umgang mit natürlichen Abläufen verloren. Viele Menschen treiben elf Monate Raubbau mit ihren körperlichen und geistigen Kräften und erhoffen sich von einem Monat Intensivruhe den Ausgleich.

Bei der letzten Übung wurde klar, dass die gesellschaftliche Einteilung zwischen Arbeitszeit und Freizeit und die vorherrschenden Assoziationen dazu, nämlich Arbeit als Pflicht und Mühe und Freizeit als lust- und selbstbestimmtes Verhalten, nicht stimmen. So sollten auch die Vorstellungen über den Rhythmus von Anspannung und Entspannung nicht auf diese Einteilung konzentriert werden. Jeder besitzt Kräfte, die zur Vergabe drängen, sowohl in der Erwerbsarbeit als auch in der Freizeit, und es ist in beiden Bereichen wichtig, Möglichkeiten zu finden, um diese Kräfte wieder aufzufrischen.

Übung: Selbstreflexion
Wie ist das Verhältnis zwischen Belastung und Erholung im Verlauf meines Alltags?
Welche Leistungsanforderungen machen mir Freude?
Welche Leistungsanforderungen belasten mich?
Wodurch entspanne ich mich? Wodurch komme ich zur Ruhe?
Schöpfe ich meine momentanen Möglichkeiten aus, um meinen Kräftehaushalt optimal zu gestalten?

In diesen Fragen steht die Gesundheitsorientierung im Vordergrund. Die Menschen sind ausgestattet mit unterschiedlichen Kräften, die zur Entfaltung kommen wollen. Dazu brauchen sie Herausforderungen und Möglichkeiten, egal ob in der offiziellen Arbeitszeit oder in der Freizeit. Eine Herausforderung wird als positiv bewertet, wenn die Tätigkeit Spaß macht, wenn man glaubt, sie gut bewältigen zu können, wenn sie als sinnvoll eingeschätzt oder wenn damit das eigene Leistungsvermögen hervorgelockt werden soll. Wenn die täglichen Herausforderungen nur als Stress erlebt werden, stimmt entweder der Kräfteausgleich nicht oder die Herausforderungen werden nicht für angemessen gehalten. Damit entfällt die Rhythmisierung der Kräfte. Man strengt sich nicht an, wird nicht durch den Erfolg bestätigt und kann sich nicht richtig entspannen. Umgekehrt ist es, wenn man sich anstrengt. Dann wird das Energiepotenzial gefördert, anschließend das Entspannungspotenzial und insgesamt das Selbstwertgefühl.

Rhythmus und Gesundheitsorientierung

Übung:
Unausgeglichene Menschen fallen Ihnen auch als Patienten im Krankenhaus immer wieder auf. Sie sind häufig nicht auf das konzentriert, was sie gerade tun. Welches sind spezifische Merkmale von gestressten Patienten?

Patienten im Krankenhaus erfahren durch die zeitliche Organisation der Institution eine zusätzliche Derhythmisierung. Sie müssen ihre bisherigen Lebens- bzw. Tagesabläufe an die zeitliche Ordnungsstruktur des Krankenhauses oder ihrer Station anpassen.

> **Übung:**
> Wo und wie wirkt sich nun diese Derhythmisierung möglicherweise negativ auf die Genesungsprozesse der Patienten aus? Überprüfen Sie diese Frage an einigen ADL-Bereichen:
> - kommunizieren,
> - essen und trinken,
> - ruhen und schlafen,
> - ausscheiden,
> - sich pflegen,
> - sich kleiden,
> - sich bewegen,
> - sich als Mann oder Frau fühlen und verhalten.

7.3.3 Zur Rhythmisierung ermutigen – Selbstkompetenz stärken

Bedeutung von rhythmischen Prozessen für die Lebensgestaltung

In der Ordnung der Zeit ist der Mensch nicht autonom. Einerseits ist die äußere Natur ein Zeitgeber, andererseits aber auch die gesellschaftliche Arbeits- und Lebensorganisation. Zusätzlich laufen im Organismus durch hormonelle Steuerung Prozesse ab, die das Leben zeitlich strukturieren. Für die Gesundheit ist es wichtig, diese verschiedenen Zeitgeber so weit wie möglich zu synchronisieren. Die wichtigste Voraussetzung dafür ist eine neue Sensibilisierung für die große Bedeutung von rhythmischen Prozessen für die Lebensgestaltung.

Nachfolgend sollen Anregungen zur diesbezüglichen Unterstützung von Patienten gegeben werden. Dabei wird nur auf zwei Themenbereiche eingegangen, in denen individuelle Verhaltensweisen eine große Rolle spielen.

Klärung und Diskussion der persönlichen Tagesstruktur ...

In der Pflegeanamnese sollte das persönliche Tagesprofil erfragt werden. Wann steht der Patient gewöhnlich auf? Wann isst er seine erste Mahlzeit? Wie ist seine Tagesaufteilung im Hinblick auf Aktivitäten und Ruhephasen? Wann geht er normalerweise ins Bett?

... in der stationären Pflege

Im stationären Ablauf werden sich diese persönlichen Tagesprofile nicht nahtlos eingliedern lassen. Sie sind durch die Krankheit ja bereits verändert. Es ist jedoch im stationären Ablauf wichtig, dort, wo es möglich ist, Rücksicht auf diese persönlichen Tagesprofile zu nehmen. Der Patient sollte ermutigt werden, seine Gewohnheiten dann, wenn es sich einrichten lässt, beizubehalten, z. B. erst um 9 Uhr statt bereits um 7.30 Uhr zu frühstücken oder etwas länger morgens zu schlafen, wenn er zu den „Eulen" gehört. Einem Patienten in dieser Hinsicht die Bedeutung seiner Freiheitsgrade im Krankenhaus zu vermitteln, bedeutet zugleich, ihn zum Überdenken seiner Tagesrhythmik anzuregen. Auch die persönlichen Aktivitäts- und Passivitätsphasen sollten in den Gesundungsprozess des Patienten einfließen können, z. B. bei Fragen zur Mobilisation, zur Einhaltung der Mittagsruhe oder auch bei Besuchen von Angehörigen.

In der ambulanten Pflege kann die persönliche Tagesrhythmik aktiv zum Genesungsprozess genutzt werden. Die Zeiten der größten Antriebsentfaltung eines Patienten sollten auch die Zeiten der aktiven Gesundung sein, d. h. Bewegungsaktivitäten und andere therapeutische Maßnahmen, bei denen der Patient aktiv gefordert wird bzw. sich selbst fordert, sind seiner persönlichen Leistungsrhythmik möglichst anzupassen. Andererseits sollten die ruhigeren Phasen auch zur „passiven" Rekreation genutzt werden, d. h., der Patient kann hier, gemäß seiner eigenen Rhythmik, Ruhe und innere Erholung finden. Pflegende können durch solche Anregungen beim Patienten und seinen Angehörigen das Verständnis für den rhythmischen und periodischen Charakter der meisten Lebensfunktionen wecken und dazu ermutigen, die Gesetzmäßigkeiten der eigenen Vitalitätsprozesse kennen und akzeptieren zu lernen.

... und in der ambulanten Pflege

Die persönliche Lebensdynamik jedes Menschen ist vom „Auf" und „Ab", vom Durchschreiten von Tälern und durch das Erklimmen von Bergen geprägt. Krankheiten gehören zu dieser Lebensdynamik. Sie sind auch Ausdruck persönlicher Lebenskrisen. Als Krise wird nicht nur eine gefährliche Situation bezeichnet, sondern Krise heißt zugleich Wendepunkt. Eine Krise beinhaltet also eine Entscheidungssituation. Wie die Erfahrung zeigt, verlaufen insbesondere die Krankheiten rhythmisch und stellen damit einen Neuordnungsprozess der biologischen Zeitstruktur dar, die eine erhebliche Selbstheilungstendenz haben, wie die Infektionskrankheiten (vgl. SCHIPPERGES et al. 1988, S. 111). Pflegende können dieses Verständnis des periodischen Wechsels von Krankheit und Gesundheit dem Patienten verdeutlichen und ihn dazu ermutigen, sich seiner persönlichen Lebensdynamik bewusster zu werden und seine momentane Krise als Möglichkeit zu einer Wende zu begreifen, bevor sich Zustände chronifizieren.

Klärung und Diskussion der persönlichen Lebens-dynamik

Ein Gespräch mit dem Patienten über den Verlauf seiner Zeit, über Ordnung und Unordnung in der täglichen Lebensgestaltung und über den Stand in seiner Entwicklung der Lebensspanne gibt dem Pflegenden wichtige Aufschlüsse darüber, wie die Bedürfnisse des Patienten aussehen und an welchen Stellen seine Selbstkompetenz gefördert werden kann. Auch die Beantwortung der Frage, wie jemand mit immer wiederkehrenden schwierigen Herausforderungen umgeht und sie in seinen Alltag integriert, gibt Aufschluss über Bewältigungskompetenzen eines Patienten, an die mit den Prozessen der Gesundheitsbildung angeknüpft werden soll.

7.3.4 Eine Rhythmisierung der Lebensverhältnisse schaffen

Auch in der Lebens- und Arbeitsorganisation muss die kosmische Zeitordnung wieder mehr Berücksichtigung finden. Der Mensch zahlt für manche gesellschaftlichen Überschreitungen dieser kosmischen Zeitordnung in Verbindung mit seiner inneren biologischen Uhr mit dem negativen Lebensgefühl „Stress" und später mit chronischen Erkrankungen.

Grundsätzlich sollten arbeitspolitische Forderungen Folgendes berücksichtigen:

Arbeitspolitische Forderungen

- keine weiteren tageszeitlichen Arbeitsverdichtungen,
- gesetzliche Abschaffung bzw. Normierung der Überstunden in allen Arbeitsbereichen,
- Pausenordnungen, die dem Biorhythmus der Menschen weitgehend entsprechen,
- kein weiterer Ausbau der Nacht- und Schichtarbeit,
- Organisation der bestehenden Schichtarbeit nach chronobiologischen Erkenntnissen,
- Beibehaltung des Wochenarbeitsrhythmus,
- Urlaubsregelungen, die einen Jahresarbeitsrhythmus ermöglichen.

Dieser allgemeine Forderungskatalog lässt sich sicherlich noch weiter differenzieren. Im Folgenden soll auf die Organisation im Krankenhaus Bezug genommen werden. Es stellt sich die Frage, wie die Zeitstrukturen dieser Organisation, also die Ordnung der Zeit im Krankenhaus, besser mit der persönlichen Zeitstruktur der Patienten verknüpft werden kann als es bisher geschieht.

> **Übung: Zeitstrukturen im Krankenhaus**
> Wo sehen Sie die Hauptstörfaktoren der Zeitstruktur Ihres Krankenhauses mit den Zeitbedürfnissen der Patienten? Machen Sie eine möglichst differenzierte Aufstellung aus Ihrer Sicht.
> Ermutigen Sie auch Kollegen, diese Analyse aus ihrer Sicht durchzuführen.
> Sammeln Sie die übereinstimmenden Punkte und diskutieren Sie die organisatorischen Hintergründe, die diese Zeitstruktur aufseiten des Krankenhauses bzw. Ihrer Station nötig machen.
> Sammeln Sie gemeinsam die Punkte, bei denen Sie Freiheitsgrade festgestellt haben, d. h. Spielräume, die grundsätzlich vorhanden wären zur Synchronisierung der individuellen Zeitgestaltung für die Patienten.
> Ordnen Sie diese Punkte und machen Sie sie zum Gesundheitsthema Ihrer Station. Regen Sie damit Veränderungsdiskussionen an und zeigen Sie zugleich Handlungsspielräume auf.

Fehlende Synchronisierung von Zeitstrukturen mit Lebensbedürfnissen

Die Synchronisierung verschiedener Zeitstrukturen kollidiert häufig mit anderen Lebensbedürfnissen. So wurde in der Übung deutlich, dass der Anpassung der Arbeitszeiten an die Bedürfnisse der Patienten Grenzen gesetzt sind. Die Arbeitszeitstrukturen des Krankenhauspersonals müssen bei einer solchen Neuordnung der Zeit in der Form Berücksichtigung finden, dass auch seine Gesundheitsbedürfnisse darin aufgehen. Dieses Dilemma lässt sich sicherlich nicht bei weiterer Einsparung von Personal und gleichzeitiger Erhöhung des Anspruchsverhaltens von Patienten lösen. Hier werden gesellschaftliche Widersprüche offengelegt, die der Einzelne so schnell nicht lösen kann. Möglich ist aber eine Bewusstseinsbildung als Voraussetzung für zukünftige Veränderungen.

7.3.5 Ausdrucksformen rhythmisch gesunder Zeitordnungen

Was ist nun konkret ein gesunder Rhythmus bzw. eine gesunde Anpassung an biologische Rhythmen? Diese Frage ist sicherlich schwieriger zu beantworten als die vorhergehenden Fragen nach gesunder Ernährung oder gesunden Bewegungsmöglichkeiten. Die Wechselwirkung zwischen persönlichem Verhalten und gesellschaftlichen Verhältnissen ist bei der Gestaltung der Zeit äußerst spannungsgeladen. Trotzdem wird hier der Versuch unternommen, Ausdrucksformen gesunder rhythmischer Lebensweisen zu benennen, mit allen Vorbehalten bezogen auf die gesellschaftlichen Voraussetzungen:

Persönliche Lebensführung

Ausdrucksformen gesunder
rhythmischer Lebensweisen

- Ich habe relativ regelmäßige Schlaf- und Aufwachzeiten.
- Ich halte den Rhythmus meiner Essenszeiten.
- Ich beachte meine persönlichen Besinnungszeiten.
- Ich bin immer ganz dort, wo ich bin; denke z. B. nicht bei bestimmten Tätigkeiten schon wieder an die nächsten.
- Ich nehme meine Höhen und Tiefen bewusst wahr und akzeptiere sie als Ausdruck meiner Lebensdynamik.
- Ich bringe meine verschiedenen Lebensbereiche immer wieder ins Gleichgewicht, indem ich für mich ebenso gut sorge wie für meine Familie und meine Arbeit.

Arbeitsgestaltung

- Es gelingt mir in der Regel, meine Arbeitsaufgaben entsprechend meiner Kräfte einzuteilen.
- Ich beachte meine persönlichen Schwankungen in der Tagesleistung zum Wohl der Leistungserbringung und zum Wohl meiner Erholung.
- Auch in arbeitsintensiven Phasen achte ich auf kurze Erholungspausen.
- Ich haushalte mit meinem Leistungsvermögen insofern, als ich bei gutem Kräftehaushalt gerne ausgebe und bei reduziertem Kräftehaushalt ökonomisch bin.
- Ich spüre und beachte meine ersten körperlichen und psychischen Erschöpfungsanzeichen.

Freizeitgestaltung

- Ich erlebe in meiner Freizeit den Ausgleich zu meinen Arbeitstätigkeiten.
- Ich habe für mich gute Möglichkeiten der Entspannung gefunden.
- Ich nehme mir in meiner Freizeit immer auch unverplante Zeit, die mir die Möglichkeiten zu spontanem Handeln gibt.

Übung:
Erweitern Sie die hier vorgegebenen Bereiche um eigene Überlegungen zur Ordnung der Zeit.

7.4 Genuss und Risiko

Die gesundheitserzieherischen Strategien des Risikofaktorenkonzepts, die sich um das Vermeiden von (möglicherweise) gesundheitsbeeinträchtigenden Risiken bemühen, haben in den letzten Jahren auch eine heftige Debatte um den Wert enthaltsamer risikoarmer bzw. genussorientierter risikoreicher Lebensweisen hervorgerufen. Dabei spielen häufig Polarisierungen wie „Genussverhalten versus Gesundheit" gegen „Gesund ist, was Spaß macht" eine Rolle. Viele opponieren gegen die ständigen (Krankheits-)Drohungen der Gesundheitslobby verbunden mit dem Schreckgespenst einer verkürzten Lebenserwartung. Sie äußern offen ihre Wünsche nach „sich einmal anders fühlen wollen", „etwas nicht Alltägliches erleben wollen", „Grenzen erfahren wollen" usw.

Healthismus
Aus einer soziologischen Perspektive hat der Sozialwissenschaftler Hagen KÜHN diese ständige Besorgtheit und die dauernde Beschäftigung mit der persönlichen Gesundheit als „Healthismus" bezeichnet, der dem neokonservativen Ideal von persönlicher Gesundheit entspreche, „im Sinne der Verinnerlichung von Schuld und Verhaltenslast" (KÜHN 1993, S. 70). Dies wäre dann polar zu einer Gesundheitsvorstellung, die Lust, Sinnlichkeit und Freude beinhaltet.

Lust auf Genuss
Bei aller Sorge um die Gesundheit scheint für Menschen eben auch der Wunsch nach Ausgelassenheit, Hochgefühl und Ekstase ein Urbedürfnis zu sein. Dieses kann sich beispielsweise durch Tanzen, Bungee-Springen oder andere risikoreiche Sportarten ebenso erfüllen wie durch den Konsum von Alkohol, Zigaretten oder anderen Rauschdrogen. Solche lustvollen Erlebnisse lassen wohl bei allen Menschen das Bedürfnis wachsen, einmal erlebte Lust immer wieder neu zu beleben. Diese Lust auf den fortwährenden Genuss kann allerdings die Sorge um die Gesundheit übertönen – mit den entsprechend negativen Folgen.

Genuss und Risiko als Lebensdimensionen
Bei der Bearbeitung des Themas sollen die genannten Polarisierungen vermieden und vielmehr geprüft werden, inwieweit Genuss und Risiko nicht auch Lebensdimensionen sein können, die eine positive Erlebnisqualität ermöglichen und damit für die Gesundheit auch förderlich sein können. „Genießen können" hieße dann, die persönliche Fähigkeit zu entfalten, mit großer Aufmerksamkeit sich Erlebnissen oder auch Genussmitteln zuzuwenden, die Freude machen und Lust vermitteln und entsprechend innere Kräfte freisetzen. „Risiken eingehen" hieße dann, etwas zu wagen und sich etwas zuzutrauen. Gerade bei Heranwachsenden und auch bei alten Menschen bildet das Austesten physischer und psychischer Kräfte eine wichtige gesundheitliche Erfahrungsmöglichkeit. Dass Risiken immer auch Verlustmöglichkeiten beinhalten, soll aber nicht verschwiegen werden.

Innerhalb dieses Themenbereichs soll vor allem der alltägliche Gebrauch (und Missbrauch) von Genussmitteln in den Mittelpunkt gestellt werden. Zwar besteht in der Medizin weitgehend Einigkeit darüber, dass der übermäßige Gebrauch von Genussmitteln für viele Zivilisationskrankheiten einen entscheidenden Ursachenfaktor darstellt und auch Suchtgefahren mit sich bringt, doch liegt bei jedem Individuum die Grenze zwischen Gebrauch (Genuss) und Missbrauch (Schädigung, Abhängigkeit) anders und ist entsprechend schwer zu bestimmen; darüber hinaus ist sie kulturell beeinflusst.

Mit dem Begriff „Genussmittel" sollen nachfolgend solche Produkte bezeichnet werden, die nicht wegen ihres Nährwerts, sondern wegen ihres Geschmacks und/oder ihrer anregenden/beruhigenden Wirkung genossen werden. Der Gebrauch von Genussmitteln ist ein Thema (oder Problem), das nahezu alle Menschen betrifft.

In diesem generellen Sinne zu einem verantwortungsvollen Umgang mit Genussmitteln beizutragen, ist eine wichtige Aufgabe in der Gesundheitsförderung.

> **Übung:**
> Bereiten Sie ein Tablett mit verschiedenen gängigen Genussmitteln (Kaffee, Zigaretten, Alkohol, Süßigkeiten) vor. Wählen Sie bewusst ein Genussmittel aus und nehmen Sie es zu sich. Versuchen Sie das, was Ihnen den Genuss bereitet, bewusst zu erspüren.
> Begründen Sie anschließend Ihre Auswahl und versuchen Sie, Ihre Genusserfahrungen zu beschreiben.
> Rauscherlebnisse: Ergründen Sie, in welchen Zusammenhängen Sie selbst Rauscherlebnisse gehabt haben. Versuchen Sie für sich ganz persönlich, Ihre Orte, Situationen und die unterschiedlichen Ebenen Ihrer Rauscherlebnisse zu reflektieren.

Der Austausch von unterschiedlichen Genuss- oder Rauscherfahrungen kann die Bereitschaft stärken, sich mit den eigenen Wünschen nach Ekstase und Hochgefühl auseinander zu setzen und dabei sowohl die Lust am Genuss zu entdecken als auch die Grenzerfahrungen, die möglicherweise Gesundheitsgefährdungen beinhalten.

7.4.1 Warum ist Genießen eine wichtige Dimension von Gesundheit? – Gesundheitsorientierung fördern

In der pflegerischen Arbeit ist es notwendig, sich tagtäglich mit diesen Widersprüchen zwischen Genuss und Risiko auseinander zu setzen. Gerade auch im Alter dienen Genussmittel häufig der Verschönerung des Alltags. Oftmals empfinden alte Menschen oder Pflegebedürftige Süßigkeiten, Rauchen, Kaffee und Alkohol als die einzig noch verbliebenen Genüsse. Dabei ergeben sich die Problemlagen häufig dadurch, dass der Konsum von Genussmitteln gerade im fortgeschrittenen Alter im krassen Widerspruch zur körperlichen Gesundheit steht. Manifeste Krankheiten wie Diabetes mellitus, Krebs, Bluthochdruck usw. können sich schnell verschlechtern, wenn der Konsum von Süßigkeiten, Tabak oder Alkohol nicht eingeschränkt wird. In vielen Fällen sind aber die Übergänge zwischen Verhaltensweisen, die mit hoher Wahrscheinlichkeit der Gesundheit der Betroffenen schaden werden, und solchen, die möglicherweise

Genuss und Risiko

folgenlos sein werden, fließend. Entsprechend vorsichtig sollte mit den vorgenommenen wie auch grundsätzlich mit einschlägigen Problemdefinitionen umgegangen werden. Eine vorschnelle Zuschreibung einer Handlung oder eines Tatbestandes als gesundheitsschädlich, wie es auf der Basis des Risikofaktorenmodells arbeitende Präventionsprogramme getan und damit einer einseitig negativen Sichtweise Vorschub geleistet haben, sollte möglichst vermieden werden.

> **Übung:**
> Finden Sie eigene Beispiele für die These, dass die Übergänge zwischen einem gesundheitlich unbedenklichen oder gar förderlichen genießenden Gebrauch und einem gesundheitsschädlichen Missbrauch fließend sind.

Genuss als menschliches Grundbedürfnis

Dem einzelnen Menschen kann und sollte die Genussfunktion von Genussmitteln und damit auch die Lust, Risiken einzugehen, nicht vorenthalten werden. Genuss ist eine positive Erlebnisqualität, die für Gesundheit und Wohlergehen wichtig ist. Von dem griechischen Philosophen Epikur ist folgende Aussage überliefert: „Ich weiß nicht was ich noch das Gute nennen soll, wenn ich die Lust des Geschmacks, die Lust der Ohren sowie den Reiz beim Anblick einer schönen Gestalt beseitige" (ERNST 1990, S. 22). Dieses über 2000 Jahre alte Bonmot macht deutlich, wie wichtig für die Menschen die Erfüllung von Genusswünschen ist. Es wird wohl kaum jemanden geben, der den Genuss als menschliches Grundbedürfnis infrage stellt oder als illegitim ansieht.

Menschen trinken Wein oder Bier, weil dies ihnen schmeckt und sie deren Wirkung als angenehm empfinden, was der trinkfreudige Dichterfürst Johann Wolfgang von GOETHE in folgende Worte fasste: „Der Wein erfreut des Menschen Herzen, und die Freudigkeit ist die Mutter aller Tugenden. Wenn ihr Wein getrunken habt, seid ihr alles doppelt, was ihr sein sollt, noch einmal so leicht denkend, noch einmal so unternehmend, noch einmal so schnell ausführend" (VOM END 1958, S. 4).

Mit ähnlichen Worten wird von Menschen das Rauchen als Genuss geschrieben, als individuell verschiedene Erfahrung von angenehmer Entspannung bis zu belebender Anregung. In einem Werbeslogan für Zigarren aus den 60er-Jahren hieß es: „Zigarrenrauchen beruhigt die Nerven, fördert die Arbeit, hebt das Wohlbefinden – deshalb raucht Zigarren!" (Plakat im Technik-Museum Mannheim). Und schließlich bereiten auch Süßigkeiten einen Genuss, vor allem weil sie angenehm schmecken oder schnell und effektiv Hungerzustände beseitigen – bei Kindern, die sich auf ein Eis oder auf eine besonders beliebte Süßspeise freuen ebenso wie bei Erwachsenen.

Sozial verbindende Funktion von Genussmitteln

Daneben haben Genussmittel aber immer auch eine sozial verbindende Funktion. Der Medizinsoziologe VON TROSCHKE kommentiert die Geschichte der Genussmittel wie folgt: „Die Geschichte der menschlichen Zivilisation ist eine Geschichte der Genussmittel – ein Prozess, in dem Mittel zur Stimulation der fünf Sinne (Schmecken, Riechen, Fühlen, Sehen und Hören) entdeckt, von der Oberschicht aufgenommen und zur Mode erklärt wurden, um dann mehr oder weniger schnell für breite Bevölkerungsschichten verfügbar gemacht zu werden" (VON TROSCHKE

1987, S. 230). So leisten Genussmittel immer auch ein Stück gesellschaftlicher Arbeit – „Arbeit-im-Genuss", wie Schivelbusch es nennt. „Die allmorgendliche Tasse Kaffee und der kleine Alkoholrausch am Samstagabend binden das Individuum umso wirkungsvoller ins allgemeine Leben ein, als sie ihm Spaß machen" (SCHIVELBUSCH 1988, S. 12).

7.4.2 Zwischen Genuss und Risiko – Gesundheitsverhalten prüfen

Es gelingt den Menschen nicht immer, den Konsum von Genussmitteln auf einem lustvollen (als solchem nur schwer bestimmbaren) Niveau zu halten. Gesundheitsverhalten und Genussverhalten stehen auch häufig in Konkurrenz. Einige Hintergründe dafür sollen hier zunächst reflektiert werden.

Konkurrenz zwischen Gesundheitsverhalten und Genussverhalten

Probleme kann das Genussmittelverhalten machen, wenn bei einem Menschen – aus welchen Gründen auch immer – nicht mehr die unterschiedlichen Qualitäten des Genießens im Vordergrund stehen, sondern wenn er diese Mittel in großen Mengen unreflektiert (als Problemlöser) oder aufgrund von starken äußeren Vorgaben (Werbung, soziale Erwartungen) konsumiert.

> **Übung:**
> Schneiden Sie aus verschiedenen Zeitschriften Werbung für Genussmittel aus (Kaffee, Alkohol, Süßigkeiten usw.). Fertigen Sie daraus eine Collage an und ermitteln Sie die soziale Bedeutung, die mit dem Verzehr der einzelnen Genussmittel verbunden wird.

Von dem Dichter Ernst Moritz ARNDT ist folgender Ausspruch überliefert: „Sorgen fliehen fort wie Diebe und Helden glüh'n wie Triebe durch den Wein!" (VOM END 1958, S. 4). Die Problemlösefunktion des Weines ist in der Literatur häufig beschrieben, oft sogar gepriesen worden. Auch Buchtitel wie „Hinter jeder Sucht ist eine Sehnsucht" (GROSS 1985) deuten auf die vielfältigen Ersatzfunktionen hin, die Genussmittel haben können. Um die Wirklichkeit erträglicher zu machen, greifen viele Menschen zu Alkohol, Zigaretten, Süßigkeiten und auch Medikamenten. Menschen, die sich in schwierigen Lebenslagen befinden und unter starken Belastungen stehen, können mithilfe einer Zigarette ihre Stimmung verbessern, „Dampf ablassen" und aggressive Impulse abbauen, mit Alkohol ihre Angst lindern, Konflikte glätten und sich Mut machen, mit Süßigkeiten die alltäglichen Frustrationen kompensieren u.v.a.m. Der Gebrauch von Genussmitteln stellt in diesem Sinne einen Versuch dar, subjektiv belastende Situationen und Erfahrungen zu kompensieren.

Genuss als „Problemlöser"

Zwar wissen die betreffenden Menschen in der Regel, dass sie mit solchem Verhalten gesundheitliche Risiken eingehen, doch die Erfahrung, mithilfe des Genussmittels über die Probleme hinwegzukommen, erzeugt das Verlangen nach diesem Mittel, führt zu Wiederholungen und rechtfertigt dieses Verhalten. Wenn Menschen zwischen zwei Übeln wie etwa Depression und alkoholerzeugter Hochstimmung zu wählen haben, wer-

Ausweichendes Verhalten

den sie abwägen und „das geringere Übel wählen". Man nennt solches Verhalten „ausweichendes Verhalten". Es zeigt sich immer dann, wenn sich Menschen nicht mit ihren bedrängenden Problemen auseinander setzen, sondern ihnen aus dem Wege gehen und sich in einen anderen, weniger belastenden oder gar euphorischen Zustand versetzen. Ausweichende Verhaltensweisen gehören zum normalen Verhaltensrepertoire eines Menschen. Sie beziehen sich nicht nur auf den Konsum von Genussmitteln, denn jede Verhaltensweise stellt eine solche Ausweichmöglichkeit dar. Gesundheitsgefährdend ist der Gebrauch von Genussmitteln als Ausweichverhalten, wenn er regelmäßig und stets in gleicher Form erfolgt. Dann tritt eine Eigendynamik ein, die sich zu einer Abhängigkeit von diesen Mitteln entwickeln kann.

> **Übung:**
> Erkunden Sie, welches Ihr bevorzugtes Ausweichverhalten ist, in welchen Situationen Sie nach solchen Verhaltensweisen greifen und was Sie davon haben.

Konkurrierende Wertmuster

Grundsätzlich darf man davon ausgehen, dass – mit Ausnahme kleiner Kinder – nahezu jeder Mensch weiß, dass der übermäßige Gebrauch von Genussmitteln möglicherweise gesundheitliche Schäden hervorruft. Die Erkenntnisse aus den Gesundheitswissenschaften über die Zusammenhänge von Zivilisationskrankheiten und Lebensweisen sind inzwischen allgemein bekannt. Verwunderlich ist deshalb, dass sich Menschen aller Altersstufen und auch aller Berufsgruppen oft wider besseres Wissens „gesundheitsschädigend" verhalten. Gerade Angehörige der Gesundheitsberufe bilden hier keine Ausnahme.

Um für dieses paradoxe Verhalten eine weitere Erklärung zu finden, muss angenommen werden, dass für die Menschen das Gesundheitsmotiv in ihrem Lebensentwurf bzw. im Alltagshandeln nicht prioritär ist bzw. von anderen Werten überlagert wird. Erfolg haben oder kurzfristiges Durchhaltevermögen für Ziele wie eine Prüfung schaffen, können das Gesundheitsverhalten kurzfristig lahm legen. Aber auch die mit hoher gesellschaftlicher Bedeutung versehenen Tugenden wie Mut, Kraft, Härte einerseits, aber auch Fantasie, Originalität und Spaß am Widerstand andererseits haben ihren Niederschlag in Verhaltensweisen gefunden, die nicht selten zu einem gesundheitsförderlichen Verhalten in Konkurrenz stehen oder dieses überlagern. Darüber hinaus strebt niemand einen völlig risikofreien Zustand an; sich mehr oder weniger risikoreich zu verhalten ist nahezu jedem Menschen eigen. Solche selbst gewählten Herausforderungen können sich auch positiv auf die Entwicklung von Zuversicht und Selbstvertrauen eines Menschen auswirken und die Lust am Leben steigern. Bei alten Leuten kann die Risikobereitschaft das Erlebnis selbstbestimmter Lebensgestaltung steigern. Aus der Jugendforschung ist bekannt, dass verschiedene Formen des Risikoverhaltens attraktive Versuche darstellen, sich den speziellen Anforderungen dieser Altersphase zu stellen.

Mutig und unvorsichtig sein, Nervenkitzel erfahren, Gefahren sehen und besiegen, Neugierde befriedigen, Angst überwinden, Grenzen kennen lernen und überschreiten, riskante Ziele erreichen und dabei auch negative Folgen in Kauf nehmen: all dies dient der Selbstfindung. Zudem geht es auch häufig um Grenzerfahrungen mit dem eigenen Leistungsvermögen oder um das Austesten der körperlichen Grenzen, auch wenn dabei neben den positiven auch negative Erfahrungen gemacht und Selbstbestätigung und Erwartungen nicht erfüllt werden.

Dass der Wert „Gesundheit" im Wertgefüge von anderen Orientierungsgrößen übertroffen wird, mag seinen Grund auch darin haben, dass das Wertmuster „Gesundheit" inkonsistent oder nicht eindeutig ist. Zum einen kann ein bestimmtes Genussverhalten bei der einen Person zu Gesundheitsschäden führen und bei der anderen ohne entsprechende Folgen bleiben; es ist also nicht eindeutig negativ. Zum anderen resultiert eine Wertinkonsistenz auch daraus, dass die Genussmittel in der herkömmlichen Präventionsmedizin negativ bewertet werden, während sie in der Öffentlichkeit vielfach (immer noch) als Attribute von Lebensqualität gelten. Diese Erkenntnisse über die Bedeutung konkurrierender Wertmuster zum Wert „Gesundheit" legen nahe, für gesundheitsförderliches Arbeiten den Fokus nicht nur auf das jeweils vorliegende individuelle Verhalten zu richten, sondern dazu auch die der jeweiligen Altersgruppe vorherrschenden Wertmuster einzubeziehen, um herauszufinden, ob und welche Verhaltensänderungen akzeptiert würden.

Übung:
Prüfen Sie, welche Bedeutung der Wert „Gesundheit" zurzeit in Ihrem Alltag hat. Von welchen anderen Werten wird er möglicherweise manchmal überlagert?

Der (übermäßige) Konsum von Genussmitteln ist kein Kennzeichen verschiedener Patientengruppen (Diabetiker, Alkoholiker, Übergewichtige), noch ist er ein ausschließliches Jugendproblem. Jeder nimmt Genussmittel zu sich. Zumeist weiß der Einzelne auch um die Gefahren, die mit diesen Stoffen bzw. Verhaltensweisen verbunden sind und nimmt sich deshalb bisweilen auch vor, sich (zukünftig) zurückzuhalten, oder empfindet aufgrund dieser unbedachten Verhaltensweisen auch Schuldgefühle. Häufig sind es gerade diese Schuldgefühle, die eine offene Thematisierung des Risikos „Suchtgefahr" so schwierig machen. Für die pflegerischen und medizinischen Berufe fällt unter dieses Risiko auch der Umgang mit Medikamenten. Da dieses Thema aber noch stärker tabuisiert wird, bietet sich eine Reflexion über den Umgang mit Genussmitteln eher an. Alkohol, Tabak, Süßigkeiten und Kaffee sind aus dem heutigen privaten und gesellschaftlichen Leben nicht wegzudenken. Und es ist eine Tatsache, dass diese Genussmittel nicht nur zum Genuss dienen, sondern ebenso zur Stimulanz. Vor dem Hintergrund einer solchen Selbstreflexion kann dann auch offener über den unbedachten Umgang mit Medikamenten gesprochen werden.

Übersicht 1:
Fragebögen zu
Genussmittel

Fragebogen: Alkohol

1. Trinken Sie alkoholische Getränke?
   ❑ Ja   ❑ Gelegentlich   ❑ Nein

2. Wieviel Gläser alkoholischer Getränke trinken Sie wöchentlich (Durchschnitt)?
   ❑ Bier ❑ Wein   ❑ Andere Getränke

3. Zu welchen Gelegenheiten trinken Sie alkoholische Getränke?

4. Warum trinken Sie Alkohol?
   ❑ Geschmack   ❑ Geselligkeit   ❑ Problemlösung
   Sonstige Gründe:

5. Was genießen Sie beim Alkoholtrinken am meisten?

6. Gibt es für Sie ein gesundheitliches Risiko, das sich mit dem Alkoholtrinken verbindet?
   Wenn ja, welches?

7. Haben Sie schon mal daran gedacht, das Trinken alkoholischer Getränke stark einzuschränken?
   Wenn ja, aus welchen Gründen

8. Haben Sie es bereits versucht?
   Mit welchem Ergebnis?

Fragebogen: Süßigkeiten

1. Essen Sie Süßigkeiten?
   ❏ Ja   ❏ Gelegentlich   ❏ Nein

2. Wieviel Süßigkeiten (Gummibärchen, Schokolade usw.) bzw. stark gesüßte Speisen (Kuchen, Pudding, usw.) nehmen Sie durchschnittlich pro Tag zu sich?
   ❏ Nichts   ❏ Eine Portion   ❏ Drei Portionen

3. Bereitet Ihnen die Menge Ihres Zuckerkonsums gelegentlich Schuldgefühle?
   ❏ Nein   ❏ Ja, öfters   ❏ Ja, fast immer

4. Bei welchen Gelegenheiten essen Sie Süßigkeiten?

5. Warum essen Sie Süßigkeiten?
   ❏ Geschmack   ❏ Geselligkeit   ❏ Problemlösung
   Sonstige Gründe:

6. Was genießen Sie bei gesüßten Speisen am meisten?

7. Gibt es neben dem Genuss für Sie auch ein gesundheitliches Risiko, das sich mit dem Naschen verbindet?
   Wenn ja, welches?

8. Haben Sie schon mal daran gedacht, das Naschen stark einzuschränken?
   Wenn ja, warum?

9. Haben Sie es bereits versucht? Mit welchem Ergebnis?

Fragebogen: Rauchen

1. Rauchen Sie?
   ❏ Ja   ❏ Gelegentlich   ❏ Nein

2. Wieviel Zigaretten/Pfeifen/Zigarren rauchen Sie täglich im Durchschnitt?

3. Bei welchen Gelegenheiten rauchen Sie?

4. Warum rauchen Sie?
   ❏ Geschmack   ❏ Geselligkeit   ❏ Problemlösung
   Sonstige Gründe:

5. Was genießen Sie beim Rauchen am meisten?

6. Gibt es neben dem Genuss für Sie auch ein gesundheitliches Risiko, das sich mit Ihrem Rauchen verbindet?
   Wenn ja, welches?

7. Haben Sie schon mal daran gedacht, das Rauchen stark einzuschränken?
   Warum?

8. Haben Sie es bereits versucht? Mit welchem Ergebnis?

Fragebogen: Kaffee trinken

1. Trinken Sie Kaffee?
   ❏ Ja   ❏ Gelegentlich   ❏ Nein

2. Wieviel Tassen trinken Sie täglich (Durchschnitt)?
   ❏ Eine Tasse   ❏ Zwei bis fünf Tassen   ❏ Mehr als fünf Tassen

3. Zu welchen Gelegenheiten trinken Sie Kaffee?

4. Warum trinken Sie Kaffee?
   ❏ Geschmack   ❏ Geselligkeit   ❏ Problemlösung
   Sonstige Gründe:

5. Was genießen Sie beim Kaffee am meisten?

6. Gibt es neben dem Genuss für Sie auch ein gesundheitliches Risiko,
   das sich mit dem Kaffee trinken verbindet?
   Welches?

7. Haben Sie schon mal daran gedacht, das Kaffeetrinken stark einzuschränken?

8. Haben Sie es bereits versucht? Mit welchem Ergebnis?

> **Übung:**
> Kopieren Sie diese Fragebögen und nutzen Sie sie zur Selbstreflexion. Damit sollen Sie einen Überblick über das eigene Genussverhalten erlangen bzw. die Selbsterkenntnis über Ausmaß und Bedingungen der eigenen Genussmittelgewohnheiten fördern. Dabei sollen weniger die quantitativen als vielmehr die qualitativen Aspekte des Genussmittelgebrauchs und die Begleitumstände im Vordergrund stehen.

Es ist sinnvoll, diese Übung in einer Gruppe gemeinsam durchzuführen und auszuwerten. Der Austausch von unterschiedlichen Genusserfahrungen kann die Bereitschaft stärken, sich mit den eigenen Wünschen, mit der eigenen Lust auf Genuss sowie mit dem Umgang mit verschiedenen Genussmitteln und dem damit verbundenen Risiko auseinander zu setzen – mit der Folge, dass die Selbstwahrnehmung der körperlichen und psychischen Reaktionsweisen differenzierter, die Sensibilisierung für Fragen des gesundheitlichen Verhaltens erhöht wird und sich damit die Voraussetzungen zu genussorientierten Verhaltensweisen verbessern.

Bewältigungsstrategien

Bezugnehmend auf das Prozessmodell des Gesundheitsverhaltens (Seite 118) wäre hier auch die Frage nach erfolglosen bzw. erfolgreichen Bewältigungsstrategien zur Veränderung eines genussmittelorientierten Verhaltens zu diskutieren. Personen, denen die Umstellung auf ein erfolgreiches Gesundheitsverhalten gelungen ist, sollten Gelegenheit bekommen, ihren Prozess darzustellen. Personen, die Abbruchprozesse erlebt haben, sollten die Gelegenheit erhalten, ganz offen ihre jeweiligen Barrieren zu benennen, ohne dabei als Versager abgestempelt zu werden. Häufig ist es auch so, dass eine Person in einem Bereich erfolgreich war, in anderen Bereichen nicht. Dieses zeigt die Gleichzeitigkeit von Gesundheitsverhalten einerseits und Risikoverhalten andererseits.

7.4.3 Zu Aktivität, Selbstbestimmung und Kreativität ermutigen – Selbstkompetenz stärken

Strategien zum gesundheitsförderlichen Umgang mit Genussmitteln

Um auf der Verhaltensebene einen gesundheitsförderlichen Umgang mit Genussmitteln zu ermöglichen, können folgende Strategien eingesetzt werden: Förderung der

- Autonomie,
- Selbstwahrnehmung,
- Genussfähigkeit.

Gesundheitsfördernde Maßnahmen im Genussmittelbereich zielen in der Regel darauf, lieb gewonnene Verhaltensweisen, die auf Dauer schädigen, aufzugeben oder so regulieren zu lernen, dass die Schädigungen gering sind. Sich autonom regulieren zu lernen hieße dann im Sinne der Salutogenese, sehr konkret am Kohärenzgefühl zu arbeiten und auf den unterschiedlichen Ebenen das Gefühl für Zusammenhänge zu entwickeln.

Dazu wird folgende Übung vorgeschlagen, die sich vielfach im Alltag bewährt hat und die aus neueren Studien der Suchtprävention Erfolge gezeigt hat (KALKE/RASCHKE 2002). Es geht um eine freiwillige Verzichtsübung.

> **Übung:**
> Suchen Sie sich aus Ihrem Genussmittelverhalten ein Verhalten aus, das Sie in den nächsten zwei Wochen kontrollieren wollen. Sie machen dazu eine freiwillige Verzichtserklärung: entweder ein völliger Verzicht oder ein teilweiser Verzicht oder auch nur eine partielle Konsumreduktionserklärung. Diese frei gewählte Verzichtserklärung sollte einerseits für Sie vor dem Hintergrund Ihrer Erfahrungen (Selbstwirksamkeit) auch gut einzuhalten sein und andererseits durchaus auch eine Herausforderung darstellen.
> Während der zwei Wochen oder ggf. auch nur einer Woche sollten Sie sich im Bezug auf die ausgewählte Verhaltensweise besonders gut beobachten und nach Möglichkeiten Ihre Erfahrungen und Gedanken dazu aufschreiben.

Ein bewusst erlebter Verzicht ermöglicht Selbsterfahrung im Hinblick auf Abhängigkeitstendenzen. Diese Selbstwahrnehmung führt sowohl auf der körperlichen als auch auf der psychischen Ebene zu neuen Erkenntnissen über die persönliche Bedeutung des Genussmittelverhaltens im Alltag. Alle Erfahrungen, die während dieser Verzichtszeit gemacht wurden, sollten in Kleingruppen ausgetauscht und diskutiert werden.

> **Übung:**
> Nach weiteren zwei Wochen überprüfen Sie wiederum Ihr Genussmittelverhalten in dem gewählten Bereich. Gibt es Veränderungen? Zeigt sich eine Reduktion? Ist das Verhalten gleich geblieben? Zeigt sich eine Konsumsteigerung?

In einer groß angelegten Studie bei Jugendlichen hat sich gezeigt, dass diese Art der Verzichtsübung sowohl auf Akzeptanz bei den Jugendlichen stößt als auch ein halbes Jahr später Konsumreduktionen nachweisbar waren bzw. keine Konsumsteigerungen stattgefunden hatten (KALKE/RASCHKE 2002).

Es gibt sehr positive Effekte bei dieser selbst gewählten Abstinenz. Sie ermöglicht Selbsterfahrung und Selbstwahrnehmung und kann für das persönliche Genussverhalten erheblich sensibilisieren. Sie stärkt zudem die Reflexionen über Abhängigkeit, Autonomie und Verführungen. Beim Gelingen vergrößert sie den Stolz über die eigenen Fähigkeiten. Zudem gibt es eine Erweiterungsmöglichkeit des individuellen Verzicht zu gruppenbezogenem Verzichtsverhalten. So könnten Arbeitsgruppen am Abend z. B. beschließen, statt Alkohol zunächst einmal Tee oder Wasser zu trinken und vielleicht nur zum Ausklang einen Schluck Wein oder Bier. Die einmal durchgeführte Verzichtsübung könnte auch dazu führen, ähnliches in Eigenregie immer wieder erneut zu probieren, eventuell zusammen mit Freunden oder im familiären Kontext.

In Zeiten, in denen die emotionalen Grundbedürfnisse befriedigt sind und das Selbstbewusstsein und Selbstwertgefühl ausreichend ausgebildet

Genießen lernen

ist, ist die Gefahr geringer, unbefriedigte Bedürfnisse oder schwierige Anforderungen mittels Genussmittel zu kompensieren. Damit wächst auch das Vermögen, angemessen zu beurteilen, wann es sich beim Gebrauch von Genussmitteln um Genuss handelt und wann die Grenzen zum Missbrauch überschritten werden. In Zeiten emotionaler Anspannung ist dies viel schwieriger.

Trotzdem geht es auch in diesen Zeiten darum, den Menschen Gesundheitschancen, also Alternativen, zu eröffnen. Pflegende können daran arbeiten, Patienten zu vermitteln, was Genuss (nicht) ist und wie lustvoll genießen sein kann. Diese Erfahrungen können durch Angebote und Tätigkeiten vermittelt werden, die Menschen in der Regel Freude machen und die sie als sinnvoll empfinden, um ihre Sehnsucht nach intensiven und aufregenden Erlebnissen zu erfüllen. Solche Erfahrungen können durchaus eine Triebfeder für gesundheitsförderliches Handeln werden. Angebote und Tätigkeiten dieser Art können beispielsweise sein:

- die Zubereitung und den Verzehr von Lieblingsspeisen zelebrieren;
- Feste vorbereiten und gestalten;
- Getränke bewusst genießen: Bei verschiedenen Gelegenheiten können Fruchtsaftkombinationen zum Probieren oder zum Verkauf angeboten werden. Die besten „Drinks" könnten prämiert werden;
- angenehme Körpererfahrungen machen (vgl. Kapitel 6.3.3);
- zu bewusstem Naturerleben ermutigen.

Genießen lernen im hier gemeinten Sinne heißt, sich mit besonderer Aufmerksamkeit auf unterschiedliche, positiv besetzte und freudvolle Ereignisse vorzubereiten und sie dann bewusst zu erfahren. Im Zusammenhang mit der Hinwendung zur Natur hat GOETHE in Dichtung und Wahrheit ein schönes Beispiel dafür gegeben: „Alles Behaben am Leben ist auf eine regelmäßige Wiederkehr der äußeren Dinge gegründet. Der Wechsel von Tag und Nacht, der Jahreszeiten, der Blüten und Früchte, und was uns sonst von Epoche zu Epoche entgegentritt, damit wir es genießen können und sollen. Diese sind die eigentlichen Triebfedern des irdischen Lebens. Je offener wir für diese Genüsse sind, desto glücklicher fühlen wir uns" (SCHIPPERGES et al. 1988, S. 30).

Genießen können zielt somit einerseits auf die Fähigkeit zur bewussteren Selbstwahrnehmung, andererseits überhaupt erst zum Erleben von Wohlergehen, von Gesundheit. Pflegende können durch kleine Genussübungen Patienten den Zugang zum Genießen bzw. zur Kunst der Lebensführung eröffnen.

> **Übung:**
> Überlegen Sie, was Sie in konkreten Situationen daran hindert, etwas, was Ihnen eigentlich Freude macht, wirklich zu genießen. Sammeln Sie (in einer Arbeitsgruppe) die Argumente und versuchen Sie, diese nach persönlichen und gesellschaftlichen Bedingungen zu ordnen.

7.4.4 Voraussetzungen für Genusserleben schaffen

Unter den vorherrschenden gesellschaftlichen Rahmenbedingungen von Konsumzwang und genussfeindlicher Leistungsorientierung ist es schwierig, die Kunst der Lebensführung zu erlernen. Die Förderung des individuellen Wohlbefindens kollidiert hier häufig mit den Lebens- und Arbeitsverhältnissen. Für die Dimensionen des „guten Lebens" kann es eigentlich keine Vorschriften oder Beschränkungen geben. Deshalb entfällt bei diesem Thema auch das Kapitel „Ausdrucksformen für Gesundheit finden".

Der Philosoph Dieter Thome hat ein Lesebuch, eine Sammlung von Texten vom „guten Leben" herausgegeben, in denen Menschen ihre jeweilige Kunst zu leben schildern. Thomes Neugierde darauf, wie Menschen es sich gut gehen lassen, führte ihn zu folgendem Schluss: „Das gute Leben aber ist überall und nirgends. Auf dem Gruppenbild, zu dem man die Protagonisten des guten Lebens zusammen zu trommeln hätte, stünden Champagnersozialist neben Bettelmönch, Revoluzzer neben Samariter, Teufelsweib neben Gottesanbeterin, Partylöwe neben Wandervogel, Schlossherr neben Schrebergärtner, Tugendbold neben Traumtänzer, Gourmand neben Asket, Lebedame neben Powerfrau, der Mann für gewisse Stunden neben dem Herrn über Haus und Hof" (Thome 1996, S. 13).

> **Übung:**
> Versuchen Sie sich eine persönliche Genusserfahrung aus den letzten Tagen in Erinnerung zu rufen. Beschreiben Sie den Genuss und die Bedingungen die Sie dafür als ausschlaggebend empfanden.

Häufig liegen die Bedingungen für Genusserfahrungen im Arbeitsalltag und auch im privaten Alltag nicht vor. Deshalb muss die Arbeit an den jeweiligen Rahmenbedingungen mit einbezogen werden. Es geht konkret darum, Optionen für gesündere Verhaltensweisen zu ermöglichen. So können als Beispiel das Pausenverhalten und die Pausenverhältnisse in der Pflege thematisiert werden. Hier kommen häufig Genussmittel zum Einsatz wie Zigaretten, Kaffee oder Süßigkeiten.

> **Übung:**
> Prüfen Sie, wie Sie in der Regel Ihre Arbeitspausen verbringen. Welche Genussmittel kommen zum Einsatz? Welchem Zweck dienen sie?

Häufig ist die Zigarette die einzig legitime Ausrede, in den nächsten fünf Minuten nicht gestört werden zu wollen oder das Raucherzimmer ist so weit weg, dass das Rauchen wirklich die einzige Möglichkeit für eine ungestörte Pause ist. Solche Bedingungen z. B. verführen zum Rauchen aus ganz anderen Gründen heraus.

Übung:
Überlegen Sie sich mit Ihren Kollegen, welche Möglichkeiten es für attraktive alternative Pausengestaltungen gibt und welche Rahmenbedingungen zu ihrer Umsetzung geschaffen werden müssten.

Neben einer wirklich ungestörten Erholungszeit sollte es Entspannungs- oder auch Bewegungsmöglichkeiten für die Pausen geben. Zudem sollten Getränkealternativen (beispielsweise zum Kaffee) in jeder Arbeitsumgebung zur Verfügung stehen. Alternativen zu Süßigkeiten oder Kuchen wären lecker zubereitete Obstteller. Die Möglichkeiten, in den jeweiligen Arbeits- und Lebensverhältnissen auch Bedingungen für Genusserfahrungen einzubauen, sind sicherlich gegeben. Sie sollten vor Ort erforscht, ausprobiert und verteidigt werden.

8   Berührung und Heilung

Berührung in der Pflege

Die Pflege ist ein Berührungs- und Beziehungsberuf, und sie wird dies auch bei aller notwendigen wissenschaftlichen Ausrichtung bleiben. Der Kontakt mit den Patienten geschieht vorwiegend über den Körper, denn bei nahezu allen klassischen Pflegetätigkeiten berührt die Pflegende den Patienten. Inwieweit sind diese Berührungen bewusste Beziehung? Inwieweit sind sie unbewusst, automatisch, alltäglich, peinlich, kalt, zärtlich, herzlich, heilend? Welche Rolle spielen dabei Gefühle, früheres Erleben und der Umgang mit der eigenen Körperlichkeit? Berührungen sind ein lebenswichtiges Element in der menschlichen Existenz. Dieses Kapitel thematisiert die Frage, wie auch professionell Berührungen gesundheitsförderlicher gestaltet werden können und welche Voraussetzungen gegeben sein sollten.

Die Bedeutung berührender Kontakte in der Pflege wird vielfach unterschätzt. Bei den unterrichtlichen Lernformen in der pflegerischen Ausbildung und auch in der Weiterbildung steht die kognitive Ebene im Vordergrund. Es werden immer höhere geistige Anstrengungen gefordert, um besser zu werden im Systematisieren, Kategorisieren und Dokumentieren. Das verschafft zwar einerseits einen besseren Überblick über berufliche Entscheidungs- und Handlungsprozesse, verführt andererseits aber auch dazu, Körperlichkeit und Emotionalität zu vernachlässigen. „Doch um psychosoziale Grundkompetenz in der Krankenpflege anzubahnen, sind zergliederte Lernerfahrungen unzureichend. Wenn diese Aufarbeitung von Lerninhalten zum Automatismus wird, besteht die Gefahr einer Wahrnehmungsverengung und Einseitigkeit" (MUHLKE-GEISLER 1990, S. 6).

Um die Bedeutung von Berührung allgemein und speziell in der pflegerischen Interaktion bewusst zu machen und ihre Auswirkungen auf Gesundungsprozesse hervorzuheben, wird das Thema „Berührung und Heilung" auf vier unterschiedlichen Ebenen behandelt:

- die Sprache der Berührung,
- Traditionen von Berührung und Heilung,
- Berührungen in der Pflege,
- Krisen und Konflikte bei der Berührung.

8.1   Die Sprache der Berührung

Beziehungsdimension von Berührung

Schon dem Säugling vermittelt Berührung die konkrete Erfahrung von Beziehung, von Nähe und Miteinander. Auch die Mutter oder der Vater, die den Säugling wiegen, streicheln und cremen, erfahren dabei Zärtlichkeit und Nähe. Helmut Milz, Arzt und Körpertherapeut, schreibt: „Während ich berühre, werde ich zugleich berührt" (MILZ 1992, S. 21).

In dieser Aussage wird die Beziehungsdimension von Berührung sehr deutlich. Es ist die Gleichzeitigkeit in der Wahrnehmung von Ich und Du, von Geben und Nehmen. „Keine Worte und keine Gesten können den Gefühlen von Liebe, Sexualität, Zuneigung, Trost und praktischer Unterstützung so eindeutig Ausdruck verleihen wie die Berührung" (MILZ 1992, S. 21). In diesem Sinne wird auch von der Sprache der Berührung gesprochen, die häufig klarer und eindeutiger ist als die gesprochene Sprache.

Berührungen gehen, wenn sie zugelassen werden, „unter die Haut", möglicherweise bis ins Herz hinein. Über Berührungen werden nicht komplizierte theoretische Sachverhalte ausgedrückt, sondern in der Regel spontane und emotionale Gestimmtheit. Wenn jemand die Hand um die Schulter eines Menschen legt, wird ihm Schutz und Trost gegeben; wenn die Hand oder die Wange eines Menschen gestreichelt wird, wird ihm Zuneigung gezeigt; wenn jemandem die Hand gereicht wird, kommt Verbundenheit zum Ausdruck; wenn der Gegenüber in die Arme geschlossen wird, drückt es Freundschaft aus; wenn jemand weggedrückt wird, offenbart dies Ablehnung. Verliebte z. B. zeigen sehr offensichtlich ihre Verbundenheit, indem sie ihre Hände halten.

> **Übung:**
> Welche Berührungssprache haben Sie mit Patienten? Denken Sie an die Vielfältigkeit Ihrer bewussten Berührungen im Umgang mit Patienten.
> Welche Berührungssprache haben Patienten im Umgang mit Ihnen? Was drücken sie häufig über Berührungen aus?

Berührungen sind Begegnungen sehr eigener Art. Sie sind in ihrer Bedeutung stark geprägt von der individuellen Empfangsbereitschaft und Gestimmtheit eines Menschen. Je nach subjektivem Empfinden werden berührende Kontakte gerne und mit offener Annahme beantwortet oder mit Zurückhaltung bis zur Zurückweisung. Die Begegnungsmöglichkeiten durch Berührungen fasst Milz folgendermaßen zusammen:

„Berührung eröffnet uns den direkten Kontakt mit sich verändernden Wirklichkeiten. Sie vermittelt Gegenwart und die Möglichkeit zur Anteilnahme, zum Wahrnehmen von Beziehungen, die verdeutlichen, dass man mit der Welt und mit anderen gemeinsam ist. Aus der Berührung erwächst ein Gespür für Nähe, Miteinander, Zärtlichkeit, Trost, Schutz, Geborgenheit, Zuneigung oder Liebe. Sie reizt zur Erwiderung, regt an, versichert einem eigene Möglichkeiten, belebt, erweckt, befördert Lebendigkeit, verändert Spannung und Stimmung, setzt Schwingungen frei und lädt zur Bewegung ein" (MILZ 1992, S. 36).

8.2 Traditionen von Berührung und Heilung

Berührung ist wohl die älteste Form des Heilens. Aus Berührungen haben sich in allen Kulturen Heilrituale und Heilmassageformen entwickelt, häufig kombiniert mit magischen Vorstellungen. Diese magischen Vorstellungen drehen sich zum einen um die Austreibung von bösen Geistern und Dämonen, zum anderen um energetische Übertragungen durch Berührungen, wie z. B. Heilen durch Handauflegen.

Heilung durch Berührung

In der jüdisch-christlichen Tradition wird durch die Bibel von den Wunderheilungen Jesu Christi berichtet, der als Heiland die Menschen, die er heilte, in der Regel auch berührte. „Da brachte man ihm einen Tauben, der zugleich stumm war, und bat Ihn, dass Er ihm die Hand auflege. Er nahm ihn aus der Menge weg, abseits, und legte ihm seine Finger in die Ohren, berührte seine Zunge mit Speichel, schaute zum Himmel auf, seufzte und sprach zu ihm: ‚Effetha!‘, d. h. tu dich auf! Und sogleich waren ihm die Ohren aufgetan; gelöst war das Band seiner Zunge, und er konnte richtig sprechen" (Markus, Kapitel 7, Vers 21). In diesem Heilungsgeschehen nutzt Jesus die Sinne, über die der Kranke noch kommunizieren kann, seinen Tastsinn, indem er ihn berührt und seine Augen, indem er mit ihm zum Himmel schaut.

Die ältesten schriftlichen Anweisungen für den Gebrauch von heilenden energetischen Berührungen wurden bereits 2500 Jahre vor Christus in China gefunden. Auch in Persien und Indien sind Berührungen und Heilmassagen fester Bestandteil religiöser Rituale. Milz zitiert in diesem Zusammenhang eine Passage des indischen Susruta aus dem 6. Jahrhundert vor Christus, in der damals schon die gesundheitsförderliche Wirkung von körperlichen Berührungen gepriesen wurde: „Massage erfrischt den Körper, die Adern, die Haut und Gelenke, fördert den Kreislauf, stärkt die Nerven und erweckt wohltuende Gefühle der Gesundheit, Reinheit und des Glücks" (Milz 1992, S. 22).

Mechanische Wirkungen der Massage und energetische Wirkungen waren hier noch zusammengefasst. Es gibt verschiedene heilende Berührungsformen: solche, die aus der fernöstlichen Tradition stammen und die davon ausgehen, dass Energien im Körper zirkulieren, die durch heilende Berührungen angeregt bzw. im Fluss gehalten werden. Davon zu unterscheiden sind Berührungsformen, die die mechanische Körperwirkung betonen. Letztere sind in der Schulmedizin die klassischen Massagen.

Berührungsformen

Massagen beeinflussen die Nervenenden in Haut und Unterhaut. Diese leiten Empfindungen wie Wärme, Berührung, Druck, Zug, Streichen und Schmerz weiter. Mit Kneten und Reiben fördert der Masseur die Durchblutung, reguliert die Muskelspannung, regt den Lymphfluss an und dehnt die verbindenden Gelenkgewebe.

Massagen

Reflexzonenmassagen beruhen auf dem Zusammenhang, dass kranke Organe über den Weg von Nerven und Blutbahnen Veränderungen an bestimmten Hautgebieten erzeugen. „Diese klar umgrenzten Hautzonen,

Reflexzonenmassagen

heute Headsche Zonen (nach dem englischen Neurologen Henry Head) oder Dermatome genannt, schmerzen mehr als andere Hautareale. Nerven, die diese Headschen Zonen mit bestimmten inneren Organen verbinden, entspringen jeweils dem gleichen Abschnitt im Rückenmark. Behandelt oder reizt man die Headschen Zonen, beeinflusst man über diese Nervenverbindungen die zugehörigen Organe" (FEDERSPIEL/ HERBST 1991, S. 72). Bindegewebsmassage, Muskelreflexzonenmassage, Periostmassage und Kolonmassage nutzen diesen Zusammenhang.

Akupressur und Shiatsu

Akupressur und Shiatsu basieren ebenfalls auf dem oben beschriebenen Zusammenhang. Diese Berührungstechniken beinhalten relativ einfache Handgriffe. Akupressur wird im zeitgenössischen China zur Selbstbehandlung empfohlen – bei Ermüdung, gegen Verspannungen, zur Vorbeugung von Krankheiten. Die Behandler arbeiten mit den Fingerkuppen, drücken oder massieren mit kreisenden Bewegungen an bestimmten Punkten oder entlang der Meridiane. Die Massagen sollen Energiestauungen auflösen.

Chirotherapie

In der berührenden Therapieform der Chirotherapie geht es um das Heilen mit Handgriffen an der Wirbelsäule und an Gelenken im Sinne des Einrenkens.

Fußreflexzonenmassage

Fußreflexzonenmassage basiert auf der Vorstellung, dass der Körper im Fuß repräsentiert ist. Auf der Fußsohle entsprechen bestimmte Zonen bestimmten Körperorganen. „Verändert sich an einer bestimmten Stelle der Fußsohle die Hautbeschaffenheit oder tritt beim Massieren des Fußes an bestimmten Stellen Druckschmerz auf, gilt das angeblich korrespondierende Organ als krank. Die Schmerzen sollen durch feine kristalline Stoffwechselschlacken hervorgerufen werden, die Massage soll den Blutkreislauf anregen, diese ‚Schlacken' zu beseitigen" (FEDERSPIEL/ HERBST 1991, S. 204 ff.).

Es gibt noch eine Reihe weiterer Heilberührungsmethoden, die hier aber nicht weiter ausgeführt werden sollen. Auch im Alltag werden intuitiv berührende Heilmethoden eingesetzt, indem bei Kindern Schmerzstellen bepustet werden oder man sich selbst intuitiv an eine schmerzende Stelle greift, sie drückt oder reibt.

Übung:
Probieren Sie mit einer Person verschiedene Berührungen aus und erfahren Sie gegenseitig ihre Bedeutungen: Kreisende Bewegungen auf Schmerzstellen bewirken Schmerzlinderung; streichende Bewegungen vermitteln Trost und Wohlbefinden; rüttelnde Bewegungen lösen muskuläre Verspannungen; locker schlagende Bewegungen wirken belebend und kreislaufanregend; reibende Bewegung wirkt wärmend; ziehende und streckende Bewegung bewirken Längszug.

Diese Alltagsberührungen sind in der Krankenpflege Teil des professionellen Berührungsumgangs mit Patienten, z. B. beim Waschen oder bei belebenden Teilwaschungen. Der Wechsel von kreisenden und streichenden Bewegungsabläufen macht vor dem Hintergrund bestimmter Sensibilitätsstrukturen einzelner Körperzonen auch das Waschen zu einer heilenden Berührung in der Pflege.

> **Übung: Selbstmassage des Nackens**
> Neigen Sie Ihren Kopf leicht rückwärts, damit die Nackenmuskulatur locker ist. Den dritten und vierten Finger beider Hände legen Sie an der Schädelbasis beidseits der Halswirbelsäule an. Mit tiefen, kreisenden Bewegungen arbeiten Sie die Muskelzüge in Richtung der Schultern durch. Immer wieder an der Schädelbasis beginnen und mehrmals diese Massage wiederholen. Dann mit kräftigem Streichen die Hände über den Nacken zu den Schultern führen, bis Sie eine gute Durchblutung der Nacken- und Schultermuskulatur fühlen.

Sich selbst zu massieren ist eine weit verbreitete und natürliche Methode der Entspannung. Man reibt sich die angespannte Stirn, den Nacken oder den Rücken und gönnt sich dadurch ein paar Minuten der Selbstaufmerksamkeit. Auch bei der täglichen Körperpflege kann die Selbstmassage eine wohltuende Wirkung haben.

> **Übung:**
> Denken Sie einen Moment darüber nach, wie Sie Ihre tägliche Körperpflege, speziell Ihre Hand- und Fußpflege, durchführen. Waschen Sie sich ganz automatisch? Sind Sie beim Abtrocknen und Eincremen innerlich häufig ganz woanders? Versuchen Sie beim nächsten Mal, sich Ihrem Körper ganz bewusst zuzuwenden und ihn auch mit Ihren Händen wahrzunehmen. Spüren Sie seine Formen und Spannungen und gönnen Sie sich ein paar Minuten der Selbstpflege.

8.3 Berührungen in der Pflege

Krankheit ist ein Zustand der Regression. Patienten kehren zurück in kindliche Ausdrucks- und Abhängigkeitsformen.

Regression

> **Übung:**
> Wie zeigen sich regressive Zustände bei kranken Menschen?

Regression kann auch als ein Aufruf zum Gehegt- und Gepflegtwerden verstanden werden. Wer hat nicht gerade als Kind in Zeiten von Krankheit die körperliche Zuwendung der Eltern genossen? In ihrem Roman „Schattenmund" beschreibt Claudia CARDINAL diese Situation sehr anschaulich: „Nur wenn ich krank war, konnte ich die Zuneigung und Aufmerksamkeit meiner Mutter für längere Zeit auf mich ziehen. Meine Mutter setzte sich auf mein Bett, beugte sich über mich und befühlte mit ihren Mundwinkeln und ihrer Wange meine Stirn und meine Schläfen. Gewissenhaft berührte sie erst die eine Hälfte, dann die andere Hälfte des Gesichts und hielt dabei mein Kinn in ihren Händen. Diese flüchtigen und doch präzisen Berührungen waren für mich der Gipfel an Zärtlichkeit und Glückseligkeit" (BISCHOF 1985, S. 71).

Unterstützung des
Heilungsprozesses durch
bewusste körperliche
Zuwendung

Gerade in der Krankheit besteht auch bei Erwachsenen ein vermehrtes Bedürfnis nach körperlicher Nähe und Geborgenheit. Sicherlich kann in der Pflege nicht in gleicher Weise gehandelt werden wie die oben beschriebene Mutter. Aber die Frage stellt sich, wie Pflegende Heilungsprozesse durch bewusste körperliche Zuwendung unterstützen können. Dazu werden drei Ansatzpunkte vorgeschlagen, die in unterschiedlichem Ausmaß und je nach persönlichem Vermögen Anwendung finden können:

- routinierte Pflegetätigkeiten durch bewusste körperliche Zuwendung bereichern,
- professionelle Berührungsmethoden in der Pflege erlernen,
- die Sprache der Berührung öfter sprechen.

8.3.1 Routinierte Pflegetätigkeiten durch bewusste körperliche Zuwendung bereichern

Mit der Berührung von Patienten erhält die Pflegende Informationen, die durch Hören und Sehen nicht wahrgenommen werden können. Man erspürt Formen wie spitz, eckig, feingliedrig, man fühlt Temperaturen wie warm und kalt, oder auch Qualitäten wie nass, trocken, weich, massig, hart, rauh, und nicht zuletzt erspürt man in den wechselseitigen Berührungen Spannungszustände von Haut und Muskulatur.

> **Übung:**
> Schließen Sie die Augen und ertasten Sie die Hand und den Unterarm eines Partners. Notieren Sie alle Qualitäten, die Sie gefühlt haben. Wiederholen Sie die Übung mit einem anderen Partner. Vergleichen Sie für sich die ertasteten Unterschiede.

> **Übung:**
> Versuchen Sie einen Tag lang sehr bewusst, Menschen, die Sie begrüßen, mit Handschlag zu begrüßen. Welche Erfahrungen machen Sie dabei? Welche Informationen bekommen Sie?

Die Pflegende berührt bei fast allen Pflegetätigkeiten den Patienten, egal ob bewusst, zufällig oder schematisch. Manchmal bereitet er sich auf die Berührung vor, indem er Handschuhe anzieht, um sich oder auch den Patienten vor Infektionen zu schützen.

> **Übung: Reflexion**
> Nehmen Sie einen Stift zur Hand und schreiben Sie alle Pflegetätigkeiten auf, die Ihnen einfallen, bei denen Sie Patienten berühren.
> Streichen Sie die Tätigkeiten an, die Sie mit Handschuhen ausführen.
> Wenn Sie diese Übung in einer Gruppe durchführen, diskutieren Sie

bei dieser Übung über Sinn und Unsinn von Handschuhen bei Tätigkeiten wie Einreibungen, Waschungen usw.
Überlegen Sie sich, wie Sie die Pflegetätigkeiten körperlich ein- oder
ausleiten könnten, bei denen Sie keine Handschuhe tragen.

Beim Messen des Pulses als einer diagnostischen Berührung genügen die
Fingerkuppen. Man kann diese Tätigkeit jedoch auch mit bewusster
körperlicher Aufmerksamkeit für den Patienten ausführen, indem man
sich dem Patienten als ganzem Menschen zuwendet, Blickkontakt auf-
nimmt, die Hand des Patienten einen Moment hält, über die Messstelle
(Daumenseite des Handgelenks) streicht und dann erst das Messen beginnt. Während mit den Fingerkuppen der einen Hand der Puls gefühlt
wird, kann mit der anderen Hand die Hand oder der Arm des Patienten
gehalten werden. Hier wird eine diagnostische Maßnahme mit pflegerisch körperlicher Aufmerksamkeit verknüpft, die eine annehmende,
beruhigende Wirkung auf den Patienten ausübt.

Übung:
Messen Sie sich mit einem Partner gegenseitig den Blutdruck und/oder
auch den Puls. Wiederholen Sie die Tätigkeit mit einleitenden und
ausleitenden beruhigenden Berührungen. Tauschen Sie sich gegenseitig über Ihre unterschiedlichen Wahrnehmungen aus.

Übung:
Cremen Sie sich mit einem Partner gegenseitig mit Handcreme die
Hände ein. Seien Sie bei der Ausführung als Handelnde und als Neh-
mende sehr aufmerksam. Sprechen Sie bei der Übung nicht, sondern
versuchen Sie, sich allein auf die körperliche Wahrnehmung zu kon-
zentrieren. Im ersten Durchgang benutzen Sie bei der Durchführung
Handschuhe, im zweiten Durchgang cremen Sie ohne Handschuhe.
Teilen Sie sich im Anschluss sehr ausführlich und differenziert Ihre
Empfindungen mit.

8.3.2 Professionelle Berührungsmethoden in der Pflege erlernen

In den letzten Jahren sind professionelle Berührungsmethoden wieder
vermehrt in die Theorie und Praxis der Pflege eingeführt worden. Sie leiten ihre Heilwirkung einerseits aus den unterschiedlichen Heiltraditionen
ab, andererseits aus neuen wissenschaftlichen Untersuchungsergebnis-
sen. Hier werden einige dieser Methoden vorgestellt, um interessierten
Lesern Mut zum Weiterlernen zu machen und Einblick in die Vielseitig-
keit professioneller Berührungsheilmethoden zu geben. Das Erlernen
dieser Methoden bedarf in der Regel spezieller Ausbildungen.

Das Prinzip der Basalen Stimulation wurde in der Arbeit mit schwerst-
behinderten Kindern und Jugendlichen erarbeitet und wird in der Kran-

Basale Stimulation

kenpflege vor allem bei Patienten mit radikal eingeschränkten Aktivitätsmöglichkeiten angewendet. Bewegung, Kommunikation und Wahrnehmung bilden bei dieser Methode eine Triade. Ausgehend von der Tatsache, dass schwerst eingeschränkte Patienten z. T. nur noch durch sensorische Information Bezug zur Umwelt aufnehmen können, wird Berührung und Bewegung des Körpers als gezielte Therapie zur Vermittlung von Körpererfahrung eingesetzt, z. B. „Von der Körpermitte ausgehend wird der Rumpf ‚herausmodelliert', die Extremitäten schließen sich an, bis schließlich die Anregung in den Händen bzw. den Füßen endet. Dabei waren die Anregungen aus der indischen Babymassage sehr hilfreich, wenn diese auch für unsere speziellen Zwecke vereinfacht und ein wenig modifiziert werden mussten" (FRÖHLICH 1993, S. 162).

Durch die Methode der Basalen Stimulation ergeben sich für Pflegende und Angehörige neue Zugangswege zu den Patienten, mit denen sie bisher scheinbar fast nichts mehr verband.

Kinästhetik „Interaktion durch Berührung und Bewegung in der Krankenpflege", so heißt das Programm, das von Frank Hatch und Lenny Maietta in Anlehnung an Erkenntnisse aus der Verhaltenskybernetik, der humanistischen Psychologie und dem modernen Tanz entwickelt worden ist. Das Konzept Kinästhetik verfährt in der Krankenpflege nach dem Prinzip der Hilfe zur Selbsthilfe. Das Augenmerk liegt auf einer erlernbaren Methode des sensiblen und guten Berührens in Verbindung mit der bewussten Vermittlung von Bewegungsimpulsen. Die Pflege in Bezug auf das Heben, Bewegen und Tragen von Patienten wird dadurch erheblich erleichtert, die Berührungs- und Bewegungsqualität der Pflegenden im Umgang mit Patienten verbessert, und die Eigenaktivität des Patienten wird stark gefördert. Die Pflegenden lernen nicht nur, Berührung als Mittel der Kommunikation einzusetzen, sondern darüber hinaus das gezielte Anfassen und Umfassen der Patienten zur Unterstützung ihrer Bewegungsfähigkeit.

Es geht hier auch durchaus nicht nur um den Gebrauch der Hände, sondern um den Ganzkörpereinsatz der Pflegenden im Sinne eines möglichst ökonomischen Krafteinsatzes. „Die Pflegende erlernt die Grundlagen der Bewegung, die für jede Funktion des Menschen unabdingbar sind. Das durch Erfahrung gewonnene Wissen erweitert die Bewegungsfähigkeit der Pflegenden und ermöglicht ihr, Berührung und Bewegung als wirksames Mittel in der Gesundheitsförderung der Patienten einzusetzen" (HATCH et al. 1992, S. 23).

Die Schwierigkeiten, diese sehr gute und wirksame Methode in den Alltag der Pflege einfließen zu lassen, liegen zum einen in der Exklusivität, mit der diese Methode vermarktet wird, zum anderen in den großen Voraussetzungen, die die Pflegenden selbst für diese Methode mitbringen bzw. erwerben müssen, nämlich geschulte Bewegungsfähigkeit, spontane Berührungsfähigkeit und große Bewegungsfantasie. In der gegebenen Ausbildungssituation werden diese Fähigkeiten wenig geschult, und so mag sich manche Pflegende mit kinästhetischen Herausforderungen schnell überfordert fühlen. Andererseits gibt die Kinästhetik auch sehr einfache prinzipielle Hilfestellungen, die für alle erlernbar sind und die helfen, das professionelle Berühren in der Pflege zu verbessern.

Die Atmung ist das Lebensprinzip schlechthin. Bei vielen Krankheiten ist die Atmung gestört, bei Anspannung und Angst wird sie flach und unregelmäßig. Atemunterstützende Maßnahmen gehören zu den Grundkenntnissen in der Pflege. Atemunterstützende Maßnahmen durch Berührung werden in der Praxis allerdings selten angewendet. Sie machen aber gerade auch in Bezug auf Entspannungs- und Heilungsförderung einen großen Sinn. Sie sind nicht aufwändig und äußerst wirksam.

Kontaktatmung ist Atmung gegen Widerstand, in der Regel gegen den Handwiderstand der Pflegenden.

Kontaktatmung

> **Übung:**
> Suchen Sie sich einen Partner und führen Sie die folgenden Übungen wechselseitig durch. Tauschen Sie Ihre Erfahrungen, die Sie mit jeder Übung machen, einander aus:
> - Bauchatmung – Legen Sie Ihre Hand mit der ganzen Handfläche auf den Bauch des Partners. Spüren Sie mit Ihrer Hand das Heben und Senken der Bauchdecke durch die Atembewegung nach. Versuchen Sie, Ihren Atemrhythmus mit dem Ihres Partners zu synchronisieren. Variieren Sie den Druck.
> - Thoraxatmung – Die Hände rechts und links seitlich am Thorax auflegen und wie oben die Atmung nachspüren.
> - Flankenatmung – Der Partner liegt auf dem Rücken. Legen Sie Ihre Hände rechts und links seitlich der Wirbelsäule auf die Flanken (Basis der Lungenflügel) und spüren Sie wie oben die Atmung nach.

Kontaktatmung kann eine sehr beruhigende Wirkung ausüben, nicht nur auf den Patienten, sondern auch auf die Pflegende selbst.

Beim Therapeutic Touch (therapeutische Berührung) handelt es sich um eine Heil- bzw. Schmerzlinderungsmethode, die in den USA von Dolores Krieger, Krankenschwester und Dozentin an der New Yorker Universität, entwickelt wurde und mittlerweile auch in Deutschland viel diskutiert wird. Sie knüpft an die Tradition des Handauflegens an, wodurch Lebensenergie von einer Person zur anderen übertragen werden soll. „Das Schlüsselkriterium der therapeutischen Berührung ist die Tatsache, dass es sich um eine heilende Meditation handelt: der Behandler ‚zentriert sich' ganz natürlich und spannungsfrei und hält diesen Zustand während des ganzen Behandlungsablaufs aufrecht" (POLLOCK 1987, S. 142).

Therapeutic Touch

Zentrierung wird beschrieben als das Gefühl einer ruhigen, inneren Einheit mit sich selbst, die Voraussetzung ist, um die wache Aufmerksamkeit auf die zu behandelnde Person zu konzentrieren. Eine weitere Grundannahme ist die Vorstellung, dass der Mensch nicht an seiner äußeren Begrenzung Haut endet, sondern über sie hinaus von einem feinen Energiefeld umgeben ist. „Dieses Feld kann mittels der Hände nach Qualität, Temperatur, Masse und Leere beurteilt werden. Der erfahrene Praktiker der therapeutischen Berührung weiß, wie er/sie anhand dieses Feldes Ungleichgewichte oder Blockaden diagnostizieren und dementsprechend überschüssige Energie ableiten oder den Energiefluss speisen und transformieren kann" (POLLOCK 1987, S. 143).

Die Behandler arbeiten sowohl mit direkter sanfter Berührung als auch mit der „nicht-berührenden-Berührung" im Sinne des Erspürens des oben beschriebenen Energiefeldes. Diese Methode braucht, wie es heißt, keine speziellen Fähigkeiten und Kenntnisse und kann bisher nur in den USA erlernt werden.

8.3.3 Die Sprache der Berührung öfter sprechen

Professionelle Berührungen in der Pflege sollten im Sinne der Gesundheitsförderung nicht nur durch Methoden und Techniken erlernt und eingesetzt werden, sondern vor allem auch durch die alltägliche Sprache der Berührung, die alle sprechen. Es geht um das bewusste Annehmen, um den Ausdruck von Mitgefühl, um die Vermittlung von Trost und Beruhigung und nicht zuletzt auch um Abgrenzung.

Mit der Begrüßung des Patienten beginnt die Sprache der Berührung. Indem die Pflegende dem Patienten ihre Hand reicht, sie drückt und ihn dabei ansieht, zeigt sie ihm sehr bewusst, dass sie bereit ist, mit ihm eine Beziehung einzugehen, ihn anzunehmen. Bewusstes Bei-sich-Sein und bewusstes Anerkennen des menschlichen Gegenübers beeinflussen das Miteinander-in-Kontakt-Kommen.

> **Übung:**
> Überlegen Sie sich auf der Basis dieses Kapitels, wo und wie Sie Berührungen in der Krankenpflege als heilende und gesundheitsfördernde Berührung mehr als bisher bewusst einsetzen könnten. Teilen Sie sich in der Gruppe Ihre persönlichen Berührungsansätze mit und geben Sie sich über diesen Erfahrungsaustausch die Gelegenheit, voneinander Anregungen zu bekommen.

In der Hektik des Stationsalltags gibt es oft gar keine Atmosphäre für therapeutische Berührungen. Man sollte sich allerdings auch fragen, wie sehr der Einzelne diese Atmosphäre mitbestimmt. Vielleicht gelingt es, gerade über die bewusste körperliche Zuwendung im Patientenkontakt etwas von dieser Hektik aufzuheben und wenigstens in Ansätzen Gefühle von Vertrauen, Geborgenheit und Wärme zu entwickeln und weiterzugeben, denn: „Während ich berühre, werde ich zugleich berührt" (Milz 1992, S. 21).

8.4 Krisen und Konflikte bei der Berührung

Formen Es ist möglich, dass berührende Kontakte bei Pflegenden und auch bei den Patienten Krisen oder Konflikte hervorrufen. Die Krisen äußern sich in Ablehnung, Widerwillen, Ekel, Bedrohung bis hin zum Schmerz. Hintergründe dafür können in einer gestörten persönlichen Berührungsgeschichte liegen, in der Angst vor körperlicher Nähe, in der Angst vor Ansteckung, in der Angst vor Sexualität, in der zwischenmenschlichen Antipathie bis hin zum Ekel voreinander.

> **Übung:**
> Überlegen Sie, was Ihnen häufig einen unbeschwerten Berührungskontakt mit Patienten so schwer macht.

Selbstverständlich bestimmen persönliche Sympathien und Antipathien den pflegerischen Umgang mit einem Patienten, egal ob auf der verbalen oder auf der körperlichen Ebene. Das kommt in allen sozialen Berufen vor. Hier können von Fall zu Fall Gespräche mit Kollegen Hilfestellungen geben. Die Besonderheit im pflegerischen Umgang ist die Tatsache, dass mit vielen pflegerischen Tätigkeiten gesellschaftliche Tabus durchbrochen werden. „Das Krankenpflegepersonal überschreitet sehr häufig die gesellschaftlichen und persönlichen Grenzziehungen, die so genannte Privatsphäre. Dies beinhaltet sowohl die körperliche Berührung, etwa während der Pflegemaßnahmen oder Untersuchungen, als auch seelische, emotionale Berührungen (Angstsituationen). Diese Berührungen haben immer eine persönliche, intime und auch sexuelle Dimension, die sowohl für die Kranken als auch für die Pflegekräfte einen Einbruch in die Intimsphäre bedeuten, weil Begegnung und Berührung für beide Seiten nicht selbstbestimmt oder freiwillig gewählt sind" (Koch 1990, S. 1080).

Besonderheit in der Pflege

Die hier angesprochene Problematik verdeutlicht zwei wichtige Zusammenhänge, die professionelle Berührungen in der Pflege immer in sich tragen:

- Der Mensch ist geschlechtlich, und Berührungen haben immer auch mit Erotik und Sexualität zu tun.
- Alle Menschen haben ihre persönliche Berührungsgeschichte, d. h., sie haben im Laufe ihres Lebens unterschiedliche biografische Erfahrungen mit Berührungen gemacht. Diese Erfahrungen sind von ausschlaggebender Bedeutung für das Berührungsverhalten als Erwachsene.

Geschlechtlichkeit und persönliche Berührungsgeschichte

Die Auseinandersetzung mit Sexualität in der Krankenpflege bedeutet für die Pflegenden auch die Wahrnehmung der eigenen geschlechtlichen Identität. Wer bin ich als Mann oder Frau? Was habe ich für eine Ausstrahlung? Wie wirken bestimmte Menschen auch erotisch auf mich? Sexualität – oder besser Erotik – im täglichen Umgang miteinander gibt es überall, nicht nur im Krankenhaus. Erotische Spannung, auch in den alltäglichen Begegnungen, ist vom Prinzip her lebensbejahend, lustvoll und zugewandt – alles wichtige Dimensionen von Gesundheit.

Geschlechtlichkeit im Krankenhaus sollte entsprechend wahrgenommen und auch gelebt werden dürfen, vom Personal und vom Patienten. Sie kann als Quelle erkannt und genutzt werden, die Kraft bringt und das Leben bereichert. „Auch Eros und Zärtlichkeit haben heilende Wirkung" (Bischof 1985, S. 69).

Die Intimität von Patienten wird dabei nur dann verletzt, wenn unsensibel über ihre Gefühle und ihre körperliche Ausstrahlung hinweggegangen wird, sie nicht wahrgenommen und respektiert werden. Verletzen Patienten durch ihr Verhalten die Intimität der Pflegenden, dann sollten die Pflegenden mit ihnen darüber sprechen. Die Lösung der sexuellen Problematik einiger Patienten ist nicht die Aufgabe der Pflegenden.

Der zweite Zusammenhang bei Berührungskonflikten betrifft die eigene Geschichte von Berührungserfahrungen. Wie haben wir als Kind Berührungen erlebt, als freundlichen und unterstützenden Kontakt oder als strafende Schläge? Wer war früher und in welcher Weise zärtlich zu uns? Welche Erinnerungen haben wir daran?

Übung:
Versuchen Sie, Ihre Berührungsgeschichte zu ergründen, indem Sie Ihre Erinnerungen aufschreiben und ordnen.

Gesellschaftlich bedingte Berührungsängste

Krisen und Konflikte in der therapeutischen Berührung basieren auf sehr unterschiedlichen Berührungsängsten, die alle ihren berechtigten Hintergrund haben. Allerdings sind diese Ängste nicht nur persönlicher Natur, sie sind auch gesellschaftlich bedingt. Isolation und Kontaktarmut bei den vielen allein lebenden Menschen haben zu einer vermehrten Berührungsarmut bzw. Verunsicherung in der berührenden Begegnung geführt. Dieser Tatsache sollte in der Pflege in zweierlei Hinsicht Rechnung getragen werden:

- Patienten, die gepflegt werden, brauchen zur Gesundung empathische Berührungen.
- Berührungen sind nur dann wirklich hilfreich, wenn sie dem Patienten und dem Pflegenden erlauben, den individuell notwendigen Grad von Nähe und Distanz selbstständig mitzubestimmen.

Übung:
Sprechen Sie in einer vertrauten Gruppe über Ihre Berührungserfahrungen und lernen Sie dadurch unterschiedliche Berührungsgeschichten kennen.

Für Pflegende ist es unerlässlich, ihre Berührungsgeschichte aufzuarbeiten, um ihre Identität als Pflegende zu entwickeln und um die heilenden und förderlichen Möglichkeiten der berührenden Pflege für den Patienten und für sich zu nutzen.

Abschließend soll aus der Berührungsgeschichte von H. MILZ zitiert werden, der als Arzt und Körpertherapeut sehr vielfältige Berührungserfahrungen gemacht hat und in seinem Buch „Der wiederentdeckte Körper" Mut macht zur persönlichen und professionellen Auseinandersetzung mit der Körperlichkeit. „Durch meine privaten und professionellen Erfahrungen mit Berührung habe ich ein wachsendes Interesse für die klinische und gesundheitsfördernde Bedeutung der zwischenmenschlichen Kommunikation entwickelt. Kommunikation mit Worten verweist immer in erster Linie auf das Getrenntsein, auf das Ich, während bewusste Kommunikation durch Berührung im Gegenseitigen, Zusammengehörenden, Mitmenschlichen begründet ist" (MILZ 1992, S. 47).

Bei aller Weiterentwicklung der Pflege darf dieser Aspekt nicht zu kurz kommen. Bei genauerem Hinsehen sind es gerade die Berührungs- und Beziehungsmöglichkeiten, die den Pflegeberuf so interessant und vielfältig machen.

Ausblick

Salutogenetisch orientierte
Gesundheitsförderung

Die vorgestellten Ansätze zur Praxis einer salutogenetisch orientierten
Gesundheitsförderung in der Pflege sind vorwiegend interaktionsintensive Maßnahmen. Sie erfordern neben gesundheitsbezogenem Wissen
kommunikative Kompetenz, Empathie und Zeit. Auf der Ebene der Professionalisierung verbinden sich diese Ansätze mit dem Ziel, in allen
Pflegeberufen auf eine aktivierende Pflegepraxis hinzusteuern. Aktivierende Pflege bezeichnet ganz allgemein eine Pflegepraxis, „die Selbstständigkeit und Unabhängigkeit des Patienten im Rahmen des medizinisch und pflegerisch Notwendigen fördern, d. h. wiedergewinnen und
erhalten will und dabei die Ressourcen des zu pflegenden Menschen berücksichtigt, sodass er unter Beaufsichtigung und Anleitung selbst aktiv
sein kann" (WASSMUTH et al. 2000, S. 23).

Technikintensive, krank-
heitsorientierte Versorgung

Die ständige Zunahme technischer Innovationen verbunden mit immer
spezialisierteren Diagnose- und Behandlungsmöglichkeiten haben Ärzte
und Pflegende aber zunehmend zu technischen Spezialisten werden lassen und weniger zu empathischen Zuhörern und fantasievollen Gestal-
tern einer neuen Lebenskunst. Ihre Bemühungen sind gerade in Krankenhäusern unter den Bedingungen eines immer größer werdenden Patien-
tendurchlaufs auf die Beherrschung pathogenetischer Prozesse gerichtet
und nicht auf die Individualität und Subjektivität der zu behandelnden
Patienten. Dieses Dilemma ist in den letzten Jahren von vielen Seiten
ausreichend beklagt worden.

Mehr professionelle Frei-
heitsgrade in der Pflege

Die Pflege kann sich dieser technikintensiven, krankheitsorientierten
Versorgung zwar nicht entziehen. Sie hat aber im Verhältnis zur Medizin
mehr professionelle Freiheitsgrade, die sie als Handlungsspielräume für
die individuell orientierten Anteile des Berufs wie Information, Beratung, Bildung oder Zuwendung nutzen kann. Dazu hat sie durch die ver-
änderte Gesetzeslage mittlerweile auch den gesundheitspolitischen Auftrag bekommen: Beratung, Gesundheitsförderung und Prävention sind
sowohl im Pflegeversicherungsgesetz als auch in der Novellierung des
Krankenpflegegesetzes als Bestandteile in der pflegerischen Ausbildung
und Arbeit benannt. Wie sich in Zukunft solche neuen Schwerpunktsetzungen in der pflegerischen Arbeit ausgestalten lassen und welche Rahmenbedingungen dazu verändert werden müssen, bleibt abzuwarten.

Bis auf weiteres wird das tägliche Abwägen von Patientenbedürfnissen
und Organisationserfordernissen sowie letztlich auch das Abwägen eigener und fremder Bedürfnisse und Erfordernisse immer wieder gegenein-
ander stehen. Das wird im Pflegealltag häufig als derart zermürbend
empfunden, dass alle guten Absichten einer Konzentration auf patientenorientierte, gesundheitsförderliche Pflege dann doch fehlschlagen.
Dieses Dilemma kann jedoch gelöst werden, wenn klarer wird, dass es
in der Gesundheitsförderung nicht um das ständige Aushandeln gegen-
läufiger Bedürfnisse und Erfordernisse gehen kann, sondern um eine
Vereinbarkeit ähnlicher Bedürfnisse, die alle auf einen menschenfreund-
licheren Umgang mit Krankheit und Gesundheit gerichtet sind. Dann bedeutet Gesundheitsförderung für Patienten auch gleichzeitig Gesundheitsförderung für Pflegende.

Der gelassene Umgang mit der Zeit als einer der wichtigsten Gesundheitsressourcen spielt dabei eine erhebliche Rolle. Im rastlosen Aktivis-
mus der gegenwärtigen Zeit, der sowohl im Alltag als auch in der Kran-
kenversorgung praktiziert wird, läuft die Zeit weg. Im Innehalten und in
der Konzentration auf das Wesentliche kann sie wieder eingefangen
werden.

Gesundheitsressource Zeit

Anhang

Empfehlungen

(mit freundlicher Genehmigung: Europäische Pflegekonferenz, Bericht einer WHO-Tagung, 21.-24.Juni 1988. WHO-Regionalbüro für Europa, 1990)

„1. Alle Pflegepersonen, ihre berufsständischen Organisationen, die nichtstaatlichen Organisationen und Freiwilligengruppen sollten auf nationaler, regionaler und lokaler Ebene kräftig für die Grundsätze und Programme der Strategie ‚Gesundheit für alle‘ (GFA) eintreten.

2. Es sollten neuartige Pflegedienste eingeführt werden, die sich mehr auf Gesundheit als auf Krankheit konzentrieren; die Arbeitsformen sollten zweckmäßig, effizient und der primären Gesundheitsversorgung förderlich sein. Die Regierungen, Gesundheitsbehörden und Pflegeverbände sollten dringend etwas unternehmen, um die diesen Prozess behindernden Faktoren auszuschalten und um gesetzliche und andere Vorschriften zu schaffen, die es den Angehörigen der Pflegeberufe ermöglichen, ihre Aufgaben an vorderster Linie in der primären Gesundheitsversorgung zu erfüllen.

3. In Übereinstimmung mit der europäischen GFA-Strategie sollte die Pflegepraxis hauptsächlich auf den Grundsätzen der primären Gesundheitsversorgung basieren. Der Schwerpunkt sollte liegen auf:

- Förderung und Erhaltung der Gesundheit sowie Verhinderung von Krankheiten,
- Einbeziehung der Einzelpersonen, Familie und Gemeinde in das Pflegewesen und Schaffung von Bedingungen, die es ihnen ermöglichen, mehr Verantwortung für ihre Gesundheit zu übernehmen,
- aktive Bemühungen um den Abbau der Chancenungleichheit in Bezug auf Gesundheitsversorgungsleistungen und um Deckung des Bedarfs ganzer Bevölkerungsgruppen, besonders der Unterversorgten,
- multidisziplinäre und multisektorale Zusammenarbeit,
- Sicherung der Betreuungsqualität und zweckmäßiger Einsatz der Technologie.

4. Alle Grundausbildungsprogramme im Pflegewesen sollten neu gegliedert, formuliert und ausgebaut werden, damit das Ausbildungsziel der Allgemein-Pflegefachkraft erreicht wird, die sowohl im Krankenhaus als auch in der Gemeinde arbeiten kann. Jedes Spezialwissen und Fachkönnen sollte nach Absolvierung dieser allgemeinen Grundausbildung erworben werden. Zur Pflegeausbildung sollte auch eine breite Erfahrung durch die Arbeit außerhalb des Krankenhauses gehören. Im Pflegebereich Auszubildende sollten eine höhere Schulbildung (die von Land zu Land verschieden sein kann) abgeschlossen haben; der Abschluss soll

dem entsprechen, der für den Besuch einer Universität oder ähnlichen Lehranstalten erforderlich ist. Die Leiter von Krankenschwesternschulen oder Fakultäten für Pflegeausbildung sowie Lehrer und Leiter von Pflegeprogrammen müssen alle eine volle Pflegeausbildung haben.

5. Pflegende in leitender Position sollten gemäß der Regionalstrategie ‚Gesundheit für alle' die Pflege auf die Gesundheitsbedürfnisse und die Partizipation der Bevölkerung abstimmen, wobei folgende Faktoren zu berücksichtigen sind:

- demographische und epidemiologische Entwicklungstendenzen,
- soziales und praktisches Umfeld,
- Fragen der Lebensweise,
- kulturelle Werte und Haltungen sowie ethische Aspekte,
- ökonomische Alternativen und Wahlmöglichkeiten,
- verfügbares qualifiziertes Personal.

Krankenschwestern mit leitender Funktion müssen in ihrer Tätigkeit soweit unabhängig sein, dass sie die Ressourcen gemäß der GFA-Strategie einsetzen können.

6. Um die volle Zusammenarbeit aller im Pflegewesen Tatigen zu gewährleisten, sollten Pflegeforscher(innen) in allen Forschungsbeiräten im Gesundheitsbereich oder in ähnlichen Sektoren auf nationaler und regionaler Ebene, u. a. auch im Europäischen Beratungsausschuss für Gesundheitsforschung (EACHR) vertreten sein.

Die WHO sollte die Pflegenden zur Durchführung von Demonstrationsprojekten in der Gemeindepflege anregen, durch die messbare Pflegeresultate erzielt werden und der effiziente Einsatz der Ressourcen in bestimmten Gemeinden gefördert wird.

Um eine Weiterentwicklung der gemeindeorientierten Pflegepraxis, Ausbildung und Managementkontrolle herbeizuführen, muss auf allen praktischen Gebieten auch eine Pflegeforschung betrieben werden.

Die vorhandenen Gelder sollten in angemessenem Umfang auch für Pflegeforschungsprojekte eingesetzt werden.

7. Die WHO, ihre Kooperationszentren sowie die zwischenstaatlichen und nichtstaatlichen Organisationen und die Pflegeverbände in den Ländern sollten Informationssysteme aufbauen und die Kommunikation sowie Verbreitung von Informationen und Forschungsergebnissen über nationale, regionale und internationale Verbundnetze verstärken. Mithilfe moderner Technologie sollte die Verbindung zwischen Verbraucher- und anderen Gruppen, Organisationen und Institutionen intensiviert werden.

8. Die im Pflegebereich Tätigen sollten sich an der gesundheitspolitischen Diskussion beteiligen, und der Pflegebereich sollte unbedingt in die Planung der Gesundheitsversorgung eines Landes auf der Basis der GFA-Strategie einbezogen werden.

Bei der gesetzlichen Festschreibung der Pflegepraxis sollte man ebenfalls den Beitrag der Pflegenden zur organisatorischen Durchführung, Entwicklung und Erbringung der Pflegeleistungen berücksichtigen. Die entsprechenden Vorschriften sollten so ausgedrückt sein, dass die Möglichkeiten der Pflegenden bezüglich der Befriedigung der Gesundheitsbedürfnisse der Bevölkerung gefördert werden.

9. Unter Berücksichtigung der demographischen Tendenzen und ihrer Implikationen für die Entwicklung der primären Gesundheitsversorgung sollte die Personalpolitik im Gesundheitsbereich auf dem GFA-Konzept basieren und folgende Komponenten mit einbeziehen:

- einen Plan zur Beschaffung von Nachwuchs; an der Ausarbeitung sollten Pflegepersonen, Administrationen und Politiker beteiligt sein, dabei sind Datenbasen zu verwenden, die die gegenwärtige Personalsituation darstellen;
- Arbeitsbedingungen, die qualifizierte Pflegepersonen anlocken, den zweckmäßigen Einsatz des Personals gewährleisten und die Fort- und Weiterbildung als Teil der Laufbahnentwicklung anerkennen;
- ein Weiterbildungsprogramm, das allen Pflegenden offensteht;
- Beratung in persönlichen Angelegenheiten und Laufbahnfragen.

10. In Anbetracht der Tatsache, dass die Pflegenden als Vorbilder in der Bevölkerung eine große Rolle spielen, haben die einzelnen Pflegepersonen bzw. Pflegeorganisationen eine ganz besondere Verantwortung im Hinblick auf eine gesunde Lebensweise; insbesondere sollten sie die konzentrierte europäische Aktion gegen den Tabak unterstützen, indem sie für eine rauchfreie Arbeitsumgebung eintreten. Allen bisher rauchen den Pflegepersonen sollten Entwöhnungshilfen angeboten werden."

Gesundheit21 Europäische Ziele

Vom WHO-Regionalkomitee für Europa auf seiner achtundvierzigsten Tagung in Kopenhagen im September 1998 verabschiedet

Gesundheit21 Europäisches Ziel 1 – Solidarität für die Gesundheit in der Europäischen Region: Bis zum Jahr 2020 sollte das derzeitige Gefälle im Gesundheitszustand zwischen den Mitgliedstaaten der Europäischen Region um mindestens ein Drittel verringert werden.

Gesundheit21 Europäisches Ziel 2 – Gesundheitliche Chancen-Gleichheit: Bis zum Jahr 2020 sollte das Gesundheitsgefälle zwischen sozioökonomischen Gruppen innerhalb der Länder durch eine wesentliche Verbesserung der Gesundheit von benachteiligten Gruppen in allen Mitgliedstaaten um mindestens ein Viertel verringert werden.

Gesundheit21 Europäisches Ziel 3 – Ein gesunder Lebensanfang: Bis zum Jahr 2020 sollten sich alle Neugeborenen, Säuglinge und Kinder im Vorschulalter in der Region einer besseren Gesundheit erfreuen, damit sie gesund ihr Leben beginnen können.

Gesundheit21 Europäisches Ziel 4 – Gesundheit junger Menschen[1]: Bis zum Jahr 2020 sollten sich junge Menschen in der Region einer besseren Gesundheit erfreuen und besser in der Lage sein, ihre Rolle in der Gesellschaft zu übernehmen.

Gesundheit21 Europäisches Ziel 5 – Altern in Gesundheit: Bis zum Jahr 2020 sollte Menschen im Alter von über 65 Jahren die Möglichkeit geboten werden, ihr Gesundheitspotenzial voll auszuschöpfen und eine aktive Rolle in der Gesellschaft zu spielen.

Gesundheit21 Europäisches Ziel 6 – Verbesserung der psychischen Gesundheit: Bis zum Jahr 2020 sollte sich die psychische Gesundheit der Bevölkerung verbessern, und für Personen mit psychischen Problemen sollten bessere umfassende Dienste verfügbar und zugänglich sein.

Gesundheit21 Europäisches Ziel 7 – Verringerung übertragbarer Krankheiten: Bis zum Jahr 2020 sollten die gesundheitlichen Beeinträchtigungen aufgrund von übertragbaren Krankheiten durch systematisch angewendete Programme zur Ausrottung oder Bekämpfung bestimmter Infektionskrankheiten, die für die öffentliche Gesundheit Bedeutung haben, erheblich verringert werden.

Gesundheit21 Europäisches Ziel 8 – Verringerung nichtübertragbarer Krankheiten: Bis zum Jahr 2020 sollten in der gesamten Region Morbidität, Behinderungen und vorzeitige Todesfälle infolge der wichtigsten chronischen Krankheiten auf den tiefstmöglichen Stand zurückgehen.

---

[1] Bis zum Alter von 18 Jahren

Gesundheit21 Europäisches Ziel 9 – Verringerung von auf Gewalteinwirkung und Unfälle zurückzuführenden Verletzungen: Bis zum Jahr 2020 sollte es einen signifikanten und nachhaltigen Rückgang der Verletzungen, Behinderungen und Todesfälle infolge von Unfällen und Gewalt in der Region geben.

Gesundheit21 Europäisches Ziel 10 – Eine gesunde und sichere natürliche Umwelt: Bis zum Jahr 2015 sollte die Bevölkerung der Region in einer mehr Sicherheit bietenden natürlichen Umwelt leben, in der die Exposition gegenüber gesundheitsgefährdenden Schadstoffen die international vereinbarten Standards nicht übersteigt.

Gesundheit21 Europäisches Ziel 11 – Gesünder Leben: Bis zum Jahr 2015 sollten sich die Menschen in allen Gesellschaftsschichten für gesündere Lebensgewohnheiten entschieden haben.

Gesundheit21 Europäisches Ziel 12 – Verringerung der duch Alkohol, Drogen und Tabak verursachten Schäden: Bis zum Jahr 2015 sollten in allen Mitgliedstaaten die auf den Konsum von suchterzeugenden Substanzen wie Tabak, Alkohol und psychotropen Substanzen zurückzuführenden gesundheitlichen Beeinträchtigungen signifikant reduziert werden.

Gesundheit21 Europäisches Ziel 13 – Settings zur Förderung der Gesundheit: Bis zum Jahr 2015 sollten die Menschen in der Region bessere Möglichkeiten haben, zuhause, in der Schule, am Arbeitsplatz und in ihrer Gemeinde in einem gesunden natürlichen und sozialen Umfeld zu leben.

Gesundheit21 Europäisches Ziel 14 – Multifaktorale Verantwortung für die Gesundheit: Bis zum Jahr 2020 sollten alle Sektoren ihre Verantwortung für gesundheitliche Belange anerkennen und akzeptieren.

Gesundheit21 Europäisches Ziel 15 – Ein integrierter Gesundheitssektor: Bis zum Jahr 2010 sollten die Menschen in der Region einen wesentlich besseren Zugang zu einer familienorientierten und gemeindenahen primären Gesundheitsversorgung haben, unterstützt durch ein flexibles und reaktionsschnelles Krankenhaussystem.

Gesundheit21 Europäisches Ziel 16 – Qualitätsbewusstes Management der Versorgung: Bis zum Jahr 2010 sollten die Mitgliedstaaten dafür sorgen, dass sich das Management in allen Bereichen des Gesundheitswesens – angefangen bei bevölkerungsorientierten Gesundheitsprogrammen bis hin zur klinischen Versorgung einzelner Patienten – an den Ergebnissen gesundheitlicher Maßnahmen orientiert.

Gesundheit21 Europäisches Ziel 17 – Finanzierung des Gesundheitswesens und Ressourcenzuweisung: Bis zum Jahr 2010 sollten alle Mitgliedstaaten auf der Grundlage des chancengleichen Zugangs, der Wirtschaftlichkeit, der Solidarität und der optimalen Qualität belastbare Finanzierungs- und Ressourcenzuweisungsverfahren für Gesundheitsversorgungssysteme entwickeln.

Gesundheit21 Europäisches Ziel 18 – Qualifizierung von Fachkräften für gesundheitliche Aufgaben: Bis zum Jahr 2010 sollten alle Mitgliedstaaten dafür Sorge tragen, dass sich Fachkräfte im Gesundheitswesen und in anderen Sektoren die zum Schutz und zur Förderung der Gesundheit erforderlichen Kenntnisse, Einstellungen und Kompetenzen aneignen.

Gesundheit21 Europäisches Ziel 19 – Forschung und Wissen zur Förderung der Gesundheit: Bis zum Jahr 2005 sollten in allen Mitgliedstaaten Gesundheitsforschungs-, Informations- und Kommunikationssysteme zur Verfügung stehen, die den Erwerb sowie die effektive Nutzung und Verbreitung von Wissen zur Unterstützung der „Gesundheit für alle" fördern.

Gesundheit21 Europäisches Ziel 20 – Mobilisierung von Partnern für gesundheitliche Belange: Bis zum Jahr 2005 sollten zur Umsetzung der GFA-Konzepte Allianzen und Partnerschaften gebildet werden, die einzelne und Gruppen sowie Organisationen aus allen Bereichen des öffentlichen und des privaten Sektors und nicht zuletzt die zivile Gesellschaft insgesamt in die Verfolgung gesundheitlicher Belange mit einbinden.

Gesundheit21 Europäisches Ziel 21 – Konzepte und Strategien zur „Gesundheit für alle": Bis zum Jahr 2010 sollten in allen Mitgliedstaaten – unterstützt durch geeignete institutionelle Infrastrukturen, Managementprozesse und innovative Ideen – auf nationaler, regionaler und lokaler Ebene GFA-Konzepte formuliert und umgesetzt werden.

Erklärung von München
Pflegende und Hebammen – ein Plus für die Gesundheit

17. Juni 2000

Die Teilnehmer der WHO-Ministerkonferenz Pflege- und Hebammen-wesen in Europa befassen sich mit der einzigartigen Rolle, die die sechs Millionen Pflegenden und Hebammen von Europa in der gesundheitlichen Entwicklung und der Erbringung gesundheitlicher Leistungen spielen, und mit dem einzigartig wichtigen Beitrag, den sie dazu leisten. Seit der ersten WHO-Ministerkonferenz, die vor über zehn Jahren in Wien stattfand, wurden in Europa einige Schritte unternommen, um das berufliche Prestige von Pflegenden und Hebammen zu stärken und das Potenzial dieser Berufsgruppen voll auszuschöpfen.

Als Gesundheitsminister der Mitgliedstaaten der Europäischen Region der WHO und Teilnehmer der Konferenz von München:

SIND WIR DER ÜBERZEUGUNG, dass den Pflegenden und Hebammen im Rahmen der gesellschaftlichen Bemühungen um eine Bewältigung der Public-Health-Herausforderungen unserer Zeit sowie bei der Sicherstellung von hochwertigen, zugänglichen, chancengleichen, effizienten und gegenüber den Rechten und sich wandelnden Bedürfnissen der Menschen aufgeschlossenen Gesundheitsdiensten, die die Kontinuität der Versorgung sichern, **eine Schlüsselrolle** zufällt, **die zudem immer wichtiger wird.**

WIR BITTEN alle einschlägigen Behörden in der Europäischen Region der **WHO EINDRINGLICH**, ihre Maßnahmen **zur Stärkung von Pflege- und Hebammenwesen** zu beschleunigen, indem sie:

- sicherstellen, dass Pflegende und Hebammen auf allen Ebenen der **Grundsatzarbeit und der Umsetzung von Konzepten** zur Entscheidungsfindung beitragen;
- sich mit den **Hindernissen**, insbesondere mit der Nachwuchspolitik, mit geschlechtsspezifischen und das berufliche Prestige von Pflegenden und Hebammen betreffenden Problemen und mit der ärztlichen Dominanz auseinandersetzen;
- finanzielle Anreize bieten sowie **bessere Laufbahnmöglichkeiten** eröffnen;
- die **Aus- und Fortbildung** sowie den Zugang zu einer akademischen Pflege- und Hebammenausbildung verbessern;
- **Pflegenden, Hebammen und Ärzten Möglichkeiten bieten**, in der Aus- und Weiterbildung **gemeinsam zu lernen**, um im Interesse einer besseren Patientenversorgung ein stärker auf Zusammengehen und Interdisziplinarität ausgerichtetes Arbeiten sicherzustellen;

- die Forschung und die Verbreitung von Informationen unterstützen, um die **Wissens- und Faktengrundlage** für die Pflege- und Hebammenpraxis zu erweitern;
- nach Möglichkeiten suchen, um **in der Gemeinde familienorientierte Pflege- und Hebammenprogramme und -dienste**, darunter gegebenenfalls auch für die Familiengesundheitspflege, zu schaffen und **zu unterstützen;**
- die Rolle von Pflegenden und Hebammen in **Public Health, Gesundheitsförderung** und **gemeindenaher Entwicklungsarbeit** ausweiten.

WIR AKZEPTIEREN, dass verpflichtendes Engagement und ernsthafte Bemühungen um eine Stärkung von Pflege- und Hebammenwesen in unseren Ländern unterstützt werden sollten, indem:

- **umfassende Planungsstrategien für die Nutzung des Arbeitskräftepotenzials** entwickelt werden, um sicherzustellen, dass eine ausreichende Zahl von gut ausgebildeten Pflegenden und Hebammen zur Verfügung steht;
- sichergestellt wird, dass auf allen Ebenen des Gesundheitssystems die **notwendigen gesetzlichen und regulatorischen Rahmenbedingungen** gegeben sind;
- es den Pflegenden und Hebammen ermöglicht wird, effizient, effektiv und unter Ausnutzung ihres vollen Potenzials sowohl als **unabhängige** wie als **auf die Zusammenarbeit mit anderen Berufsgruppen angewiesene** Fachkräfte zu arbeiten.

WIR VERSPRECHEN, auf nationaler, teilnationaler und internationaler Ebene partnerschaftlich mit allen zuständigen Ministerien und mit gesetzlich verankerten sowie nicht-staatlichen Organen zusammenzuarbeiten, um die mit dieser Erklärung angestrebten Vorstellungen Wirklichkeit werden zu lassen, und

WIR ERHOFFEN uns vom Regionalbüro für Europa der WHO, dass es strategische Orientierungshilfe leistet und den Mitgliedstaaten hilft, Koordinationsmechanismen zu entwickeln, sodass sie mit nationalen und internationalen Organisationen partnerschaftlich an einer Stärkung des Pflege- und Hebammenwesens arbeiten können, und

WIR ERSUCHEN den Regionaldirektor, dem Regionalkomitee für Europa regelmäßig zu berichten und im Jahr 2002 eine erste Tagung zum Sachstand und zur Evaluation der Umsetzung dieser Erklärung abzuhalten.

ANDREA FISCHER
Bundesministerin für Gesundheit
Bundesrepublik Deutschland

DR. MARC DANZON
Regionaldirektor für Europa
Weltgesundheitsorganisation

Literaturverzeichnis

ANTONOVSKY, A.: Die salutogentische Perspektive: Zu einer neuen Sicht von Gesundheit und Krankheit. In: Meducs 2/1989, S. 51–57

ANTONOVSKY, A.: Meine Odyssee als Stressforscher. In: Jahrbuch für Kritische Medizin; 17. Rationierung der Medizin. Argument-Sonderband; AS 196. Hamburg, 1991

ANTONOVSKY, A.: Gesundheitsforschung versus Krankheitsforschung. In: FRANKE, A./BRODA, M. (Hrsg.): Psychosomatische Gesundheit. Tübingen, 1993

ANTONOVSKY, A.: Salutogenese. Zur Entmystifizierung von Gesundheit. Dt. erweiterte Herausgabe von A. Franke. Tübingen, 1997

BABITSCH, B.: Soziale Ungleichheit und Gesundheit – Eine geschlechtsspezifische Betrachtung. In: MIELCK, A./BLOOMFIELD, K. (Hrsg.): Sozialepidemiologie. Eine Einführung in die Grundlagen, Ergebnisse und Umsetzungsmöglichkeiten. Weinheim und München, 2001

BABITSCH, B.: Soziale Ungleichheit und Gesundheit. Eine geschlechtsspezifische Betrachtung. In: Arbeitskreis Frauen und Gesundheit im Norddeutschen Forschungsverbund Public Health (Hrsg.): Frauen und Gesundheit(en) in Wissenschaft, Praxis und Politik. Bern, 1998

BADURA, B.: Editorial. Zeitschrift für Gesundheitswissenschaften. 2. Jg. 1994 a

BADURA, B.: Gesundheitsförderung und Prävention aus soziologischer Sicht. In: PAULUS, P. (Hrsg.): Prävention und Gesundheitsförderung. Köln, 1992

BADURA, B.: Public Health: Aufgabenstellung, Paradigmen, Entwicklungsbedarf. In: SCHAEFFER, D. et al. (Hrsg.): Public Health und Pflege. Zwei neue gesundheitswissenschaftliche Disziplinen. Berlin, 1994 b

BADURA, B.: Sozialepidemiologie in Theorie und Praxis. In: Bundeszentrale für gesundheitliche Aufklärung (Hrsg,): Lebensbedingungen und Lebensweisen in ihren Auswirkungen auf die Gesundheit (Europäische Monographien zur Forschung in Gesundheitserziehung, Band 5). Köln, 1983

BADURA, B.: Soziologische Grundlagen der Gesundheitswissenschaften. In: HURRELMANN, K./LAASER, U. (Hrsg.): Gesundheitswissenschaften. Weinheim und Basel, 1993

BAIER, H.: Das Menschenbild in der Medizin. In: SCHULLER, A./HAIN, N./HALUSA, G. (Hrsg.): Medizinsoziologie. Ein Studienbuch. Stuttgart, 1992

BANDURA, A.: Self-efficacy mechanismen in human agency. American Psychologist 37/1982, S. 122–147

BARITSCH, L./CONRAD, C.: Gesundheitsförderung in Settings. Verlag für Gesundheitsförderung, Weerbach-Gamburg, 1999

BARTHOLOMEYCZIK, S.: Arbeitsbedingungen und Gesundheitsstörungen bei Krankenschwestern. In: Deutsche Krankenpflege-Zeitschrift 1/1987

BEAGLEHOLE, R./BONITA, R./KJELLSTRÖM, T.: Einführung in die Epidemiologie. Bern, 1997

BECKER, P.: Seelische Gesundheit als protektive Persönlichkeitseigenschaft. In: Zeitschrift für Klinische Psychologie 1/1992

BECKERS, E. et al.: Gesundheitsorientierte Angebote in Sportvereinen. In: Materialien zum Sport in Nordrhein-Westfalen. 1992

BENGEL, J./STRITTMATTER, R./WILLMANN, H.: Was erhält Menschen gesund? Antonovskys Modell der Salutogenese - Diskussionsstand und Stellenwert. 4. Aufl. Bundeszentrale für gesundheitliche Aufklärung, Köln, 1999

BENNER-WENIG, S. et al.: Vom Pflegeproblem zur Pflegeliteratur. In: Forum Sozialstation 1/1993

BERGMANN, K. E. et al.: Robert-Koch-Institut: Vermeidbare Gesundheitsprobleme im Erwerbsalter. Vortrag am 29.9.94 in Aachen

BERKMAN, L. F./SYME, S.L.: Social networks, host resistance, and mortality: a nine-year follow-up of Alameda County residents. American Journal of Epidemiology 109/1979, S. 186-204

BISCHOF, C.: Auch Eros und Zärtlichkeit haben heilende Aspekte. In: Krankenpflege 8/1985, Soins infirmiers

BISCHOFF, C.: Gesundheitsförderung und Pflege. In: Pflege Management 1/1993

BLOHMKE, M. (Hrsg.): Sozialmedizin, 2. Auflage. Stuttgart, 1986

BÖCKEN, J./BUTZLAFF, M./ESCHE, A.: Reformen im Gesundheitswesen. Gütersloh, 2000

BODE, R.: Neue Wege in der Leibeserziehung. München, 1926

BOTSCHAFTER, P./STEPPE, H.: Theorie und Forschungsentwicklung in der Pflege. In: SCHAEFFER, D./MOERS, M./ROSENBROCK, R.: Public Health und Pflege: zwei neue gesundheitswissenschaftliche Disziplinen. Berlin, 1994

BRIESKORN-ZINKE, M.: Die Bedeutung gesundheitswissenschaftlicher Erkenntnisse für die Pflege. In: Pflege 11/1998, S. 129–134

BRIESKORN-ZINKE, M.: Die pflegerische Relevanz der Grundgedanken des Salutogenese-Konzepts. In: Pflege 13/2000, S. 373–380

BRIESKORN-ZINKE, M.: Gesundheitsbildung in der Krankenpflege. In: Die Schwester/Der Pfleger 3/1993

BRIESKORN-ZINKE, M.: Gesundheitsförderung in der Pflege. Ein Lehr- und Lernbuch zur Gesundheit. Stuttgart, 1996

BRIESKORN-ZINKE, M.: Zukunftsherausforderung für die Pflegeleitung. Die Integration der Gesundheitsförderung ins Pflegeleitbild. In: Pflegezeitschrift 6/1995

BUCHER, H. J. et al.: Regionale Bevölkerungsprognose der BfLR. Bonn, 1993

DAK-BGW Gesundheitsreport 2000, Krankenpflege. In: Der Verbraucher-Newletter, Artikel vom 22.12.2000 *www.verbrauchernews.de/artikel/0000006829.html*

Datenreport 1992. Statistisches Bundesamt (Hrsg.)

Der Vorstand der Deutschen Gesellschaft für Public Health. In: Zeitschrift für Gesundheitswissenschaften, 9/2001, S. 5–7

Deutscher Berufsverband für Pflegeberufe: ICN-Ethikkodex für Pflegende. Eschborn, 2000

Deutscher Bundestag: Zwischenbericht der Enquete-Kommission Demographischer Wandel. 1994

Die Spitzenverbände der Krankenkassen: Gemeinsame und einheitliche Handlungsfelder und Kriterien der Spitzenverbände der Krankenkassen zur Umsetzung von § 20 Abs. 1 und 2 SGB 5 vom 21. Juni 2000. In: Prävention 3/2000, S. 80–90

EBEN, J. D. et al.: Dorothea E. Orem: Selbst-Pflege-Defizit-Theorie der Krankenpflege. In: MARRINER-TOMEY, A.: Pflegetheoretikerinnen und ihr Werk. Basel, 1992

END, G. vom: Über den Wein. Eigenverlag, 1958

ERNST, H.: Gesund ist, was Spaß macht. Weinheim, 1990

FALTERMAIER, T.: Gesundheitsvorstellungen von Erwachsenen. In: Public Health Forum 11, Nr. 38, 2003

FALTERMAIER, T./KÜHNLEIN, J./BURDA-VIERING, M.: Gesundheit im Alltag. Laienkompetenz in Gesundheitshandeln und Gesundheitsforderung. Weinheim, 1998

FEDERSPIEL, K./HERBST, V.: Die andere Medizin. Nutzen und Risiken sanfter Heilmethoden. Stiftung Warentest, 1991

FLICK, U.: Subjektive Vorstellungen von Gesundheit - Eine Übersicht. In: Public Health Forum 11, Nr. 38, 2003

FRANKE, A.: Praxisrelevante Grundgedanken des Saltugenesekonzeptes. In: LAMPRECHT, F./JOHNEN, R. (Hrsg.): Salutogenese. Ein neues Konzept für die Psychosomatik? Frankfurt, 1994

FRANZKOWIAK, P./SABO, P. (Hrsg.): Dokumente der Gesundheitsförderung. Internationale und nationale Dokumente und Grundlagentexte zur Entwicklung der Gesundheitsförderung im Wortlaut und mit Kommentierung. Mainz, 1993

FRANZKOWIAK, P.: Risikofaktoren. In: Bundeszentrale für gesundheitliche Aufklärung (Hrsg.): Leitbegriffe der Gesundheitsförderung. 2. Auflage. Schwabenheim, 1999

FRÖHLICH, A.: Basale Stimulation. In: Deutsche Krankenpflege-Zeitschrift 1993

FÜLGRAFF, G.: Public Health heute. In: Gesundheitswesen 61/1999, S. 634–639

GEYER, S.: Antonovsky's sense of coherence - ein gut geprüftes und empirisch bestätigtes Konzept? In: WYDLER, H./KOLIP, P./ABEL, T. (Hrsg.): Salutogenese und Kohärenzgefühl. Grundlagen, Empirie und Praxis eines gesundheitswissenschaftlichen Konzepts. Weinheim, 2000

GEYER, S.: Belastende Lebensereignisse und soziale Unterstützung. In: MIELCK, A./BLOOMFIELD, K. (Hrsg.): Sozialepidemiologie. Eine Einführung in die Grundlagen, Ergebnisse und Umsetzungsmöglichkeiten. Weinheim und München, 2001

GÖPEL, E. et al.: Didaktisches Konzept des „Kurs Gesundheitsförderung", Bielefeld, unveröffentlichtes Manuskript, 1992

GÖPEL, E./SCHNEIDER-WOHLFAHRT, U.: Einleitung. In: GÖPEL, E./SCHNEIDER-WOHLFAHRT, U.: Provokationen zu Gesundheit. Frankfurt, 1994

GÖPEL, E.: Reflexion über Zielsetzungen und Rahmenbedingungen für Gesundheitsförderung. In: GÖPEL, E./SCHNEIDER-WOHLFAHRT, U. (Hrsg.): Provokationen zur Gesundheit. Beiträge zu einem reflexiven Verständnis von Gesundheit und Krankheit. Frankfurt, 1994

GRÄB, C.: Gesundheitszustand der Bevölkerung. Ergebnisse des Mikrozensus 1989. In: Wirtschaft und Statistik 2/1991

GREINER, B.: Psychosoziale Belastungen und Ressourcen am Arbeitsplatz. In: MIELCK, A./BLOOMFIELD, K. (Hrsg.): Sozialepidemiologie. Eine Einführung in die Grundlagen, Ergebnisse und Umsetzungsmöglichkeiten. Weinheim, 2001

GROSS, W.: Hinter jeder Sucht ist eine Sehnsucht. Freiburg, 1985

GROTJAHN, A.: Soziale Pathologie. 3. Auflage. Berlin, 1923 (Reprint 1977)

HATCH, F./LENNY, M./SCHMIDT, S.: Kinästhetik. Interaktion durch Berührung und Bewegung in der Krankenpflege. Frankfurt, 1992

HAUG, C. V.: Gesundheitsbildung im Wandel. Die Tradition der europäischen Gesundheitsbildung und der „Health Promotion"-Ansatz in den USA in ihrer Bedeutung für die gegenwärtige Gesundheitspädagogik. Bad Heilbrunn/Obb., 1991

HEINDL, I.: Erziehung und Ernährung. In: HOMFELD, H. G. (Hrsg.): Erziehung und Gesundheit. Weinheim, 1991

HELFFRICH, C.: Jugend, Körper und Geschlecht. Die Suche nach sexueller Identität. Opladen, 1994

HELLMEIER, W./BRAND, H./LAASER, U.: Epidemiologische Methoden der Gesundheitswissenschaften. In: HURRELMANN, K./LAASER, U. (Hrsg.): Gesundheitswissenschaften. Weinheim und Basel, 1993

HENKE, N.: Gesundheitsförderung im Setting „Betrieb". In: Prävention. Zeitschrift für Gesundheitsförderung 25, Nr. 3, 2002

HERSCHBACH, P.: Psychische Belastungen von Ärzten und Kranken-pflegekräften. Weinheim, 1991

HEUCHERT, G.: Präventive Potentiale bei verbreiteten chronischen Krankheiten. In: Amtliche Mitteilungen der Bundesanstalt für Arbeits-schutz und Arbeitsmedizin, 1999

HILDEBRANDT, G.: Biologische Zeitordnung, Lebensweise und Arbeits-gestaltung. Typoskript zum Internationalen Kongress: Gesundheit in eigener Verantwortung. Hannover, 1990

HILDEBRANDT, H./TROJAN, A. (Hrsg.): Gesündere Städte – kommunale Gesundheitsförderung. Hamburg, 1987

HOFFMANN, U./BÖHM, K.: Fortschritte beim Aufbau der Gesundheitsbe-richterstattung des Bundes. In: Wirtschaft und Statistik 2/1995

HÖHMANN, U.: Spezifische Vernetzungserfordernisse für chronisch kran-ke, langzeitpflegebedürftige hochaltrige Menschen. In: Expertisen zum vierten Altenbericht der Bundesregierung. Band 3. Hannover, 2002

HORN, K./BEIER, C./KRAFT-KRUMM, D.: Gesundheitsverhalten und Krankheitsgewinn. Opladen, 1984

House, J. S.: Zum soziologischen Verständnis von Public Health: Soziale Unterstützung und Gesundheit. In: BADURA, B./ELKELES, T./GRIEGER, B. et al.: Zukunftsaufgabe Gesundheitsförderung. Frankfurt, 1989

HURRELMANN, K./LAASER, U.: Vorwort. In: HURRELMANN, K./LAASER, U.: Gesundheitswissenschaften. Weinheim und Basel, 1993

HURRELMANN, K.: Gesundheitssoziologie. Weinheim, 2000

ifat – Institut für Arbeit und Technik e. V.: Zur Methode der Szenarien-werkstatt. Arbeitspapier Nr. 8. Hamburg, 1993

JUCHLI, L.: Krankenpflege. Praxis und Theorie der Gesundheitsförde-rung und Pflege Kranker. Stuttgart, 6. Aufl. 1991

JUNGK, R.: Projekt Ermutigung. Streitschrift wider die Resignation. Ber-lin, 1990

KALKE, J./RASCHKE, P.: Suchtprävention an Schulen. In: Prävention. Zeitschrift für Gesundheitsförderung. 3/2002, S. 77 80

KANT, I.: Kant's gesammelte Schriften, hrsg. von der königlichen Preußi-schen Akademie der Wissenschaften. Erste Abteilung, Werke, Band 8. Berlin, 1784/1912

KEUPP, H.: Soziale Netzwerke. In: ASANGER, R./WENNINGER, G. (Hrsg.) Handwörterbuch der Psychologie (5. Auflage). Weinheim, 1994

KLOCKE A.: Armut bei Kindern und Jugendlichen und die Auswirkungen auf die Gesundheit. Gesundheitsberichterstattung des Bundes Heft 03/01, Herausgeber: Robert Koch-Institut, 2001

KOBASA, S. C.: Stressful life events, personality and health: An inquiy in hardiness. In: Journal of Personality and Social Psychology 34/1979, S. 839–850

KOCH, N.: Sexualität – ein Unterrichtsthema. 1. Teil. In: Die Schwester/ Der Pfleger 12/1990

KOCH-STAUBE, U.: Beratung in der Pflege. Göttingen, 2001

KOLIP, P.: Frauen und Männer. In: SCHWARZ, F. W. (Hrsg.): Das Public Health-Buch: Gesundheit und Gesundheitswesen. München, 1998

KOLLATH, W.: Die Ordnung unserer Nahrung. Heidelberg, 1981

KROHWINKEL, M. (Hrsg.): Der pflegerische Beitrag zur Gesundheit in Forschung und Praxis. Schriftenreihe des Bundesministeriums für Gesundheit, Band 12. Baden-Baden, 1992 und unveröffentlichte Überarbeitung 1993

KROHWINKEL, M.: Der Pflegeprozess am Beispiel von Apoplexiekranken – Eine Studie zur Erfassung und Entwicklung ganzheitlich-rehabilitierender Prozesspflege, im Auftrag des Bundesministeriums für Gesundheit. Baden-Baden, 1993 b

KROHWINKEL, M.: Pflege braucht Pflegemodelle. In: Forum Sozialstation, Sonderausgabe 1/1993 a

KUHLMANN, B.: Psychosomatik. Ausgewählte Modelle zum Verhältnis von Körper und Seele. In: RIEFORTH, J./FICHTEN, W. (Hrsg.): Gesundheitsförderliches Handeln in der Krankenpflege. Psychosoziale Theorien und Handlungsansätze für die Praxis. Band 1. Berlin, 1994

KÜHN, H.: Healthismus. Berlin, 1993

LAASER, U./HURRELMANN, K./WOLTERS, P.: Prävention, Gesundheitsförderung und Gesundheitserziehung. In: HURRELMANN, K./LAASER, U. (Hrsg.): Gesundheitswissenschaften. Weinheim und Basel, 1993

LABISCH, A.: Homo Hygienicus. Gesundheit und Medizin in der Neuzeit. Frankfurt, 1992

LENZ, S.: Stress und Prävention im Arbeitsalltag von Mitarbeitern eines ambulanten Pflegedienstes. In: Prävention 2/2002, S. 52–53

MARMOT, M.G.: Social differentials in health within and between populations. Daedalus 123, 1994

MARMOT, M. G./BLYTH, F. M.: Die Aufgaben von Public Health bei der Reduktion von Ungleichheiten in der Mortalität. In: BADURA, B. et al. (Hrsg.): Zukunftsaufgabe Gesundheitsförderung. Stuttgart, 1989

MASCHEWSKY-SCHNEIDER, U.: Epidemiologische Beiträge zur Frauengesundheitsforschung. In: Arbeitskreis Frauen und Gesundheit im Norddeutschen Forschungsverbund Public Health (Hrsg.): Frauen und Gesundheit(en) in Wissenschaft, Praxis und Politik. Bern, 1998

MASSOTH, P. u. E.: So gesund wie möglich: Selbsthilfe in kranken Zeiten. Weinheim und Basel, 1984

MEYER, K./PAUL, C.: Unterschied der Sterblichkeit zwischen Männern und Frauen. In: Wirtschaft und Statistik 6/1991

Meyers Neues Lexikon. Mannheim, Wien, Zürich, 1981

MIELCK, A. (Hrsg.): Krankheit und soziale Ungleichheit. Opladen, 1994

MIELCK, A./BLOOMFIELD, K.: Einführung. In: MIELCK, A./BLOOMFIELD, K. (Hrsg.): Sozialepidemiologie. Eine Einführung in die Grundlagen, Ergebnisse und Umsetzungsmöglichkeiten. Weinheim und München, 2001

MIELCKE, A./HELMERT, U.: Krankheit und soziale Ungleichheit: Empirische Studien in West-Deutschland. In: MIELCKE, A. (Hrsg.): Krankheit und soziale Ungleichheit. Opladen, 1994

MIELCK, A./HELMERT, U.: Soziale Ungleichheit und Gesundheit. In: HURRELMANN, K./LAASER, U. (Hrsg.): Handbuch Gesundheitswissenschaften (519–537). Weinheim, 1998

MILZ, H.: Der wiederentdeckte Körper. Vom schöpferischen Umgang mit sich selbst. München, 1992

MINTZ, S. W.: Die süße Macht. Kulturgeschichte des Zuckers. Frankfurt, 1992

MOHR, G./UDRIS, I.: Gesundheit und Gesundheitsförderung in der Arbeitswelt. In: SCHWARZER, R.: Lehrbuch der Gesundheitspsychologie. Göttingen, 1996

MUHLKE-GEISLER, M.: Erfahrungsbezogener Unterricht. Neues und Wiederentdecktes für das gemeinsame Lernen. Berlin, 1990

NESTMANN, F. (Hrsg.): Beratung – Bausteine für eine interdisziplinäre Wissenschaft und Praxis. Tübingen, 1997

NOLTING, H.-D./BERGER, J./SCHIFFHORST, G./GENZ, H. O./KRDT, M.: Psychischer Stress als Risikofaktor für Arbeitsunfälle bei Pflegekräften im Krankenhaus. In: Gesundheitswesen 64/2002, S. 25–32

OREM, D.: Strukturkonzepte der Pflegepraxis. Wiesbaden, 1997

PAULUS, P.: Soziale Netzwerke, soziale Unterstützung und Gesundheit. In: HOMFELDT, H.-G./HÜNERSDORF, B. (Hrsg.): Soziale Arbeit und Gesundheit. Neuwied; Kriftel; Berlin, 1997

PEARSON, R.: Beratung und soziale Netzwerke. Eine Lern- und Praxisanleitung zur Förderung sozialer Unterstützung. Weinheim, 1997

PELIKAN, J./LOBING, H.: Gesundheitsförderung durch Organisationsentwicklung in Krankenhäusern – Einleitung. In: PELIKAN, J. (Hrsg.): Gesundheitsförderung durch Organisationsentwicklung: Konzepte, Strategien, Projekte für Betriebe, Krankenhäuser und Schulen. Weinheim und München, 1993

POLLOCK, M. N.: Therapeutische Berührung. Eine neue Heilmethode auf der Basis menschlicher Interaktion. In: Deutsche Krankenpflege-Zeitschrift 3/1987

PUDEL, V./MAUS, N.: Ernährung. In: SCHWARZER, R. (Hrsg.): Gesundheitspsychologie. Göttingen, 1990

RENNER, B./SCHWARZER, R.: Gesundheitspsychologie. In: Gesundheit: Strukturen und Handlungsfelder. Bundesvereinigung für Gesundheit e.V. (Hrsg.). Bonn, 1999

RICHARD, P.: Berufsstatus und Gesundheit. In: MIELCK, A./BLOOMFIELD, K. (Hrsg.): Sozialepidemiologie. Eine Einführung in die Grundlagen, Ergebnisse und Umsetzungsmöglichkeiten. Weinheim und München, 2001

RICHARD, P.: Berufsstatus undGesundheit. In: MIELCK, A./BLOOMFIELD, K. (Hrsg.): Sozialepidemiologie. Eine Einführung in die Grundlagen, Ergebnisse und Umsetzungsmöglichkeiten. Weinheim und München, 2001

Robert Koch-Institut (Hrsg.): Gesundheitsberichterstattung des Bundes. Heft 3: Armut bei Kindern und Jugendlichen. Berlin, 2001

Robert Koch-Institut (Hrsg.): Gesundheitsberichterstattung des Bundes. Heft 10: Gesundheit im Alter. Berlin, 2002

ROSENBROCK, R.: Gesundheitspolitik. In: HURRELMANN, K./LAASER, U. (Hrsg.): Gesundheitswissenschaften. Weinheim und Basel, 1993

RUSTLER, C./GILL. W.: Das Deutsche Netz gesundheitsfördernder Krankenhäuser gem. e.V.. In: Prävention: Zeitschrift für Gesundheitsförderung, Nr. 3, 2002

SCHREIER, M. E./CARVER, C. S.: Dispositional optimism and physical well-being: The influence of generalized outcome expectancies of health. In: Journal of Personality 4/1987, S. 169–210

SCHIPPERGES, H./VESCOVI, G./GEUE, B./SCHLEMMER, J.: Die Regelkreise der Lebensführung. Gesundheitsbildung in Theorie und Praxis. Köln, 1988

SCHIPPERGES, H./VESCOVI, G./GEUE, B./SCHLEMMER, J.: Die Regelkreise der Lebens führung. Gesundheitsbildung in Theorie und Praxis. Köln, 1988

SCHIVELBUSCH, W.: Das Paradies, der Geschmack und die Vernunft. Eine Geschichte der Genussmittel. Frankfurt, 1988

SCHLÜTER, G.: Berufliche Belastungen der Krankenpflege. Eine empirische Untersuchung, Melsungen, 1992

SCHMIDT, M.: Naturheilkunde als alternative Medizin? In: Brinkmann, M./Franz, M. (Hrsg.): Nachtschatten im Weißen Land. Berlin, 1982

SCHÖNING, U.: Gesundheit – Krankheit; was können wir tun? Bewegung und Bewegungslernen. Frankfurt, 1990

SCHUMANN, A./HAPKE, U./RUMPF, H. J./MEYER, C./JOHN, U.: Gesundheitsverhalten von Rauchern – Ergebnisse der TACOS-Studie. In: Gesundheitswesen 2000; 62, S. 275–281

SCHWARTZ, F. W. (Hrsg.): Public Health. Gesundheit und Gesundheitswesen. 2. völlig neu bearb. und erw. Aufl. München, 2003

SCHWARTZ, F. W./BUSSE, R.: Denken in Zusammenhängen: Gesundheitssystemforschung. In: SCHWARTZ, F. W.: Das Public Health Buch: Gesundheit und Gesundheitswesen. München, 1998

SCHWARZER, R.: Psychologie des Gesundheitsverhaltens. Göttingen, 1992

SCHWARZER, R.: Psychologie des Gesundheitsverhaltens. 2. überarb. und erw. Aufl. Göttingen, 1996

SIEGRIST, J./MÖLLER-LEIMKÜHLER, A.: Gesellschaftliche Einflüsse auf Gesundheit und Krankheit. In: SCHWARZ, F. W. (Hrsg.): Das Public Health-Buch: Gesundheit und Gesundheitswesen. München, 1998

SIEGRIST, J.: Soziale Krisen und Gesundheit. Göttingen, 1996

SIEGRIST, J.: Soziale Krisen und Gesundheit. Göttingen,1996

SONNTAG, U./GERDES, U. (Hrsg.): Frau und Gesundheit, Oldenburg, 1992

Spitzenverbände der Krankenkassen: Gemeinsame und einheitliche Handlungsfelder und Kriterien der Spitzenverbände der Krankenkassen zur Umsetzung von § 20 Abs. 1 und 2 SGBV vom Juni 2000. In: Prävention. Zeitschrift für Gesundheitsförderung 3/2000

STAHR, I./JUNGK, S./SCHULZ, E. (Hrsg.): Frauengesundheitsbildung. Grundlagen und Konzepte. Weinheim und München, 1991

Standing Commitee of Nurses of the European Union: Guidelines: Development of a Continuous Professional Training Programme for Nurses in Public Health within the European Union. Brüssel, 2001

STARK, K./GUGGENMOOS-HOLZMANN, J.: Wissenschaftliche Ergebnisse deuten und nutzen. In: SCHWARTZ F.W. (Hrsg.): Das Public Health Buch. München, 1998

Statistisches Bundesamt: Der Gesundheitsbericht für Deutschland. Wiesbaden, 1998

Statistisches Bundesamt: Wirtschaft und Statistik, 7/2002. Wiesbaden, 2002

Statistisches Jahrbuch. Wiesbaden, 1994

STEINMANN, G.: Zusammenhang zwischen Alterungsprozess und Einwanderung, Expertise für die Enquete-Kommission „Demographischer Wandel" des Deutschen Bundestages. Halle-Wittenberg, 11/1993

STENDER, K.: Gesunde Städte. In: Prävention. Zeitschrift für Gesundheitsförderung 25, Nr. 3, 2002

STEPPE, H.: Pflegewissenschaften heute. 1993

THOMÄ, D.: Lebenskunst und Lebenslust. Ein Lesebuch vom guten Leben. München, 1996

TROJAN, T./NICKEL, S./WERNER, S.: Mitarbeiter(innen)orientierung und -gesundheit im Krankenhaus. In: Gesundheitswesen 64/2002, S. 207–213

TROSCHKE, J. von: Das Rauchen. Genuss und Risiko. Basel, 1987

UDRIS, I./FRESE, M.: Belastung, Beanspruchung, Stress und Gesundheit. In: HOYOS, C./FREY, D.: Arbeits- und Organisationspsychologie. Ein Lehrbuch. Weinheim, 1999

Vorstand der Deutschen Gesellschaft für Public Health/Gesundheitswissenschaften: Ziele, Aufgaben, Erkenntnisse. In: Zeitschrift für Gesundheitswissenschaften 9, 2001

Waller, H.: Gesundheitswissenschaft. Eine Einführung in Grundlagen und Praxis. Stuttgart, 1995

Walz, M.: Krankheit und Lebensqualität. In: Badura, B. et al.: Leben mit dem Herzinfarkt. Eine sozialepidemiologische Studie. Berlin, 1987

Wassmuth, A.-R./Sahmland, S./Kiep, G.: Aktivierende Pflege in einer Pflegeeinrichtung unter den aktuellen Einflussfaktoren. In: Dibelius, O./Ptak, H./Uzarewicz, Ch. (Hrsg.): Pflegemanagement aktuell. Beiträge aus der praxisorientierten Forschung. Frankfurt, 2000, S. 21–44

Weeks, V.: Chancen und Möglichkeiten. In: Wenzel, U.: Krankheit und Gesellschaft. Antwort und Verantwortung der Pflegeberufe. Freiburg, 1989

Weidner, F.: Professionelle Pflegepraxis und Gesundheitsförderung. Eine empirische Untersuchung über Voraussetzungen und Perspektiven des beruflichen Handelns in der Krankenpflege. Frankfurt, 1995

Weltgesundheitsorganisation (WHO), Regionalbüro für Europa: Ziele zur „Gesundheit 2000". Kopenhagen, 1985

Weltgesundheitsorganisation (WHO), Regionalbüro für Europa: People's need for nursing care. A European study. Kopenhagen, 1987

Weltgesundheitsorganisation (WHO), Regionalbüro für Europa: Europäische Pflegekonferenz, Bericht einer WHO-Tagung, 21.–24. Juni 1988. Kopenhagen 1990

Weltgesundheitsorganisation (WHO), Regionalbüro für Europa: Einzelziele für „Gesundheit für alle". Die Gesundheitspolitik für Europa. Aktualisierte Fassung. Kopenhagen, 1991

Weltgesundheitsorganisation: Ottawa-Charta zur Gesundheitsförderung. Nachdruck der autorisierten Fassung 1993. G. Conrad, Verlag für Gesundheitsförderung

WHO: ICIDH (Dt. Mattesius). Berlin Wiesbaden, 1995

WHO: Erklärung von München: Pflegende und Hebammen – ein Plus für Gesundheit. EUR/00/5019309/6 00602 – 17. Juni 2000

WHO Regionalbüro für Europa: Gesundheit 21: Eine Einführung zum Rahmenkonzept „Gesundheit für alle" für die Europäische Region der WHO. Kopenhagen, 1998

Wilkinson, R.G.: Kranke Gesellschaften. Soziales Gleichgewicht und Gesundheit. Wien, 2001

Wydler, H./Kolip, P./Abel, T. (Hrsg.): Salutogenese und Kohärenzgefühl. Grundlagen, Empirie und Praxis eines gesundheitswissenschaftlichen Konzepts. Weinheim, 2000

Fachliteratur Pflege

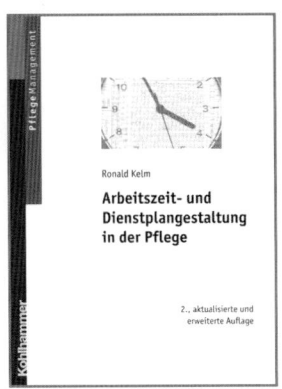

Ronald Kelm

Arbeitszeit- und Dienstplangestaltung in der Pflege

2., aktualisierte und erweiterte Auflage 2003
319 Seiten mit 19 Abb. und
8 Übersichten sowie 20 Tab. Kart.
€ 19,–
ISBN 3-17-017604-8
PflegeManagement

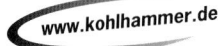

Die Missachtung von Arbeitszeitrecht und Tarifverträgen führt in Krankenhäusern und Pflegeeinrichtungen häufig zu Konflikten und Demotivation. Diesem Problem entgegenzuwirken, stellt daher eine bedeutende Herausforderung für alle Pflegedienst- und Stationsleitungen dar. Vor diesem Hintergrund vermittelt Ronald Kelm zunächst das erforderliche rechtliche Basiswissen und behandelt dann umfassend und ausführlich die gesetzlichen und tariflichen Vorschriften zu Arbeitszeit, Arbeitszeitmodellen sowie Erholungsurlaub in ihren Auswirkungen auf die Dienstplangestaltung. Anhand zahlreicher Fall- und Berechnungsbeispiele zeigt der Autor dabei auf gut verständliche Weise, wie die Vorschriften in die Praxis umzusetzen sind. Weitere Themen sind der Zusammenhang zwischen Dienstplan und Arbeitsorganisation und die Mitbestimmungsrechte der Betriebs- und Personalräte.
Die 2. Auflage dieses bewährten Werkes berücksichtigt durchgehend das Urteil des Europäischen Gerichtshofes zum Bereitschaftsdienst vom 3. Oktober 2000. Eine wesentliche Erweiterung erfuhr das Buch außerdem durch die Aufnahme der relevanten gesetzlichen und tariflichen Vorschriften, die im Anhang abgedruckt sind.

Der Autor: **Ronald Kelm** ist Pflegedienstleiter der chirurgischen Kliniken des Universitätsklinikums Kiel und seit 1990 als Dozent in der beruflichen Weiterbildung tätig.

W. Kohlhammer GmbH · Verlag für Krankenhaus und Pflege
70549 Stuttgart · Tel. 0711/7863 - 7280 · Fax 0711/7863 - 8430

Fachliteratur Pflege

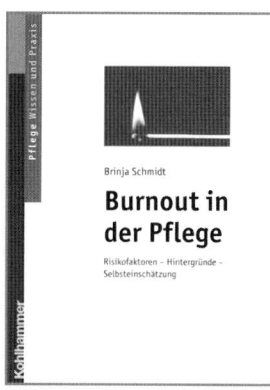

Brinja Schmidt

Burnout in der Pflege

Risikofaktoren – Hintergründe –
Selbsteinschätzung

2004. 240 Seiten mit 3 Tab. Kart.
€ 18,80
ISBN 3-17-017885-7
Pflege Wissen und Praxis

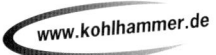

Immer mehr Menschen leiden unter dem Burnout-Syndrom, einem chronischen Erschöpfungszustand, der sich in Form eines längeren Prozesses entwickelt und in verschiedenen Phasen verläuft. Schwierige zwischenmenschliche Situationen unter hoher Arbeitsbelastung in der Pflege, emotionale Überforderung, schlechtes Betriebsklima, Schicht- und Nachtarbeit, unbefriedigende Arbeitsorganisation – das alles sind einige von vielen Faktoren, die zum "Ausbrennen" führen können.

Welche Risikofaktoren speziell Pflegende in der stationären und ambulanten Kranken- und Altenpflege betreffen, welche Hintergründe in Frage kommen, wie Pflegende ihr Risiko selbst einschätzen lernen – dies und vieles mehr finden Sie im vorliegenden Buch. Neben den Aspekten der Persönlichkeitsentwicklung und des Burnout-Prozesses, Stress und Bewältigungsstrategien werden die Themen Kommunikation, Mitleid und Einfühlsamkeit, Umgang mit schwierigen Gefühlslagen, die professionelle Beziehung zu Patienten, Bewohnern und Klienten sowie die Beziehung zu Kollegen dargestellt. Die einzelnen Kapitel sind jeweils in einen theoretischen und einen praktischen Teil gegliedert, der Übungen zur Selbsteinschätzung enthält und die praktische Umsetzung zur Bewältigung emotionaler Belastungen in der Pflege erleichtert.

Die Autorin: **Brinja Schmidt** ist Krankenschwester mit langjähriger Erfahrung
in der Intensivpflege. Sie hat Pädagogik und Musikwissenschaft studiert.

W. Kohlhammer GmbH · Verlag für Krankenhaus und Pflege
70549 Stuttgart · Tel. 0711/7863 - 7280 · Fax 0711/7863 - 8430

Fachliteratur Pflege

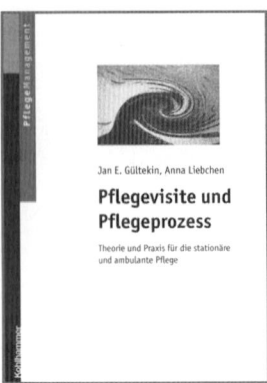

Jan E. Gültekin/Anna Liebchen

Pflegevisite und Pflegeprozess

Theorie und Praxis für die stationäre und ambulante Pflege

2003. 148 Seiten, 11 Abb. und
9 Tab. Kart.
€ 14,50

ISBN 3-17-017882-2
PflegeManagement

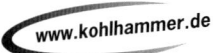

Die Pflegevisite gilt als eines der wirksamsten Instrumente der Qualitätssicherung. Das hier vorgestellte Pflegevisitenmodell unterscheidet zwischen primärer und sekundärer Pflegevisite: Während der Fokus der primären Pflegevisite auf die Belange des Pflegeempfängers gerichtet ist, steht bei der sekundären Pflegevisite die Kontrolle der primären Pflegevisite und ihrer Rahmenbedingungen im Mittelpunkt. Im Einzelnen werden folgende Themen behandelt:

- Voraussetzungen für die Einführung der Pflegevisite in einer Einrichtung,
- Bedeutung der Pflegevisite im Pflegeprozess,
- Vorbereitung und Durchführung von primärer und sekundärer Pflegevisite.
- Zahlreiche Fallbeispiele, Einstufungstabellen und Checklisten liefern Anregungen für die Umsetzung in die Praxis.

Die Autoren: **Jan E. Gültekin**, Pflegedienst- und Heimleiter, unabhängiger Pflegegutachter, ist Vorstandsmitglied des Deutschen Bundesverbandes unabhängiger Pflegesachverständiger und Pflegefachgutachter. **Dr. med. Dipl.-Psych. Anna Liebchen** ist Vorstandsmitglied des Deutschen Bundesverbandes unabhängiger Pflegesachverständiger und Pflegefachgutachter. Zugleich ist sie als Ärztin am Allgemeinen Krankenhaus Harburg in Hamburg in der Abteilung für Psychiatrie und Psychotherapie und in der angeschlossenen Memory Clinic tätig.

W. Kohlhammer GmbH · Verlag für Krankenhaus und Pflege
70549 Stuttgart · Tel. 0711/7863 - 7280 · Fax 0711/7863 - 8430